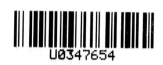

怀孕生产的过程
会使你觉得一切都是崭新的
是你生命中特殊的“春天”
勃发着动人的生机

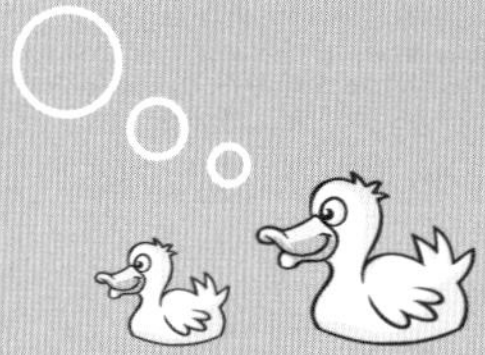

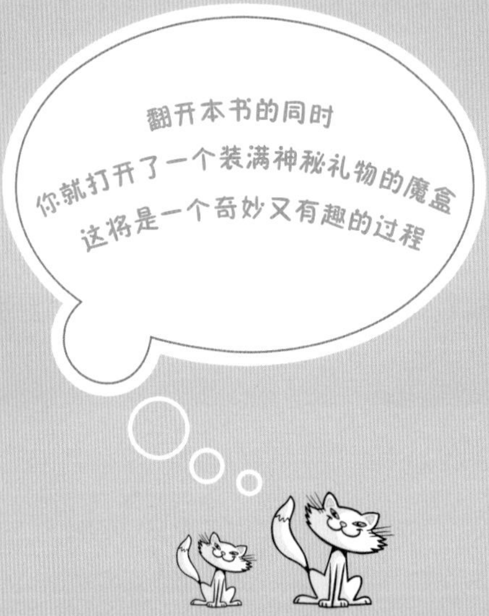
翻开本书的同时
你就打开了一个装满神秘礼物的魔盒
这将是一个奇妙又有趣的过程

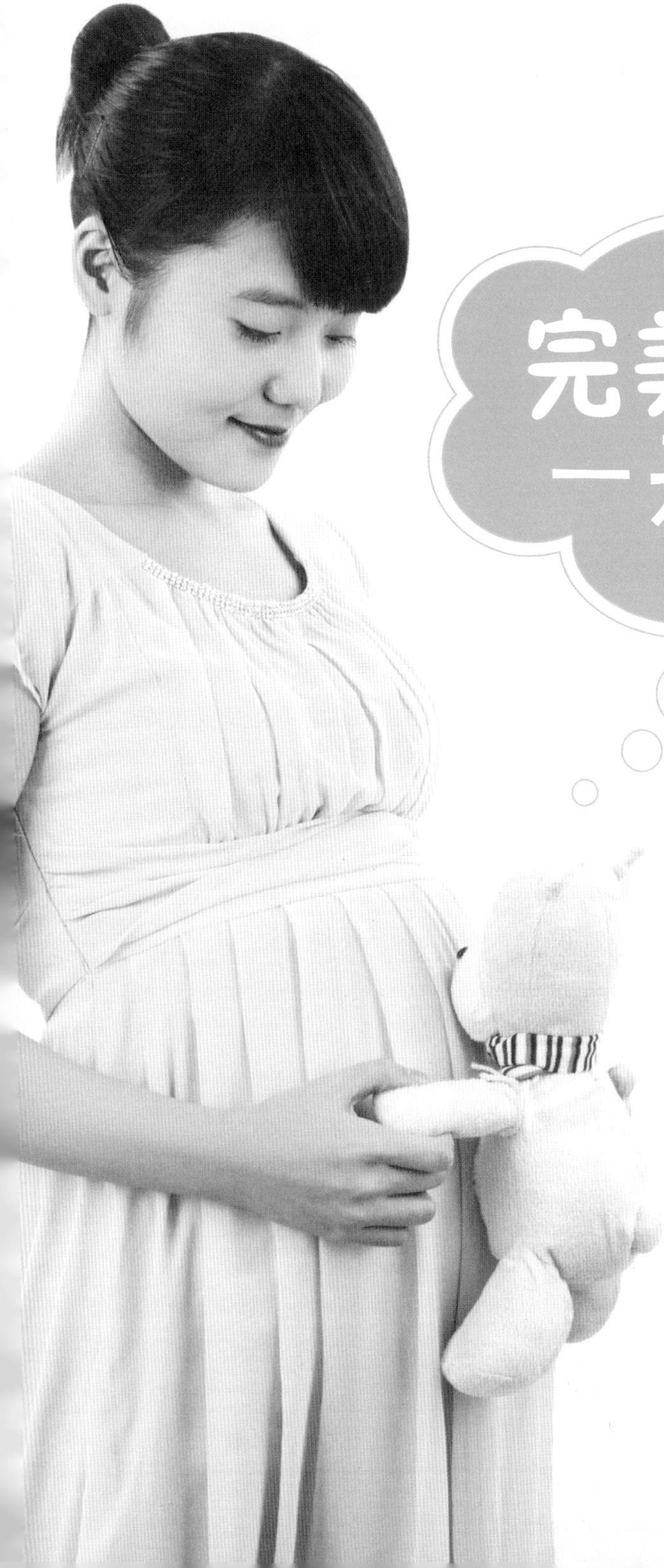

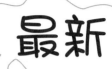

最新完美怀孕一天一页

翟桂荣 / 编著

化学工业出版社
·北京·

全案策划：逗号张文化创意 書香悦己

图书在版编目（CIP）数据

最新完美怀孕一天一页／翟桂荣编著. —北京：化学工业出版社，2013.1（2015.8重印）

ISBN 978-7-122-15710-2

Ⅰ.①最… Ⅱ.①翟… Ⅲ.①妊娠期－妇幼保健－基本知识 Ⅳ.①R715.3

中国版本图书馆CIP数据核字（2012）第257025号

责任编辑：杨骏翼 赵玉欣　　装帧设计：逗号张文化创意

责任校对：边 涛

出版发行：化学工业出版社（北京市东城区青年湖南街 13 号 邮政编码 100011）

印 装：北京瑞禾彩色印刷有限公司

710mmx1000mm 1/16 印张 20 字数 600 千字 2015 年 8 月北京第 1 版第 4 次印刷

购书咨询：010-64518888（传真：010-64519686） 售后服务：010-64518899

网 址：http://www.cip.com.cn

凡购买本书，如有缺损质量问题，本社销售中心负责调换。

定 价：49.80 元（附赠光盘）

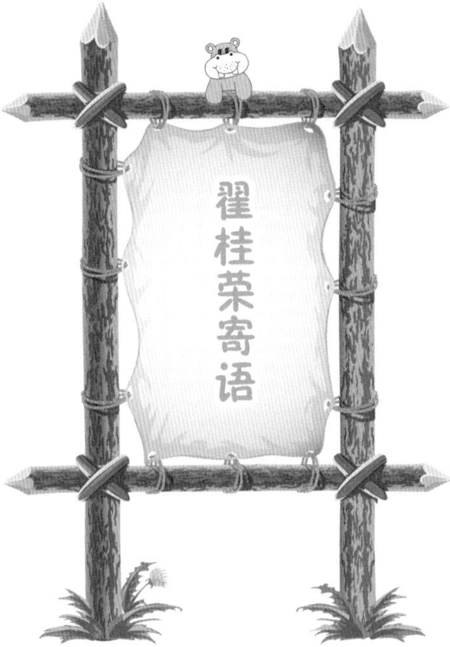

以平常的心境度过快乐的孕期

一个小小的受精卵，在你的子宫内扎根，由针头般大小，逐渐长成一个五官精致的小人儿，这是一个神奇的过程。你的身体会在这280天经历令人难以置信的变化，了解这些变化及调适的方法，同时学会处理工作关系，提前做好宝宝到来的经济准备、心理准备，可以帮助你轻松、快乐地度过怀孕时光，这也正是我编写这部图书的初衷。

孕妈妈在怀孕初期，会感觉到如感冒状的不适，千万要谨慎用药。

怀孕后的你很快就会发现，忘性大了，记忆力明显下降，这是生理上因为保护宝宝的本能，而自然产生的一些抗体降低了你的敏感性。

在孕期，大部分准妈妈会出现妊娠纹和妊娠斑，但也有大部分准妈妈孕期发质、皮肤都变得更好更有光泽。

大部分孕妈妈会被水肿、便秘等不适困扰，但同时也会因为胎动的到来幸福无比。

……

所有的变化都是上天为了迎接宝宝的到来，赐给你的母性美丽光辉，好好享受这些变化，会让你的孕期更轻松愉快。

在近40年的产科门诊中，我接待过各种各样的孕妈妈，其中，有不少孕妈妈因为怀了小宝宝，衣食住行变得谨小慎微，其实大可不必。胎宝宝虽然娇嫩，却绝不脆弱，他像我们所有人一样拥有生命的坚韧。怀孕其实是件再自然不过的事情，对于孕妈妈来说，需要做的只是尽可能照顾好自己，保持规律起居、营养饮食，放松心情，少些忧虑。还可以适当做些胎教，这会让宝宝出生后更加聪慧可爱。

一本书不可能解决你遇到的所有问题，但它是一个良好的开端。希望这本书帮助你更轻松、更从容地度过你的孕期280天！

孕期身体变化及应对措施

孕1月

- **容易疲倦，变得嗜睡**

有的孕妈妈对怀孕很敏感，受孕不久后便容易疲倦、乏力，昏昏欲睡。以上的症状可能会让孕妈妈以为自己感冒了，其实不然。所以，在不太确定自己是怀孕还是真的感冒了的时候，不要擅自使用药物，以免对妊娠不利。

孕2~3月

- **恶心、呕吐**

不少孕妈妈在进入孕2月后会出现恶心、呕吐的早孕反应。也有些幸运儿没有任何早孕反应。对于早孕反应，孕妈妈无须太担心，只要没有出现脱水或进食过少的情况，即使在怀孕头3个月体重没有增加甚至减轻了，也不会伤害到胎儿。

- **乳房增大**

孕妈妈的乳房会随着孕期的推进不断增大，乳头和乳晕部颜色加深，乳头周围有深褐色结节等现象。建议孕妈妈及时更换胸罩，一般大约每2个月需要更换一下胸罩。选择孕妇专用胸罩。

- **白带增多**

怀孕后，阴道的分泌物会较孕前略增多，这是正常的，只要平时多注意清洗外阴，保持干燥清洁即可。阴道分泌物通常为无色、黄色或淡黄色，有时为浅褐色。但如果除了白带增多，还有外阴瘙痒和难闻异味，则应去医院检查。

- **情绪起伏不定**

由于激素水平急剧变化的缘故，孕妈妈的情绪会变得起伏不定，一点小事都会惹得孕妈妈烦躁起来。对此，孕妈妈不必过于自责，只把它当成怀孕引起的自然反应就好。不过，也不能对自己的坏心情听之任之，还要积极调整，尽量保持情绪平和、愉悦，这样对胎儿发育有益。

- **尿频**

在孕2~3月，由于子宫增大，压迫位于其前方及后方的膀胱和直肠，会出现尿频现象，还会产生排不净尿的感觉，有些孕妈妈还会便秘或腹泻。孕期尿频是正常的妊娠反应。不要因为尿频减少饮水量。如果觉得晚上老是起夜上厕所很麻烦，可在临睡前的两个小时尽量少喝水。排尿时身体向前倾可彻底排空膀胱，减少排尿次数。

下腹部胀满、刺痛

从孕 2 月底到孕 3 月期间，孕妈妈下腹部会有胀满的感觉。突然变换姿势时，孕妈妈常会感到盆腔部位有莫名的刺痛。这是因为此时子宫扩张到了某种程度，附近的支持韧带被拉长了，突然改变身体姿势有可能拉扯到这些韧带的缘故。建议孕妈妈改变身体姿势时速度放慢、力道放轻，刺痛感就会减弱许多。

易便秘、腹胀

由于孕期肠胃蠕动变慢，同时，增大的子宫会逐渐压迫到直肠，不少孕妈妈会出现便秘、腹胀或腹泻。建议孕妈妈养成每天定时排便的习惯，多吃蔬菜和水果，多喝水，适度运动，以改善便秘、减轻腹胀。便秘严重者可在医生指导下用药物治疗。

孕4月

早孕反应渐止

进入孕 4 月中期，多数孕妈妈的早孕反应逐渐减轻并消失，心情变得舒畅，食欲开始增加。此后的几个孕月，体重会快速增加，建议孕妈妈别放纵自己大吃特吃，过量进食会导致体重增幅过快，增加孕期的身体负担。

尿频缓解

到了孕期的第 4 个月，由于子宫逐渐向腹部扩张，使膀胱所受的压力减小，孕妈妈的尿频症状也逐渐好转。

牙龈易出血

由于雌激素和孕激素水平上升，孕妈妈的口腔敏感度提高，牙龈常处于充血状态，有时轻轻一碰就会出血。如果吃不好或休息不够，还会感到牙龈肿痛。此时孕妈妈应加倍小心地护理自己的口腔，预防各种口腔疾病。

孕5月

可能长妊娠斑

由于孕期激素分泌变化的影响，孕妈妈皮肤中的黑色素细胞功能增强，鼻梁、双颊、前额等部位容易出现妊娠斑。产后体内的激素水平下降，黑色素细胞的功能随之减弱，妊娠斑自然会消失，不需要治疗，更不需要担心。

感觉到胎动

胎动其实在孕 8 周末就已经出现，只是动作轻微，孕妈妈感觉不到。多数孕妈妈会在孕 5 月感觉到胎动。如果过了 20 周胎动仍没有出现，就需要到医院检查。此外，若胎动出现了较大改变，比如突然停止、明显频繁或伴随其他异常时，也需警惕。

孕 6~7 月

体重快速增长

孕妈妈的体重增长加快了，每周可增 350~500 克。建议孕妈妈注意保持健康的饮食结构，既保证胎儿营养所需，也要避免自己过胖和胎儿过大，不要吃只提供热量但营养价值很低的食物。

下肢易水肿

孕中晚期易发生下肢水肿，这与孕期孕妈妈体液大大增加以及子宫压迫下肢静脉影响体液循环有关。这种水肿的情况越接近生产日越严重。生理性水肿不会对胎宝宝产生不良的影响，在产后会慢慢自愈，不必过于担心。平时可吃些利水消肿的食物，如冬瓜、红豆、西瓜、茄子、芹菜等。少吃过咸、不易消化、容易胀气的食物，以免加重水肿。此外，要避免久坐、久站，不穿过紧的衣物、鞋子，并注意坐着、躺着时垫高脚部。

可能出现妊娠纹

到孕中期，受增大的子宫影响，皮肤弹性纤维与腹部肌肉开始伸长，在腹部会出现粉红色或紫红色的不规则纵形裂纹。除腹部外，它还可延伸到胸部、大腿、背部及臀部等处。妊娠纹无需进行专门治疗，产后会自动变淡、变细。控制好体重增幅有助于减少妊娠纹。

眼睛干涩、怕光

怀孕还会导致一些眼部不适，如眼睛干涩、怕光等。它们往往在怀孕第 7 个月后表现出来。这也是孕期的正常生理反应，不必过于担心。如果实在太难受，可以在医生的指导下点一些具有湿润作用的眼药水，以缓解不适。

可能分泌初乳

随着乳房中乳腺管和腺泡不断增生，脂肪不断沉积，乳头继续增大、变黑。到了第 28 周前后，有些孕妈妈会发现自己的乳房中开始流出少量乳黄色的乳汁，有时甚至会把孕妈妈的衣服给打湿了。这是孕妈妈的身体在为产后哺乳做准备，是正常的生理现象。如果觉得泌乳打湿衣服令自己感觉不舒服，可以垫上乳垫。

便秘加重，可能出现痔疮

随着子宫的逐渐膨大，直肠也会受到挤压，导致便秘，严重的还会引发痔疮。孕期痔疮一般可在分娩后痊愈。为避免加重便秘、痔疮，建议孕妈妈多吃润肠通便的食物，保证饮水量，并坚持做提肛运动。

孕 8~9 月

胃胀、烧心

这时，子宫底已经上升到胸部下缘，膈肌和胃部受到压迫，消化速度变慢，会出现“烧心”（饱餐之后尤其明显）、食欲不振的现象。为了缓解胃部不适，建议少食多餐，少吃过于甜黏和辛辣的食物，尽量少弯腰以减轻胃部反酸。

- **心慌、气短**

孕晚期，孕妈妈可能经常会感觉到心慌、气短，活动量一大就会气喘吁吁。这是新陈代谢加快，消耗氧气量加大造成的，是孕期的正常生理现象，不必过分担心。

- **腰背疼痛**

孕妈妈的肚子向前膨隆，为了保持重心平衡，腰背部肌肉被拉紧，长期处于紧张状态，容易造成疲劳而感觉疼痛。同时，胎儿的头部开始进入骨盆，压迫腰骶脊椎骨，也会引起腰背痛。建议孕妈妈按本书方法坚持锻炼腰背部肌肉，必要时可在医生指导下使用托腹带，减轻腰背负担。

- **再次出现尿频**

由于胎头下降进入骨盆腔，使得子宫重心再次重回骨盆腔内，膀胱受压症状再次加重，尿频的症状也就又变得较明显。孕妈妈注意不要憋尿即可。

- **假宫缩**

孕妈妈偶尔会觉得腹部出现间歇性的发硬、发紧现象（一般持续 30 秒左右），不要紧张，这是假宫缩，不会引起早产。注意，如果“宫缩”频繁（每小时出现次数超过 4 次），即便肚子不疼，也可能是早产的信号，需赶快到医院检查。

孕10月

- **上半身轻松，下腹部坠胀**

这时大多数胎儿头部已经进入骨盆，子宫底有所下降，孕妈妈的呼吸会变得比较轻松，“烧心”也会有所好转。但是，胎儿下降会给下半身增加压力，孕妈妈可能经常觉得下腹部有坠胀感，有的孕妈妈连走路都会受到影响。

- **阴道分泌物增加**

孕妈妈的阴道分泌物会不断增加。如果发现阴道排出带有血丝的黏液，说明再有 1 周左右就要分娩了，孕妈妈要避免做剧烈活动，并注意观察分泌物的排出情况。如果阴道排出粉红色或褐色的黏稠液体，通常再过 24 小时就会分娩。如果阴道流出超过平时的月经量的鲜血（通常伴有肚子痛），说明即将分娩，要马上去医院。

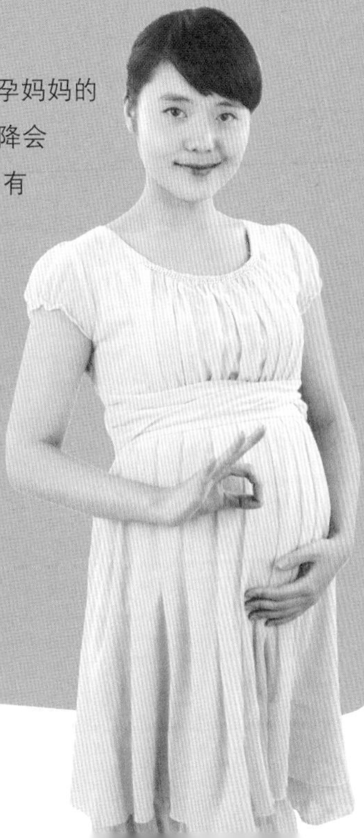

目录

第1个月 亲爱的，我们来“造人”吧……21

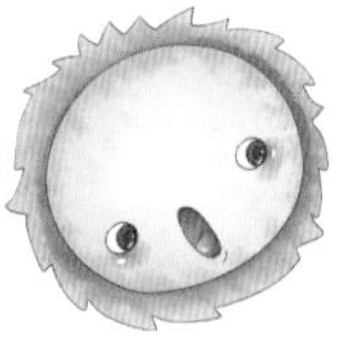

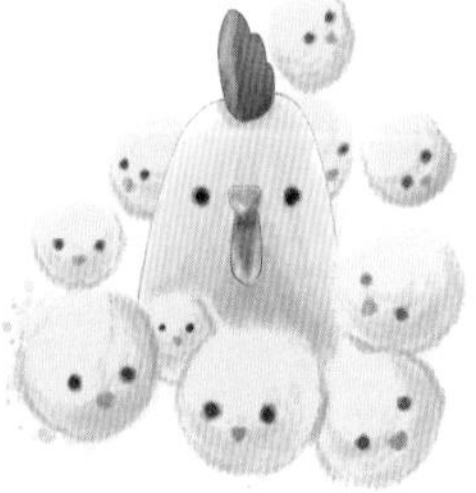

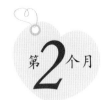

第2个月 在妈妈子宫里住得还好吗……51

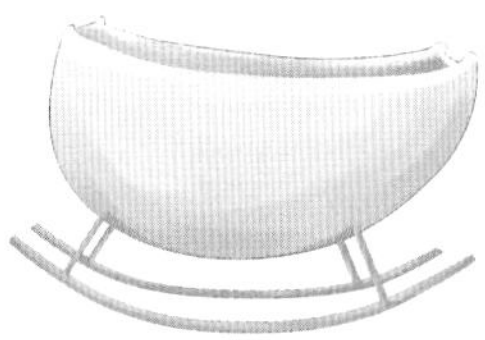

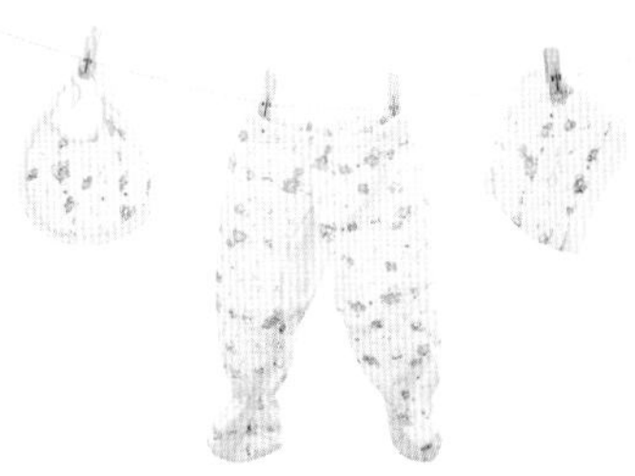

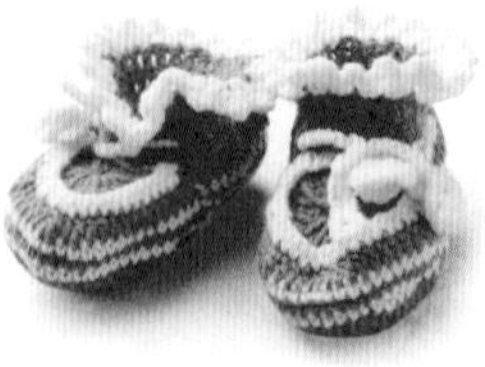

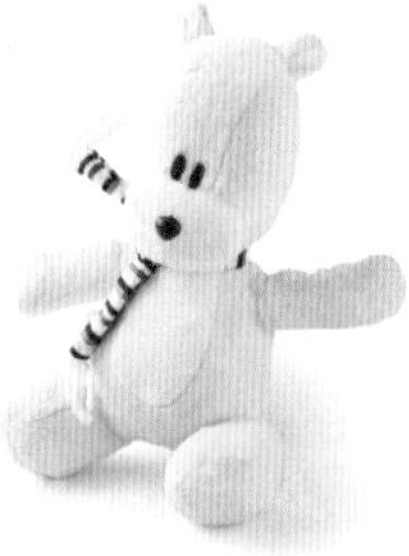

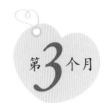

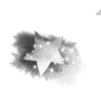

第4个月 宝贝，你是公主还是王子……111

第5个月 胎动，就像只小鱼在游泳……141

第6个月 他爸，宝宝能听见你说话了……171

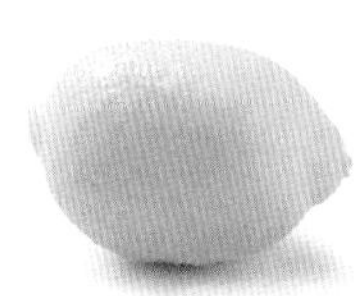

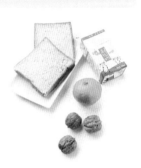

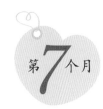

第7个月 看，小眼睛睁开了……201

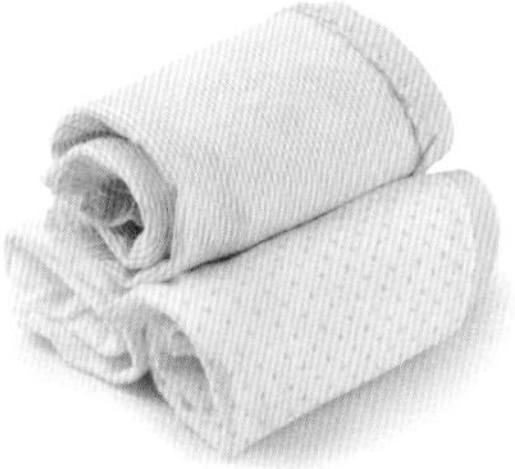

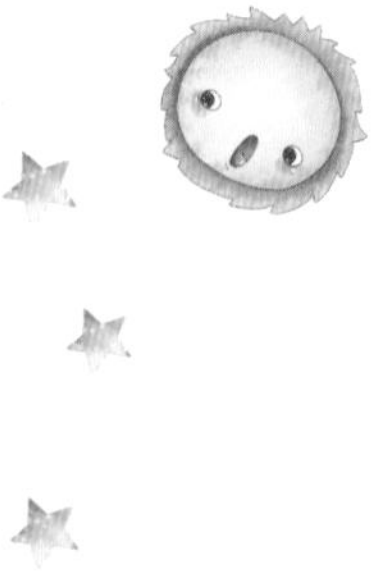

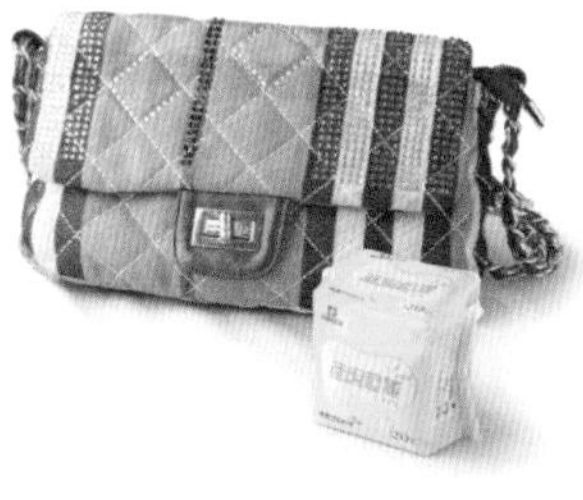

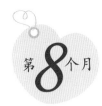

第8个月 乖宝，爸爸正在亲你呢……231

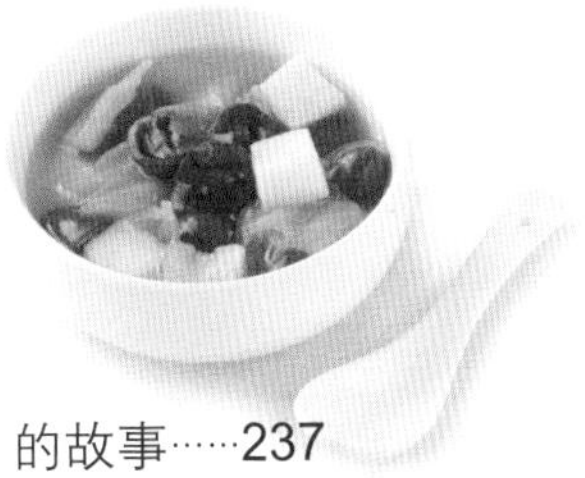

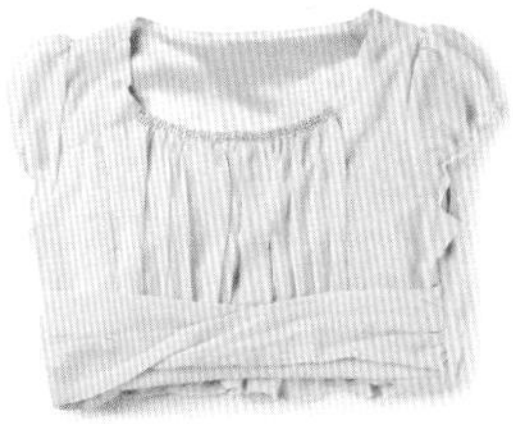

第9个月 变成漂亮小宝宝了……261

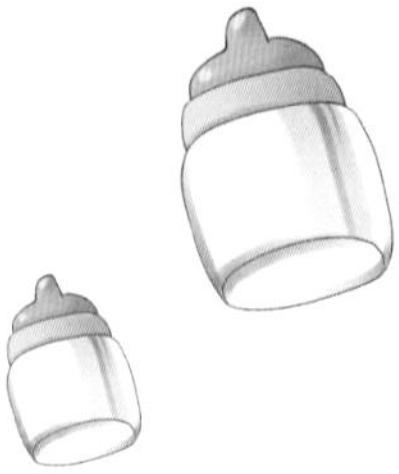

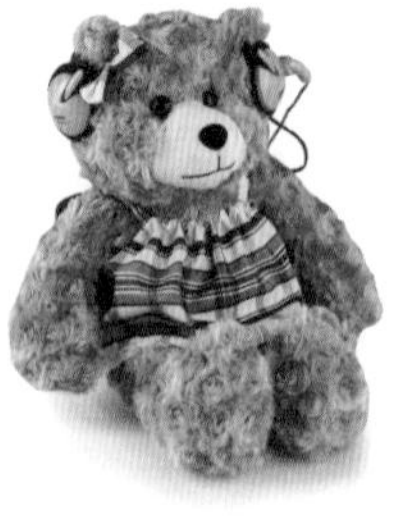

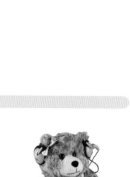

第10个月 宝贝，咱们一起加油……291

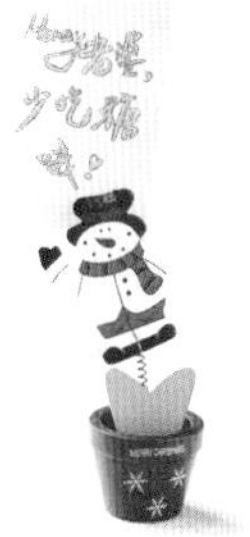

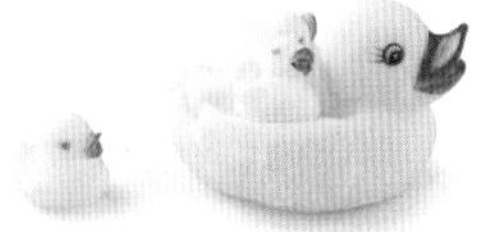

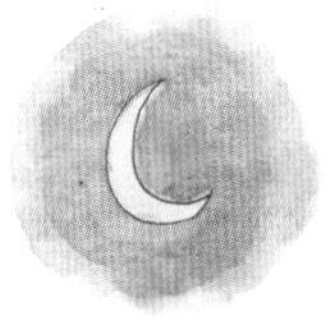

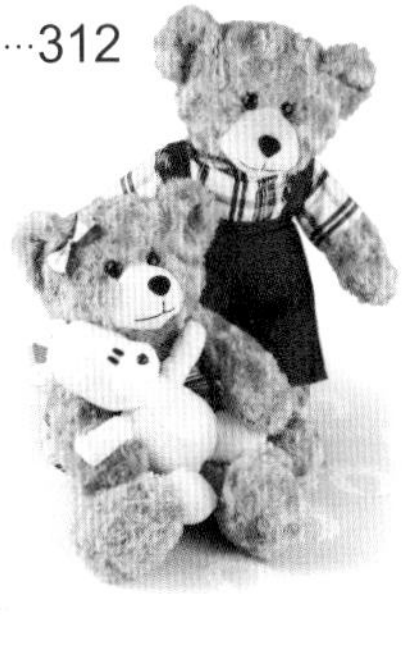

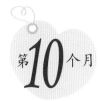

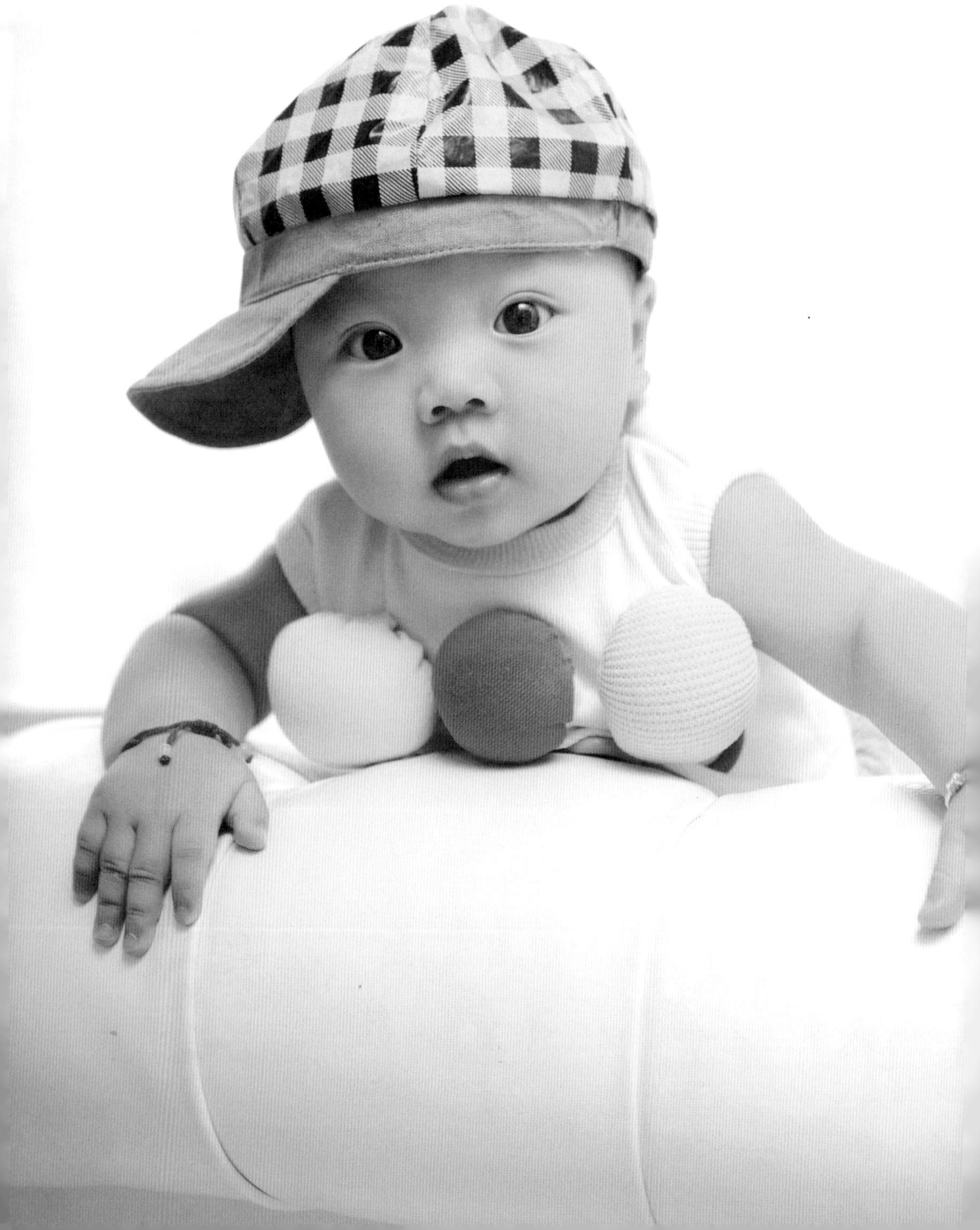

第1个月

亲爱的，我们来“造人”吧

天地始成，混沌初开。

上帝在创造亚当之后，顿觉他的孤独，于是便抽出他的一根肋骨，为他造出了夏娃。然后又赐予他们生育后代的能力……这里，人类的起源不是我们讨论的重点，不管是上帝创造的，还是猴子进化来的，“造人”的能力都是与生俱来的，甚至可以说是一种使命。看来，生儿育女似乎是爱情生活的美丽结局，也是大自然对人最美好的祝福。

亲爱的，你是否已经做好了准备来接受这份祝福呢？那么，就让我们一起揭开孕育的神秘面纱，见证生命的奇迹。十月孕程过后，你也许会发现一个不一样的自己……

第1~2天

（第1周第1~2天）

10月孕程的开始：末次月经

◆ 280天的孕程已经开启

从一个卵子遇到精子直到胎宝宝被娩出，这个过程实际上是266天左右，但整个孕期一般按40周或280天来计算，这是从末次月经的第一天算起的。虽然你可能说不清受精具体发生在哪一天，但肯定记得每个月“好朋友”来临是哪一天，因此，我们按一般惯例以末次月经第一天作为孕期的开始（第1天）。每4周计为1个孕月(28天)。

◆ 开始有做孕妈的自觉

在妊娠的最初几周，你可能自己也不知道已经怀孕。而实际上，在这最初几周，胎宝宝的发育是最容易受到各方面影响的。所以，一旦计划怀孕，并且没有做避孕措施，你就需要保证自己的营养摄入和身体健康。

◆ 完成为人父母的角色过渡

你和老公已经做好为人父母的心理准备了吗？在孕前做好心理准备，不仅能更快地完成为人父母角色的转变，也有利于你在孕期保持一份轻松、平和的心态，避免容易导致心理失调的因素。特别是老公，更要大度体贴，让老婆幸福指数飙升，这样生下来的宝宝会更健康、更聪明。

◆ 为孕期精打细算

孕产期的医疗花费、因休产假带来的收入减少、宝宝出生后的各项开销……一切都需要精打细算。建议计划怀孕的你和老公一起列一个细致的开销单。各项目的花费可以参考其他妈妈的经验，并根据自己的承受能力列出。一份详细的孕育账单，会让你真正有备无患。

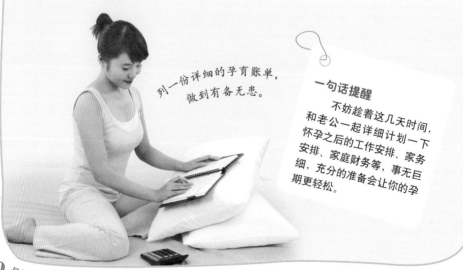

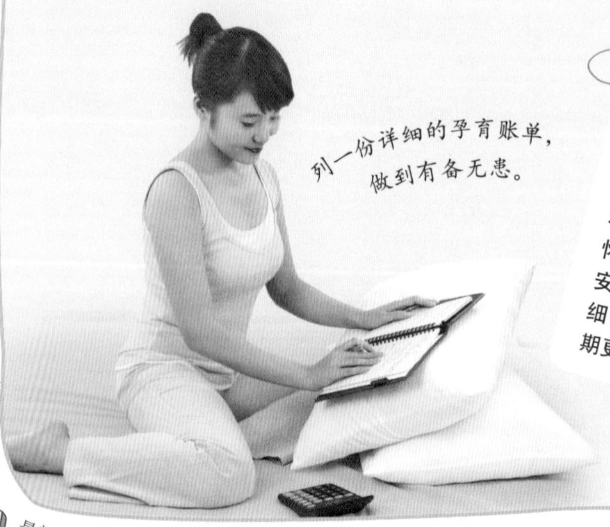
列一份详细的孕育账单，
做到有备无患。

一句话提醒

不妨趁着这几天时间，和老公一起详细计划一下怀孕之后的工作安排、家务安排、家庭财务等，事无巨细，充分的准备会让你的孕期更轻松。

第3天

（第1周第3天）

提前了解孕期280天你将要经历的要事

你可以跟着下面的表格提前了解一下，接下来的280天，胎宝宝会在你腹中发生什么样的变化，以及整个孕期生活你都要经历什么。

孕龄（天）	胎宝宝发育重点	孕妈妈的感受和变化
0~28天	受精卵形成，由一个细胞分裂成多个细胞，变成胚胎	没有任何来自妊娠的自觉症状
29~56天	神经管迅速构造，并开始工作，脑部细胞增加迅速，心脏分出左右心室	疲惫，没胃口，会误以为感冒，渐渐地开始出现孕吐、尿频
57~84天	胚胎变成胎儿，五官逐渐清晰，四肢长长，形体完整，但很小，还不及成人手掌大	早孕反应经历高潮后迅速回落，部分孕妈妈孕吐反应特别严重，需要注意及时补充水分和营养
85~112天	心脏发育完成	早孕反应消失，肚子开始隆起，敏感的，或者腹壁皮肤比较薄的孕妈妈在这个时期能感觉到胎动
113~140天	具备一定的视觉、听觉能力	大部分孕妈妈都能感受到胎动，在这个时期肚子比较明显
141~168天	肺中血管形成，呼吸系统快速建立	乳房增大明显，出现下肢水肿
169~196天	脂肪沉积，身体变胖、圆润	体重迅速增加，感觉身体沉重，注意排查妊娠高血压疾病和妊娠糖尿病
197~224天	身体构造和功能接近完善，早产也可存活	肚子增大，感觉腰酸背痛、呼吸困难，出现胃烧灼、便秘等症状
225~252天	皮肤变得平滑，由红色变为粉红色	尿频再现
253~280天	头朝下就位	腹部下移，呼吸和胃部轻松

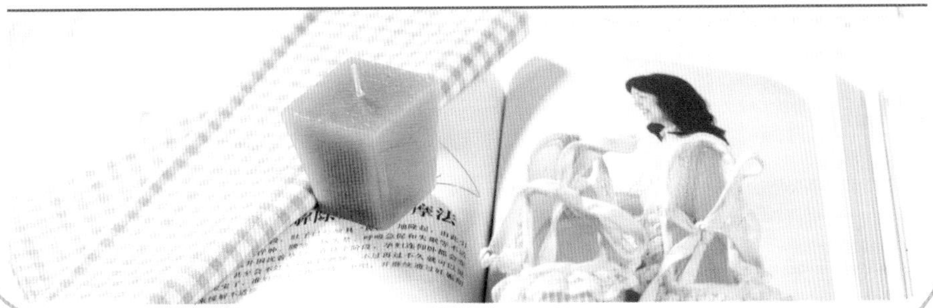

第4天

（第1周第4天）

准爸任务：培养优质“小蝌蚪”

◆ 这些生活习惯对精子不利

1. 高温蒸浴直接伤害精子，还抑制精子生成。

2. 剧烈运动会导致体温升高，如马拉松和长距离的骑车等都会使睾丸的温度升高，破坏精子成长所需的凉爽环境。

3. 手机放在裤兜里、笔记本电脑放在膝盖上、穿紧身裤等，不但会提高阴囊温度，而且还有辐射，对精子伤害很大。

◆ 准爸应该这样做

1. 少去或不去桑拿房、蒸汽浴室。

2. 手机和笔记本电脑放在远离下体的地方。

3. 少骑车，少穿紧身裤。减少骑车的次数，可以避免压迫睾丸，因为骑车会使脆弱的睾丸外囊血管处于危险之中。建议骑车时要穿有护垫的短裤，并选择减震功能良好的自行车。少穿不透气的、紧身的裤子，否则不仅压迫睾丸，还会导致睾丸高温，影响生精功能。

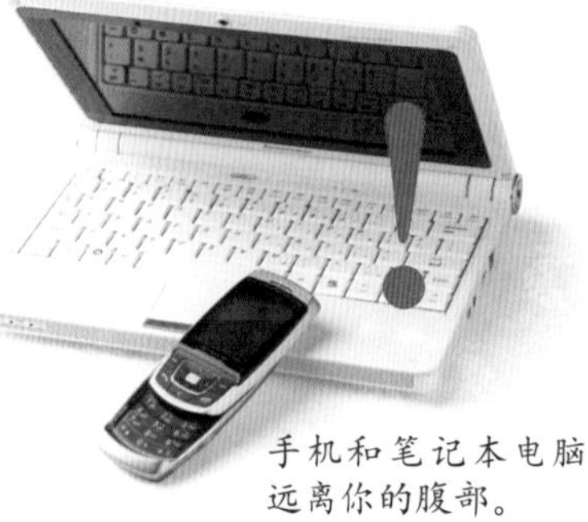

手机和笔记本电脑要远离你的腹部。

4. 控制体重。身体过度肥胖，会导致腹股沟处的温度升高，损害精子的成长，严重者还可能导致不育。

◆ 改变饮食习惯

适当多吃绿色蔬菜。绿色蔬菜中含有维生素C、维生素E、锌、硒等利于精子成长的成分。坚果、鱼类中富含不饱和脂肪酸，有利于精子细胞成长。注意少用含咖啡因的饮料和食品，如可乐、咖啡、巧克力等，以免影响精子质量。另外还应适当补充叶酸，叶酸不足会降低精液的浓度，减弱精子的活力，或造成精子中染色体分离异常，加大宝宝出现染色体缺陷的概率。

◆ 保持精神愉快

精神压力过大也对精子的成长有负面影响。所以，准爸在精神压力大的时候，应主动做些能让自己放松的事情，如散步、洗澡等，然后再享受性生活。注意，受孕之前，房事不可过度，也不要手淫，以免降低精子的质量。

一句话提醒

男性最佳生育年龄为27~35周岁，这一时期精子质量会达到高峰，身心也更加成熟，更有能力承担起抚养下一代的责任。

第5天

（第1周第5天）

你的卵子质量够优质吗

◆ 是什么在侵害你的卵子

1. **作息、饮食无规律**：这会导致卵子质量和受孕能力双双下降。

2. **烟酒不忌讳**：烟酒的毒性可以直接作用于卵子，为孕育后代埋下“地雷”。尤其是抽烟，更会伤害身体的整个激素系统，影响卵巢的功能。

3. **性生活不卫生**：比如经期性生活，可刺激机体产生抗精子抗体，引发盆腔感染、子宫内膜异位等，降低卵子活力。

4. **人工流产**：人工流产后，妊娠突然中断，体内激素水平骤然下降，从而影响卵子的生存内环境，影响卵子的质量和活力。

5. **年龄超过35岁**：生活方式、环境、年龄都会影响卵子的质量。从女性的生理规律来说，生育能力最强在25岁，30岁后缓慢下降，35岁以后迅速下降。

6. **性传播疾病**：性病患者大多有盆腔炎，破坏女性输卵管功能，使卵子活力大为降低。

一句话提醒

月经失调、精神过度紧张、经常性焦虑、压力过大以及过度疲劳等都会抑制排卵，过度减肥、过度肥胖或者身体严重缺乏某些维生素也会抑制排卵。

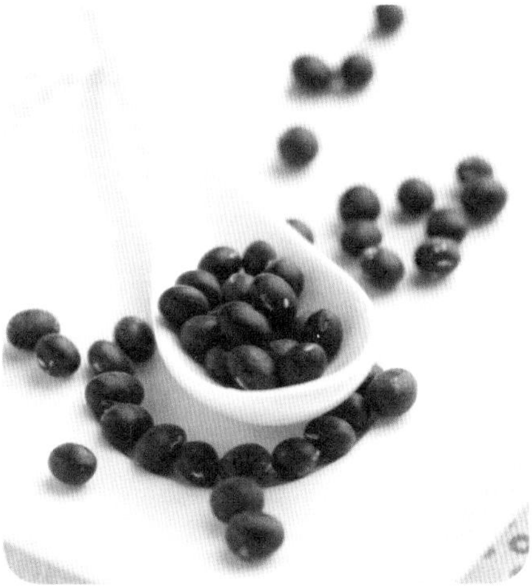

◆ 记住这些补益卵子的食物

黑豆：可补充雌激素，调节内分泌。建议经期结束后连吃6天，每天吃50颗左右，或者直接饮用黄豆浆、黑豆浆。

枸杞、红枣：可以促进卵泡的发育。可以直接用枸杞、红枣来泡茶或者煮汤。每天的食用量是枸杞10粒，红枣3~5个。

◆ 温暖子宫的红糖生姜水

适用：经期小腹寒凉、手脚冰凉的女性。

材料：红糖30克，生姜20克。

做法：生姜连皮洗净，剁成碎末，放入锅内，加入红糖和2杯水，大火煮沸5分钟，即可饮用。

用法：从月经干净后的第2天开始，每天早上空腹服用，连服7天。这7天暂停性生活。

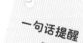

第6天

（第1周第6天）

清除体内的烟毒、酒毒

◆ 列好戒烟戒酒的理由，监督自己

1. 香烟里的有害物质可以通过吸烟者的血液循环进入生殖系统，可以使精子、卵子发生变异，影响受精卵质量。

2. 吸烟时产生的一氧化碳进入你体内后，会减少胎宝宝的供氧量，导致胎宝宝生长发育缓慢。宝宝出生后容易体重轻、体质弱、智力发育差。

3. 烟草里的尼古丁和其他毒物通过胎盘进入胎宝宝体内时，易损害胎宝宝肝脏、血液及心脏等器官，严重的甚至会引发流产、早产和死产。

4. 准爸妈若长期饮酒过量，并在酗酒后怀孕，宝宝出生以后的智力会比普通孩子低。

5. 酒精对胎宝宝造成的损伤是先天性的，后天的治疗几乎很难改变疾病的病程。

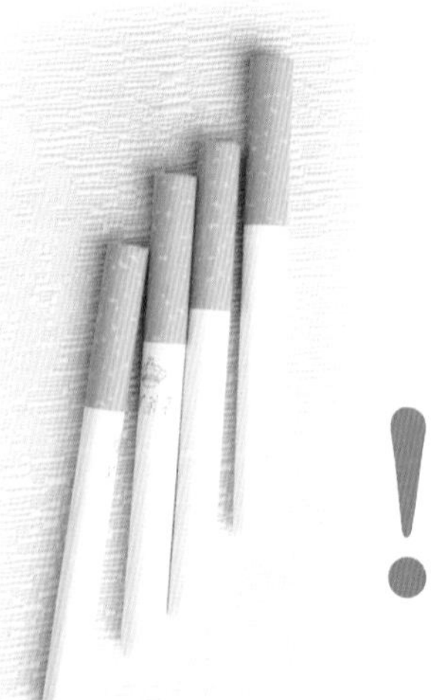

吸烟严重影响精子和卵子的质量。

◆ 吃些解烟毒、解酒毒的食物

解烟毒的食物：胡萝卜、荸荠、大白菜、牛奶、枇杷、杏仁。这几类食物不仅能清肺利咽、清热解毒、保护气管，还能大大降低吸烟者患肺癌的概率，可适当多吃。

解酒毒的食物：燕麦、全麦面包、动物内脏、瘦肉、花生、麦麸、牛奶及大多数的蔬菜。这些食物中普遍含丰富的B族维生素，能修复被酒精损害的胃黏膜，并帮助抑制喝酒的欲望。

◆ 不要成为二手烟的受害者

被动吸烟同样会损害你和胎宝宝的健康。间接吸烟对肺小气道功能的损害，仅仅次于直接吸烟。所以，怀孕之后，也要避免待在烟雾缭绕的吸烟者身边。如果办公室有同事抽烟，可以小声提醒，或者通过QQ或短信的方式提醒，相信他们会理解的。

一句话提醒

建议有吸烟、喝酒习惯的准爸妈，在孕前10个月就开始戒烟戒酒。为了更好地实施戒烟戒酒计划，不妨将以上戒除理由张贴在家中和办公桌前，以此监督自己。

第7天

（第1周第7天）

继续补叶酸，预防胎宝宝神经管畸形

◆ 孕前就开始补充叶酸

孕期缺乏叶酸，容易导致胎宝宝神经管畸形，并增加其他器官畸形的概率。为了确保安全，建议你从孕前开始补充叶酸。由于叶酸补充要经过4周的时间，体内叶酸缺乏的状态才能得到切实的改善，并起到预防胎宝宝发育畸形的作用，但一般情况下，获知自己怀孕时，都已经到孕期第4周了，这时就会错过补充叶酸的良好时机。所以，建议你从孕前3个月（最迟孕前1个月）开始补充叶酸，最早至孕早期结束。如有需要，整个孕期都可以坚持服用。

◆ 每天0.4毫克

世界卫生组织推荐孕妈每日摄入叶酸400微克，即0.4毫克。

目前市场上唯一得到国家卫生部门批准的、预防胎儿神经管畸形的叶酸增补剂是“斯利安”片，每片0.4毫克。孕前到孕早期期间，建议你坚持每天至少补充0.4毫克叶酸。进入孕中期、孕晚期之后，可以每天补充0.4~0.8毫克叶酸。

注意，叶酸摄入不宜过量。过量摄入叶酸（每天超过1毫克），可影响体内锌的吸收，反而会影响胎宝宝发育。

◆ 补充叶酸的3条法则

1. 最好在医生的指导下选择、服用叶酸补充制剂。

2. 孕前长期服用避孕药、抗惊厥药的女性，曾经生下过神经管缺陷宝宝的女性，孕前应在医生指导下，适当调整每日的叶酸补充量。

3. 长期服用叶酸会干扰体内的锌代谢，锌一旦摄入不足，就会影响胎宝宝的发育。因此，在补充叶酸的同时，要注意补锌。

◆ 食物中的叶酸

叶酸是一种水溶性的B族维生素，遇光、遇热就不稳定，容易失去活性，所以，虽然含叶酸的食物很多，但人体真正能从食物中获得的叶酸并不多。要想从食物中摄入叶酸，就必须减少食物的储藏和烹调时间。

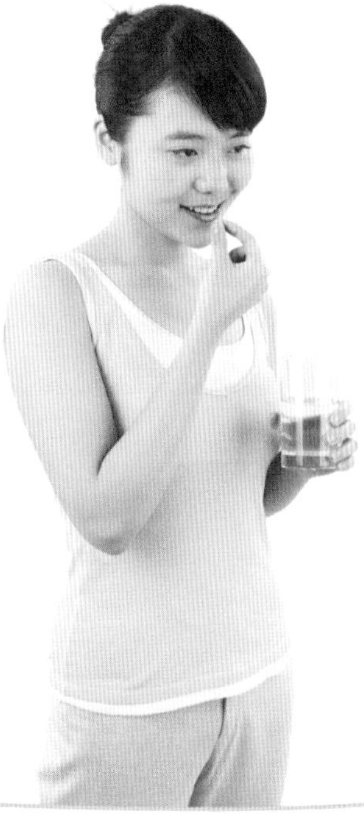

从孕前3个月开始坚持每天补充叶酸。

第8天

（第2周第1天）

5种情况下，别急着怀孕

◆ 新婚蜜月期

不要在新婚时马上受孕。刚办完婚礼的准爸妈，在蜜月期中身体一般处于过度疲劳状态，加之新婚蜜月期一般性生活会比较频繁，影响到精子的质量与卵子的状态。因此，建议准爸妈新婚之后过一段时间再实施怀孕计划。

◆ 旅途劳顿期

旅游途中往往生活起居没有规律，饮食失调，饥饱无常，营养偏缺不匀，睡眠不足，使大脑皮质经常处于兴奋状态。加上过度疲劳和旅途颠簸，可影响受精卵生长或引起子宫收缩，易导致流产或先兆流产。

◆ 流产后半年内

人为终止怀孕过程，会使女性的全身各系统发生急剧变化，母体和生殖器官都会产生一定的损伤，需要一段时间的修养才能恢复。流产后若很快再次怀孕，既不利于母体健康，也很容易引发自然流产。因此，流产后至少休养半年再受孕较好。如果上次流产是因孕卵异常或患病所致(如葡萄胎、宫外孕等)，建议延长再次怀孕的时间，两次妊娠相隔越远，再次发生异常情况的概率就越低。并且再次受孕前一定要经医生检查认为一切正常后才可进行。

◆ 情绪低谷期

情绪与健康息息相关，还可影响卵子和精子的质量。同时不良的情绪刺激可影响母体激素分泌，使胎宝宝不安、躁动而影响生长发育，甚至流产。因此，正处于情绪低谷期的准爸妈，暂时不宜怀孕。

◆ 聚会多的节假日期间

在中秋、国庆、春节等节假日期间，准爸妈相处的机会比较多，自然会期待宝宝的来临。但是，如果这段时间准爸妈的应酬较多，饮酒抽烟（包括二手烟）机会也会明显增加，不能保证卵子和精子的质量。

选对怀孕时机，为孕育健康宝宝打基础。

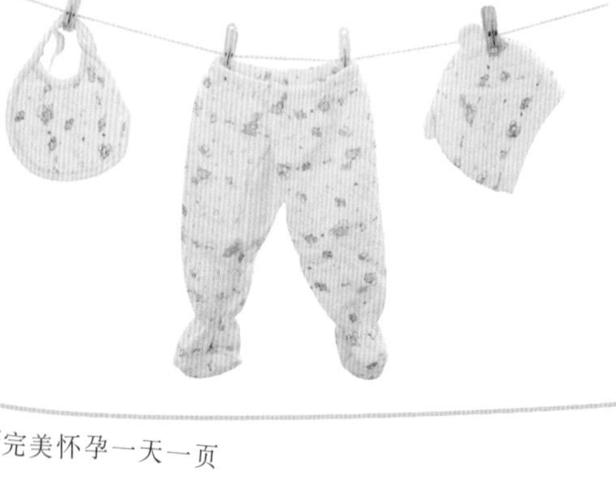

一句话提醒

孕前无论雌激素和孕激素的水平偏高还是偏低，都会对受孕产生影响，因此建议你在孕前检查激素水平，并做好相应的调节。

第9天

（第2周第2天）

调岗、离岗，用法律保护自己

◆ 生产有毒化学物的工厂

《女职工禁忌劳动范围的规定》第6条规定，作业场所空气中铅及其化合物、苯、苯胺等有毒物质浓度超过国家劳动安全卫生标准的作业，属于怀孕的女职工禁忌从事的劳动范围。如经常接触铅、镉、甲基汞等重金属，会增加流产和死胎的概率；甲基汞可导致胎宝宝中枢神经系统的先天疾患；怀孕后接触二硫化碳、二甲苯、苯、汽油等有机物的女性，流产发生率会明显增高。

◆ 电磁辐射环境

孕期接触电离辐射，可以造成小宝宝头畸形、四肢不全、先天愚型，甚至成为无脑儿。接触电离辐射的工作主要有：医疗或工业生产放射室、电离辐射研究，以及电视机生产等。计划怀孕的你应该孕前申请调离或者暂停以上的工作岗位。

◆ 医院的传染病区

传染病流行期间，医务人员容易因密切接触患者而被感染。而风疹病毒、流感病毒、麻疹病毒、水痘病毒对胎宝宝的发育影响较为严重。所以，医务人员在孕早期的3个月内，如正值疾病流行，即使不能暂停工作，也要格外加强预防保健。

◆ 高温作业、振动作业和噪声过大的工种

工作环境温度过高，或振动甚剧，或噪声过大，均可对胎宝宝的生长发育造成不良影响，因此这些岗位的职业女性应暂时调离岗位，以保障母婴健康。

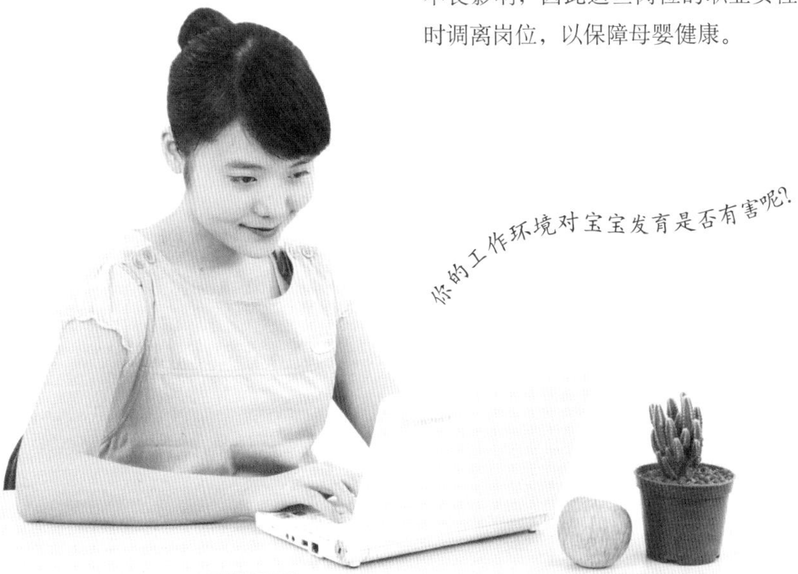
你的工作环境对宝宝发育是否有害呢?

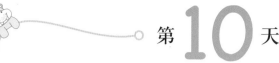

第10天

（第2周第3天）

记住4点，就能保证营养均衡

◆ 普通人的营养金字塔

营养学家建议，每天除了水之外，最好摄取30~35种食品，这其中还包括烹调中使用的配料、调料，如葱、姜、蒜、花椒、大料等等。具体的食物分配，可以参考如下的饮食金字塔。

第一层：主食为400~500克，包括米饭、面包、面条。

第二层：蔬菜、蘑菇、薯类、海藻类，共计为500克。

第三层：鱼、肉、蛋、大豆及豆制品共400克，其中肉100~150克即可。

第四层：牛奶2杯，水果500克以内。

除了金字塔中的食物之外，调料的量也比较重要，如食用油一天的摄入量应控制在25克，食盐的摄入量应控制在6克以内。

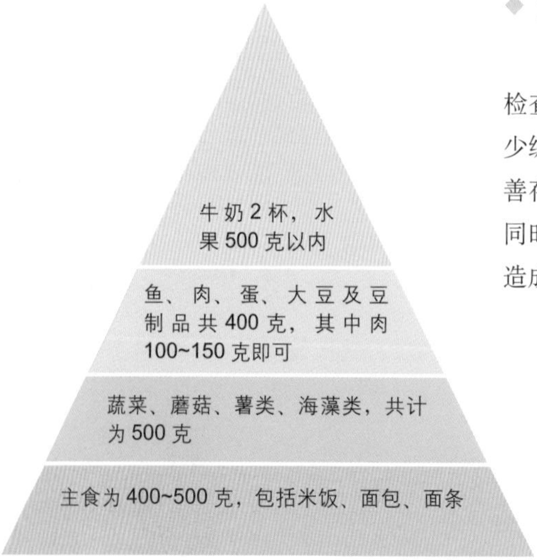

◆ 少吃“加料”食品

尽量避免食用含添加剂、色素、防腐剂等的食品，如罐装食品、饮料及方便食品等。少吃腌制、熏制、烧烤类食物，这类食品虽然美味，但内含亚硝酸盐、苯并芘等，对身体很不利。多饮用白开水，少喝咖啡、可乐、茶等含咖啡因饮品，不喝含酒精成分的饮料。

◆ 算算你每天需要多少热量

一般女性日常所需热量的计算公式为：[65.5+9.6×体重(kg)+1.9×高度(cm)－4.7×年龄]×活动量

一般人的活动量为1.1~1.3不等，运动量大的人活动量约为1.3，若你平日只坐在办公室工作的话，活动量约为1.1。

◆ 关于营养补充品

是否需要服用营养补充品，应经医生检查后有针对性地服用。尤其要注意，不少综合营养补充品（如金施尔康、玛特纳、善存等）的营养都比较全面，因此，不要同时服用多种综合性的营养补充品，以免造成营养过剩，影响健康。

第11天

（第2周第4天）

备孕期间准爸准妈都要谨慎用药

孕早期药物对胎宝宝的影响是巨大的。孕1月是胚胎组织器官分化、形成的重要时期，也是胎儿致畸敏感期，这一时期若是用药不当，极有可能造成胎儿畸形。

一般来说，孕妈妈在停服药物20天后受孕，对胎宝宝的影响较小，比较安全。但由于各种药物的药理作用不同，所以不能一概而论，20天只是个最低底线。

如果长期使用药物避孕工具和口服避孕药物，应停药至少3个月再怀孕。

影响女性生殖细胞的药物：激素类药物、某些抗生素、止吐药、抗癌药、安眠药，都会对生殖细胞产生一定程度的影响。有长期服药史的孕妈妈一定要咨询医生，才能确定安全受孕时间。

影响男性精子质量的药物：抗组胺药、抗癌药、咖啡因、吗啡、类固醇、利尿药、壮阳药等不仅可导致新生儿出生缺陷，还可导致婴儿发育迟缓、行为异常等。

◆ 准爸爸也要谨慎用药

其实，很多药物都会影响到精子的生存质量，甚至会引起精子的畸形。当含有药物的精液进入女性体内后，经阴道黏膜吸收后可进入女性血液循环，从而影响受精卵，产生低体重儿或畸形儿。因此，准爸爸用药也要谨慎，要避免用某些对怀孕不利的药物，如吗啡、氯丙嗪、解热止痛药、环丙沙星、酮康唑、红霉素、利福平等，在使用前需要咨询医生，向医生说明正在备孕期间。

◆ 服药期间意外怀孕怎么办

如果在不知孕情的情况下服了药，先不要急着终止妊娠。因为在怀孕期间也有相对服药安全期（停经前3周胚胎未形成以前危险相对较小），况且也有些药物对胚胎的影响非常小。这里你需要做的是，将服用药物的名称、数量、时间等情况详细地告诉医生。然后由医生根据药物的特性、用药时胚胎发育的情况、药物用量多少以及疗程的长短等来综合分析，并决定孕妈妈是否必须终止妊娠。

一句话提醒

每天早上起床后最好能喝一杯淡蜂蜜水或白开水（约500毫升），既可帮助消化，又可为身体补充水分、排除废物。如果早晨进行体育锻炼，最好先喝水，然后出门锻炼。

第12天

（第2周第5天）

不可错过的受孕好时机

◆ 在精卵质量最佳的年龄

女性的最佳生育年龄为24~29周岁，这个阶段，卵子质量相对较高，身体健康度高，分娩的危险性小，心理上也比较成熟，具备了做妈妈的内外条件。如果太早或太晚怀孕，尤其是超过35岁，就容易并发各种妊娠疾病，影响胎宝宝的正常发育。

而男性的最佳生育年龄则在27~35周岁，此时，精子的质量达到高峰，经济基础也更牢固，能承担得起为人夫、为人父的责任了。而一旦超过35岁，体内的雄性激素开始衰减，精子的数量和质量都会开始走下坡路了。

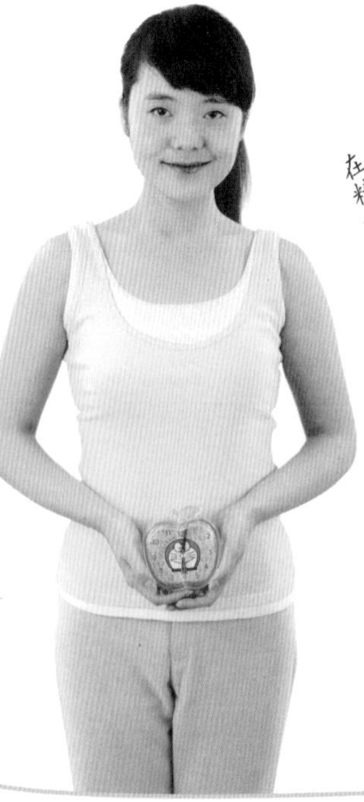

在精子和卵子最优质时受孕是最棒的。

如果两个人的年龄无法协调时，还是以女方的年龄为主。如果一不小心两人都错过了最佳生育年龄，那么就要在孕前准备工作上多下工夫了。

◆ 在让你最舒适的季节

不论哪个季节怀孕都没问题，但总有些季节会让人觉得更舒适，尤其是在早孕反应期和月子期，如果不小心碰上炎热的夏季或流感盛行的季节，都会让孕产期的舒适度大打折扣。

鉴于此，我们推荐你选择在7月上旬到9月上旬之间受孕。这样，当早孕反应出现的时候正值秋季，可以避开炎炎夏日对食欲的影响，而且此时水果、蔬菜大量成熟，可以给你更好的营养。而分娩期则到了次年的春末夏初，坐月子最舒服，宝宝也不用怕流感威胁。

◆ 在精子最有活力的时段

精子的数量和质量在一天之中会有一些变化。在每天的下午5~7时之间，正好是精子质量和数量都达到高峰的时间，相对而言，就增加了受孕的概率和质量。

第13天

（第2周第6天）

基础体温帮你找准排卵日

◆ 认识一下基础体温

基础体温又叫静息体温，指人体经过6~8小时的睡眠以后，且尚未受到运动、饮食或情绪变化等足以改变体温的行为影响时所测得的体温。基础体温通常是人体一昼夜中的最低温度。

◆ 了解基础体温的变化原理

正常育龄女性由于受到排卵的影响，基础体温会像月经周期一样，呈现出周期性的变化。以月经周期28天为例，排卵前为滤泡期，排卵后为黄体期。滤泡期的长短不固定，但黄体期固定为14天（12~16天）。排卵后第2天，卵巢形成黄体，黄体素的分泌会使体温上升0.6℃左右，此后高温期约持续12~16天（平均14天）。如果没有怀孕，黄体酮分泌停止，体温下降至基本线，月经来潮；如果已经怀孕，黄体受到胚胎分泌荷尔蒙支持，继续分泌黄体酮（孕酮），体温持续高温。如果卵巢功能不良，则既无排卵也无黄体形成，这时体温将持续低温。

◆ 排卵日：基础体温的最低点

你的体温会随着月经周期发生微妙的变化。一般来说，月经期和月经后的7天内是持续的低温期，中途过渡到高温期，然后再度返回到低温期，低温状态会一直持续到下次月经开始。从低温期过渡到高温期而成为分界点的那一天，基础体温会特别低。以这一天为中心，前2天和后2天一般为排卵日。

◆ 提高基础体温的测量精确度

1. 准备一支体温计（最好是女性专用的基础体温计，因为它的刻度很细，能测量出较精密的体温），学习并掌握读表方法。

2. 每晚临睡前将体温计的水银柱甩至35℃以下，并将其放在枕边随手可以拿到的地方。

3. 每天清晨醒来后，先不要进行起床、说话、大小便、进食等活动，立刻将体温计放在舌头下，闭紧嘴巴，测量3~5分钟，并将测得的数值记录在特制的表格上。

4. 记录基础体温的同时，最好把日常生活中可能会影响基础体温的诸多因素也附记下来，如月经来潮的日子、做爱的日子、每天起床的时间、感冒、腹泻、服药、饮酒、失眠等，作为体温表判断的参考。

一句话提醒

基础体温也可以大致看出所排卵子质量的优劣程度，如果基础体温高温期较长，可以持续13~14天，那么就表示卵子的质量不错。

孕前基础体温表示例

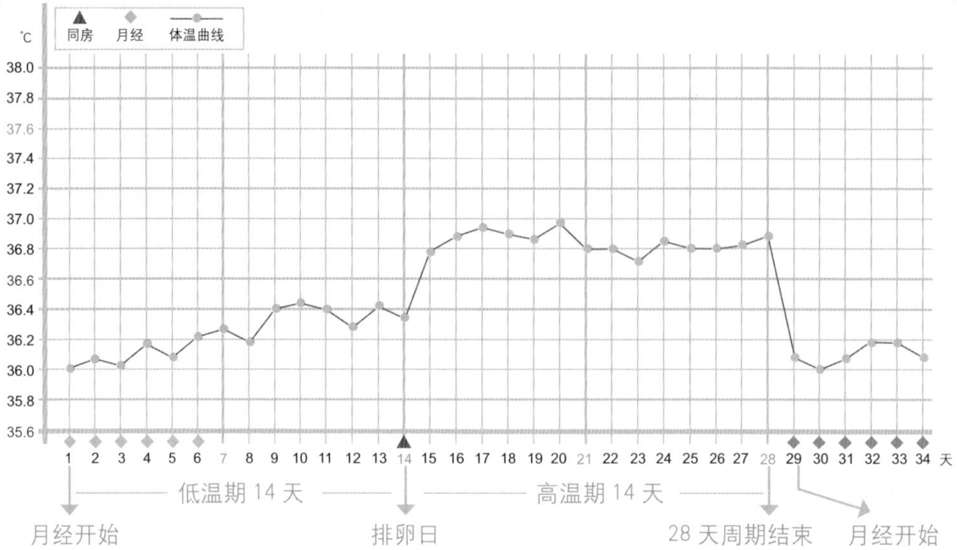

月经周期为 28 天的情况下，从月经开始到排卵日，低温期持续 14 天（第 14 天为排卵日），排卵后高温期持续 14 天，至下次月经来潮。

已经受孕的基础体温表示例

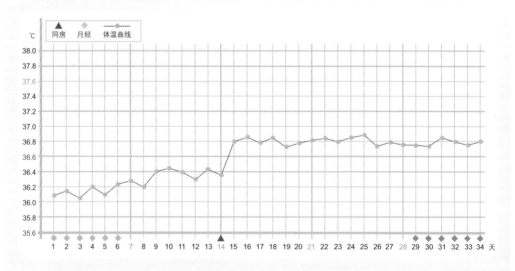

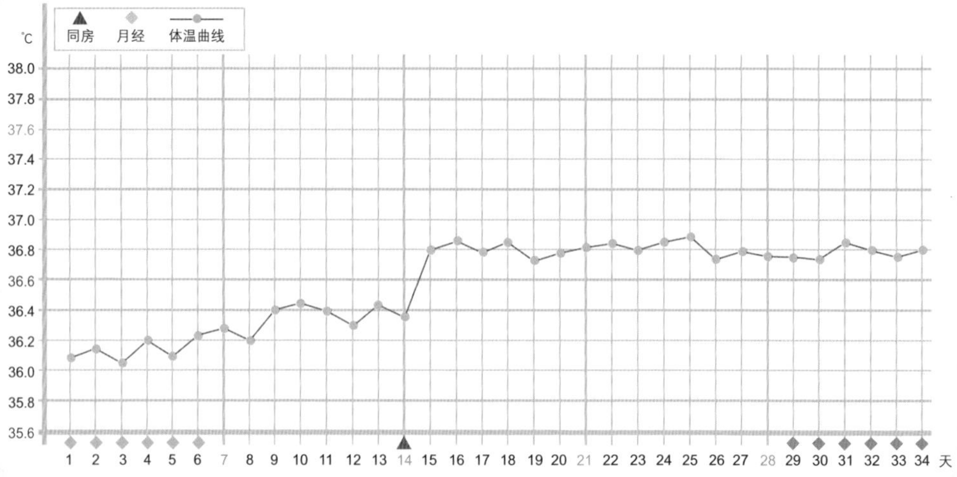

排卵日（第 14 天）后持续高温超过 16 天，提示有怀孕的可能。

第14天

（第2周第7天）

排卵日来了，这几天是受孕好日子

除了通过基础体温测量法推算出排卵日外，你还可以通过观察以下两种身体的变化来感知排卵日的来临。

◆ 看宫颈黏液预知排卵

在月经结束后的最初几天，宫颈黏液（即白带）往往分泌较少，且显得浓浊、黏性大。随着卵泡的不断成熟，卵子即将被排出时，宫颈黏液会变得越来越稀薄、清亮。到了两次月经的中间时期，即排卵前1~2天，阴道会变得越来越湿润，宫颈黏液不仅增多，而且像鸡蛋清一样清澈、透明，能够拉出很长的丝。这样的情况一般会持续3~5天，预示着此时正处于排卵期。排卵期过后，宫颈黏液会逐渐减少，同时变得黏稠、浓浊，不再能拉丝。

◆ 下腹疼痛也是排卵信号

一般情况下，排卵时不会有不适的感觉，如果你的身体较为敏感，就会感到下腹部，尤其是右侧下腹部隐隐作痛，在卵子从卵泡中排出的瞬间甚至会出现剧烈的疼痛。这种疼痛感叫做排卵痛，正是排卵的信号。

不管通过哪种方法，确定排卵日后，就要做好身心的双重准备，开始受孕了。

◆ 试试容易受孕的性爱姿势

做爱时采用男上女下的姿势最易受孕，因为这种姿势阴茎插入最深，可以使精子比较接近子宫颈。为了加强效果，你可以将两条腿伸直仰向肩部，或用枕头把臀部垫高，使子宫颈最大程度地接触阴茎，可以进一步增加受孕概率。

◆ 创造有利于受孕的心情

人体处于良好的心理状态时，体力、精力、智力、性功能都处于高潮，精子和卵子的质量也高。受孕时，要确保你和备孕爸爸都心情舒畅、精神愉快，没有忧虑和烦恼，这样有利于卵子受精着床，胎宝宝的素质也会较好。另外，做爱时能够做到"男欢女爱"，且双方都达到性高潮，对优生优育也起着至关重要的作用。

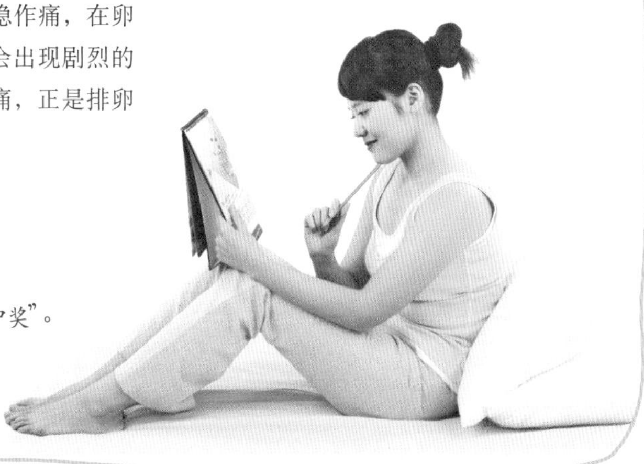

找准排卵日，争取一次"中奖"。

第15天

（第3周第1天）

精卵相遇，生命之花悄然绽放

◆ 精子的产生

精子是由男性睾丸中生精上皮产生的。在雄性激素的刺激与维持下，原始生精细胞演变成精原细胞、初级精母细胞、次级精母细胞直至发育成精子细胞，形似蝌蚪的精子这时还不具备授精能力，它还得在附睾停留2~3周，才能发育成具有运动能力和授精能力的成熟精子。精原细胞发育为成熟的精子，这一过程大约需要90天左右。男性每次射精大约会排出3~6毫升的精液，含有大约两亿个精子。精子在被射入阴道后，能存活约48~72小时。

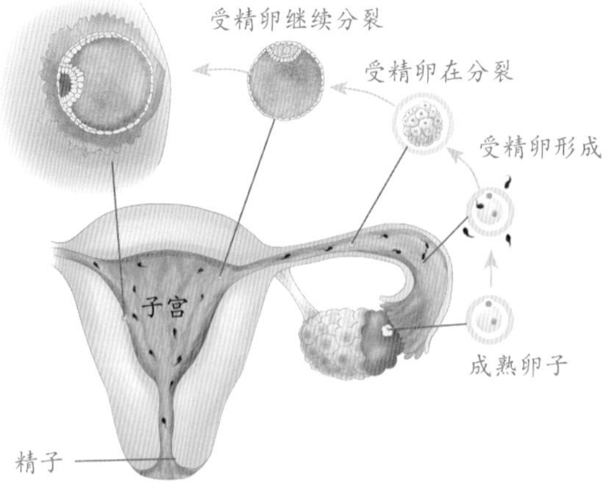

精子在延续生命的道路上奋力相争。

◆ 卵子的产生

卵子是由女性性腺——卵巢产生的，每个卵巢有几万个原始卵泡，一个卵泡发育成熟约需14天。女性一生可排出约500个成熟卵子，每次排卵后，卵子在输卵管中可存活18~24小时，如果未能与精子结合，就会随剥落的子宫内膜变成月经排出体外。

◆ 精卵相遇的生命奇迹

排卵后，卵子会进入输卵管最粗的壶腹部等待精子。经过大约3天，数亿个精子中只有200个左右到达了输卵管壶腹部，但最终只能有1个精子成功与卵子结合。

精子们遇到卵子后，会将头部朝向卵子将其包围，当1个精子穿过卵子外面的透明带进入细胞内部后，卵子透明带及细胞膜会形成一层保护屏障，阻止其他精子进入。进入卵子的精子头部很快水化、膨胀，成为圆形的精原核，同时卵子也变为成熟的卵细胞——卵原核。精原核与卵原核在卵细胞中央相遇，将各有的23条染色体合并为46条，这标志着受精完成，神奇的生命之旅从此开始。

第16天

（第3周第2天）

生男VS生女，性别在一开始就决定了

染色体决定胎宝宝性别

女性的性染色体是XX，只能形成含一条X染色体的卵子；男性性染色体是XY，可分别形成含X染色体或含Y染色体的两种精子。如果与卵子结合的是含X染色体的精子，这一受精卵就会发育成女孩；反之则为男孩。

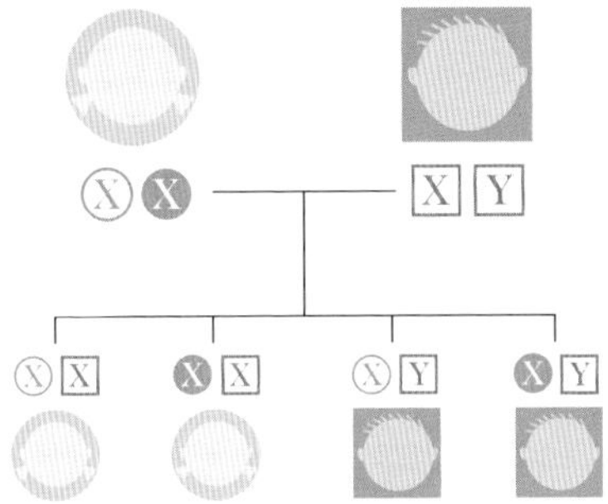

影响胎宝宝性别的其他因素

年龄因素：带Y染色体的精子数量会随年龄的增加而减少，子宫内有利于携带Y染色体精子生长的碱性分泌物也会随着年龄增长而减少，因此，准爸妈年纪越大，生女孩的概率越高。

职业因素：长期受到温度、气压或水压变化的影响，或吸入过多的有毒气体，或所受电离辐射较多，承受较大的工作压力时，精子中生命力较脆弱的Y染色体就会先死掉，造成女孩出生的机会增多。因此，准爸爸若是司机、飞行员、潜水员、麻醉师、化工厂工人等，易生女孩。

容易生男孩的情况

接近排卵日时同房：带Y染色体的精子活动力强，但耐力差，存活时间短；而带X染色体的精子活动力较差，但存活和保持授精能力的时间较长。因此越接近排卵期同房，生男孩的可能性越大。

选择房事体位：深插入的性交体位较容易生男孩，在临近子宫颈处射精，这样可以将大量有活力的精子快速送入阴道内；性交结束后，女方先不要移动身体，可夹紧双腿，抬高臀部静躺20分钟。

容易生女孩的情况

排卵期后同房：X精子动作慢但寿命长，过了排卵期后两天同房容易生女孩。

注意房事细节：男方射精后女方才达到性高潮，或无明显性快感，易得女孩；短期内性生活频繁，每次射出的精液量少，或在阴道浅处射精，生女孩的可能性大。

一句话提醒

上述生男生女的方法仅为趣谈，并不是说采取了这种做法就能选择宝宝性别。你需要做的是放松心态，不管男孩女孩，都会是你最爱的宝贝。

第17天

（第3周第3天）

验孕之前，暂把自己当孕妇吧

◆ 暗示自己：“我是个孕妇了”

即使还没有确定自己怀孕，你也要从心理上慢慢转变，适应和接受自己成为孕妇的现实，这样才能够自然而然地用一个孕妇的标准来要求自己，言行举止、生活习惯也会变得对宝宝有利。因此，试着经常对自己说：虽然还没有验孕，但我已经是个孕妇了。那就拿出当妈的样子吧！

◆ 衣食住行都要注意

1. 衣着：怀孕后身体会变得更“娇气”，穿衣服也不能像以前那样随意了。选购衣服的原则就是宽松、柔软、舒适。绝对不能穿紧身衣，内衣最好也选纯棉的。妆最好也不要化了，做一个美丽的素颜孕妈吧。

2. 饮食：一日三餐要按时定量吃，尤其是不能不吃早餐。太甜的、太辣的、太凉的等一切对身体有刺激的食物，都要列入你的饮食“黑名单”。

3. 睡眠：改掉一切不规律的作息，调整体内的生物钟，不要熬夜，每天定时上床睡觉。如果你是一个“网虫”，那就更应该注意了，“黑白颠倒”的生活对胎宝宝有百害而无一利。

4. 出行：再也不能像以前一样，想跑就跑，想跳就跳了。收起你的高跟鞋，换上舒适的平底鞋。坐公交时也不要冲在最前面跟别人抢座了。

5. 情绪：过度兴奋、悲伤、愤怒、压抑都是孕期的大忌，胎宝宝可不喜欢“阴晴不定”的妈妈呢，所以尽量让自己变得平静而柔和吧。

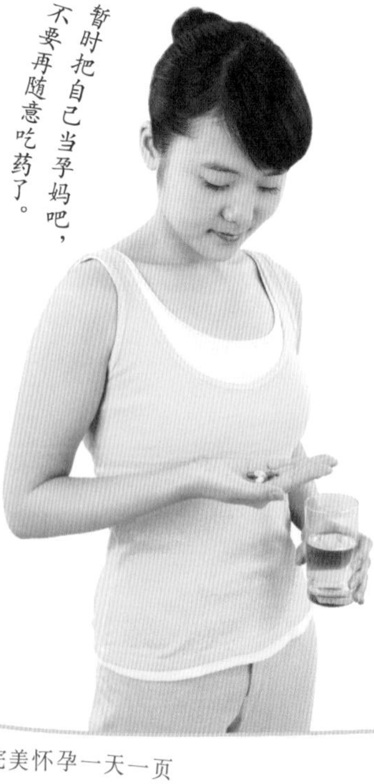

暂时把自己当孕妈吧，不要再随意吃药了。

◆ 不小心吃药了怎么办

如果你在还不知道怀孕的情况下服用了某种药物，也不用过分担心。因为只是偶尔服用一两次，剂量也不是很大的话，一般不会对胎宝宝产生明显的影响。但是，如果你的用药时间较长，用药量也比较大的话，则应该找医生根据自己的妊娠时间、年龄及胎次等问题综合考虑是否需要终止妊娠。

第18天
(第3周第4天)

甜蜜sex，还能继续吗

◆ 暂时叫停甜蜜sex

孕早期（1~3个月），胚胎和胎盘正处在形成时期，胎盘尚未发育完善，如果此时进行性生活，容易引起子宫收缩，加上精液中含有的前列腺素对产道的刺激，使子宫发生强烈收缩，很容易导致流产。因此，在孕早期，你和准爸爸都需要克制一下，尽量暂停甜蜜性爱。

◆ 孕妈“性趣”不高，准爸要理解

孕妈在怀孕期间，性欲可能会有所减退，加上早孕反应带来的不同程度的不适感，一天下来会感觉特别疲劳，对性生活的兴趣自然也会降低，性生活容易陷入困顿和不和谐的境地。这时准爸不要不满和抱怨，而是要通过其他的方式来调节二人的关系，比如陪孕妈听听歌、散散步，这也可以成为你们很好的交流方式。

◆ 准爸释放多余“精力”

准爸对性的要求可能要比孕妈强烈一些，但为了胎宝宝的健康，准爸只能牺牲一下，暂时忍忍了。但只要找到好的替代方式来释放多余的“精力”，准爸依然能安然快乐地度过孕妈的“不便”期哦。

准爸可以主动帮孕妈承担一些家务，或者经常从菜谱中学几道营养菜做给孕妈吃，再不然就替孕妈看一些孕产类的图书，总之要让自己忙碌起来，这样才能够转移注意力，“忘记”很多事情。

当然，这并不是要求准爸做一个吃斋念佛的“和尚”，有些时候，准爸也可以通过温柔的亲吻、拥抱和爱抚孕妈来重温“sex”的甜蜜。但一定要注意卫生，尤其是手部，一定要对双手进行彻底的清洗，并勤剪指甲。动作一定要轻柔，还要避免过度刺激孕妈的乳头、阴部等性敏感部位，以免引起子宫收缩。

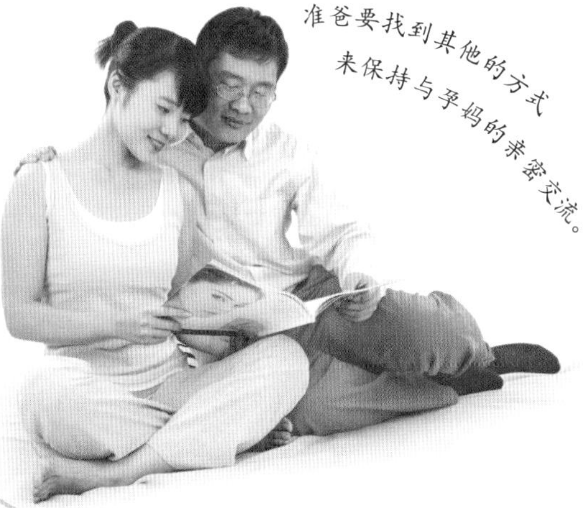

准爸要找到其他的方式来保持与孕妈的亲密交流。

一句话提醒

排卵期同房之后的4~5天，受精卵还没有着床，此时进行性生活，一般情况下不会影响受精卵着床，是孕早期中唯一的“安全期”。

第19天

（第3周第5天）

孕期能用哪些护肤品、化妆品

◆ 禁用的护肤、化妆品

美白祛斑霜：这类化妆品中一般都含有铅和汞，长期使用会严重危害人体的神经、消化及泌尿系统。

口红、唇彩：口红和唇彩中的羊毛脂具有很强的吸附力，能将空气中的尘埃、重金属离子及大肠杆菌之类的病毒吸附在嘴唇黏膜上。你在喝水、吃东西时容易将这些有害物质带入体内，危害胎宝宝的健康。

指甲油：指甲油中含有高浓度的甲醛、苯二甲酸酯、钛酸酯及化学染料等有害的化学物质，很容易穿透你的甲层，进入皮肤及血液，对胎宝宝产生不利的影响。

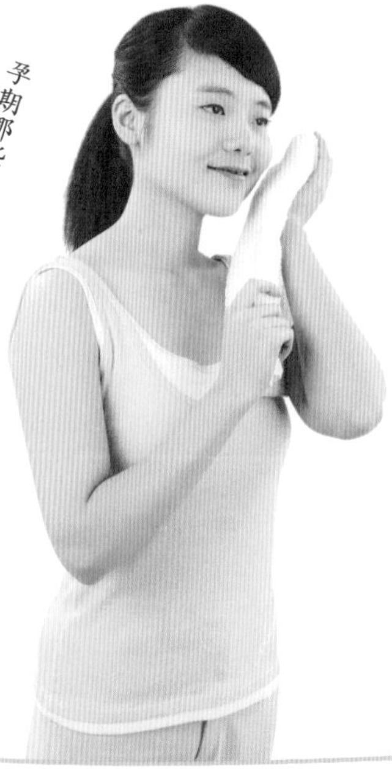

孕期哪些护肤品能用哪些不能用，孕妈心里得有谱。

染发、烫发剂：染发剂大多含有硝基苯、苯胺、铅等有毒的化学物质；冷烫精容易对胎宝宝的大脑神经系统造成不良影响。

◆ 相对安全的护肤品

婴儿油、婴儿霜：婴儿护肤品一般含化学添加剂少，性质温和，刺激性低，具有基础的保湿润肤效果。如强生、贝亲、新安怡等，都是比较不错的婴儿护肤品牌。

纯植物护肤品：植物护肤品用料比较天然，很少有过敏的情况发生。但市售的此类护肤品鱼龙混杂，你在购买时一定要用心辨别，选择正规厂家的正规品牌。

孕妇专用护肤品：这类护肤品是专门针对孕妇设计的，专业性强，安全无刺激，整个孕期都可以使用。十月天使、孕妇宝、康恩贝等都是专业孕妇护肤品牌，你可以放心选用。

◆ 洗脸、护肤三部曲

1. 洁面。用温水打湿面部，取少许洁面乳用水揉开，轻轻按摩面部，避开眼、唇部。洁面时间不要太长，以不超过1分钟为宜，然后用流动的水冲洗干净。

2. 用毛巾将面部多余水分轻轻压干，然后立即涂抹保湿化妆水，并用手轻轻拍打至完全吸收。

3. 涂抹乳液（干燥季节可换用乳霜），并用指腹按照从下到上、从里到外的方法轻轻打圈按摩。

第20天

（第3周第6天）

此期无需刻意进补

刚刚萌芽的胚胎非常娇嫩，受不得一点委屈或伤害，他待在孕妈妈的子宫里，只能被动地接受孕妈妈的照顾，因此，孕妈妈的饮食就显得尤为重要，这直接关系着宝宝是否能够得到充分合理的营养，从而健康、正常地生长。于是，很多孕妈妈都会搜罗相关知识，从头到脚地改变自己的饮食习惯。其实，如此大幅度的调整是没有必要的。大调整会给你带来很多不便，也容易使压力增大，忧郁烦恼，反而不利于孕育。

这个时期，你的饮食与孕前差别并不大，不需要在三餐之间另外加餐，主要是注意营养要丰富全面，保证每天的饮食结构合理，配餐表中要尽量包括主食（米、面或其他杂粮），有色蔬菜（红、黄、绿色）与水果，鱼、肉、禽、蛋、奶及豆制品，食用油，坚果类食品等等。只要能保证合理的饮食规律，每天定时定量进餐，营养搭配均衡合理即可满足自身和胚胎生长所需营养。

◆ 推荐饮食表

食物推荐	宜吃原因
芦笋、豆类、鸡肝、大麦、糙米、花生	孕早期需要补充叶酸，这些食材含叶酸丰富
核桃、腰果以及枣、柑橘、橙子、草莓等乌鸡、鸡蛋、红糖、黑豆、鲫鱼等	对子宫有补益作用，可优化受精卵内环境
黑豆、豆类、红糖、生姜、枸杞、核桃、南瓜等	可提高卵子质量
海参、牡蛎、虾皮、动物肝脏、紫菜、芝麻、花生、豆类等	含锌丰富，有助于胎宝宝发育，防止流产
香蕉、土豆、谷物、海鱼、蘑菇、葡萄干、坚果	能令孕妈妈情绪更好

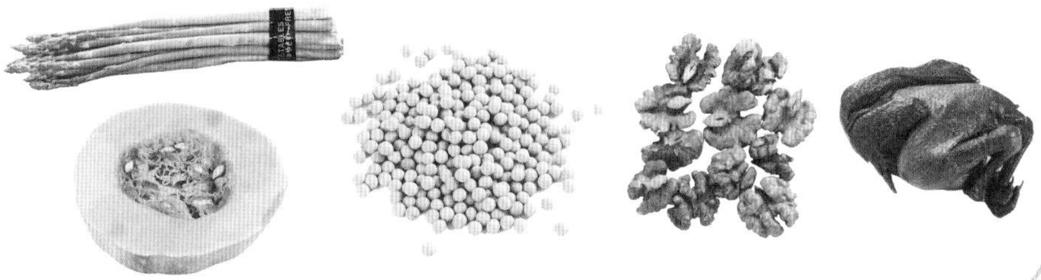

第21天

（第3周第7天）

牢记这些孕期重要数据

◆ 孕期数据全记录

最早验孕时间	排卵期同房后15天左右
早孕反应出现时间	受孕后40天左右
第一次检查时间	停经1个月后，或早孕反应出现时
全程产检时间	怀孕后1~3个月做第一次产检；4~7个月每月检查1次；8个月后每半个月检查1次；最后1个月每周检查1次
胎心音最早出现时间	怀孕6周时
胎心音正常频率	每分钟120~160次
自觉胎动出现时间	孕16~20周
胎动正常次数	每12小时不少于15次
胎动最频繁的时期	孕28~34周
胎盘厚度	胎盘的正常厚度为2.5~5厘米
羊水深度	羊水的正常深度为3~7厘米，超过7厘米是羊水增多，低于3厘米是羊水减少
孕期体重增加总值	在12千克左右为宜
自然流产发生时间	怀孕12周内
早产发生时间	怀孕28~37周
过期妊娠最大天数	14天。如果超过预产期14天还不生，就要人为终止妊娠

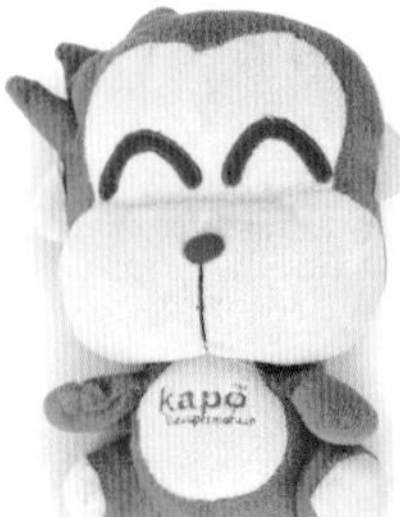

一句话提醒

每个人的体质不同，妊娠情况也不同。因此，如果你的情况与上述标准不符，可以到医院检查，如果医生说没问题，你就不必过于担心。

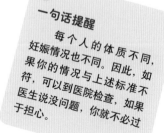

第22天

（第4周第1天）

受精卵在子宫安全“着陆”

受精卵开始着床

精子和卵子在相遇后，子宫内膜受到卵巢分泌的激素的影响，会变得肥厚松软且富有营养，受精卵不断分裂细胞，同时渐渐地向子宫方向移动。经过4~5天到达子宫腔，然后形成一个实心的细胞团，叫做“桑葚胚”，这时的受精卵叫做“胚泡”。约2天后，胚泡与子宫内膜接触，着床开始。经过4~5天的时间，胚泡钻入并埋于子宫内膜里，受精卵成功地在子宫里“着陆”。

受精卵在着床之前与母体没有任何联系，因此用验孕纸是测不出来怀孕的。大约排卵后的15天左右，才能用验孕纸测出早孕。

着床时的身体感觉

一般情况下，受精卵着床时你不会有什么特别的感觉。如果你的神经足够敏感的话，可能会察觉自己身体发生的微妙变化，比如基础体温骤降骤升、小腹胀痛、乳房胀痛、阴道极少量出血等，但这都是个别情况，不具有普遍性和代表性。如果你没有出现上述情况，也不用担心，只要你的生殖系统健康，各项机能正常，受精卵一般都能顺利着床。

警惕受精卵着错床

受精卵只有在子宫内膜上着床才能够发育成胎儿。如果受精卵没有在子宫内膜上着床，而是在其他地方（如输卵管）停下来并发育，就会造成宫外孕。因此，在确定怀孕后要记得去医院做检查，以排除宫外孕的可能。

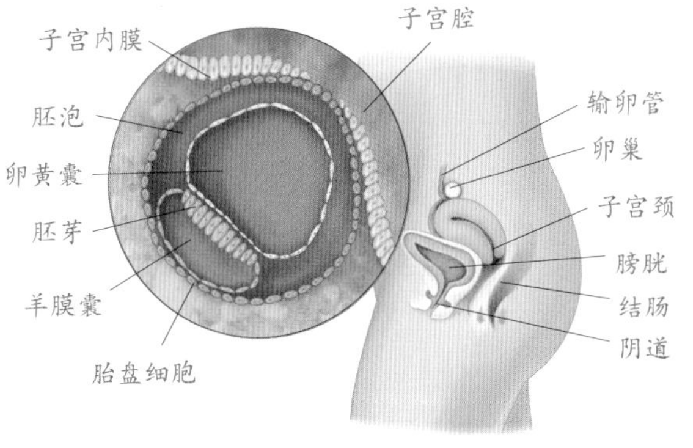

受精卵着床后，验孕纸才能测出早孕。

影响受精卵着床的因素

不是所有的受精卵都能够顺利着床，当受精卵本身有缺陷或卵巢黄体功能不全（如孕酮分泌不足、子宫内膜异常）或子宫异常（如子宫发育不良、子宫内膜息肉、宫颈粘连）时，受精卵便很难着床。

第23天

（第4周第2天）

这些怀孕后的身体变化你有吗

◆ 基础体温居高不下

正常的基础体温呈双向曲线，即排卵前较低，排卵后升高。受孕后除了表现为月经到期不来潮，你的身体还有一个明显的标志就是基础体温升高后大约保持在36.9℃ ~37.2℃之间，持续18~21天不再下降。此后的整个孕期，基础体温会一直保持在较高的水平。

◆ 困倦疲乏，睡意连绵

怀孕后你会常常感到精神不佳，睡意连绵，这是正常现象，是荷尔蒙分泌的结果。怀孕后身体会分泌出一种黄体荷尔蒙，这种荷尔蒙能使子宫肌肉变得柔软，起到防止流产的作用。但与此同时它又有一种麻醉作用，会使人体的行动变得迟钝，因此你就会感到疲倦，总是想睡觉。除此之外，怀孕后基础代谢增加，分泌系统产生变化，体内热量消耗快，血糖不足，也是嗜睡的原因。

◆ 乳房变大，乳晕颜色变深

在雌激素和孕激素的共同作用下，从怀孕8周起，你的乳房会逐渐膨胀增大，变得丰满，隐约可以看到乳房表皮下纤细或稍有扩张的静脉血管。乳头和乳晕的颜色加深，乳晕上出现许多散开的深褐色的小突起，称为“蒙氏结节”。另外，你还会感觉到不同程度的胀痛和触痛，12周以后还可能有少量稀薄、淡黄的乳汁分泌。

◆ 子宫逐渐增大

孕早期子宫增大并不明显，但它确实在慢慢地变大，当然这是需要借助仪器才能观察到的，一般要到3个半月至4个月时你才能从外观上看出肚子变大。怀孕3个月时，子宫刚好出盆腔，直径为8厘米左右，如拳头般大小。

◆ 皮肤状况双向改变

妊娠初期，由于激素的刺激，你的皮肤会出现不同程度的色素沉着，多发生在面部、乳头、乳晕和外阴等处。有意思的是，有些孕前没有痤疮的孕妈，怀孕初期会长出痤疮，而那些孕前就长痤疮的孕妈，怀孕后脸反倒变得干净了。看来孕期也是改善肤质的绝佳时机呢。

◆ 体重上升了

孕早期体重开始出现上升的趋势，但是由于此时胎宝宝还不大，所需的营养也不多，所以体重的变化不是非常明显，一般增加1~2千克即是正常范围了。体重增长过快也不是什么好现象，胎宝宝长得过大过快，反而会为以后的自然分娩带来麻烦。同时会增加胎宝宝成人后患肥胖症、糖尿病等代谢性疾病的风险。

第24天

（第4周第3天）

算出预产期，那个甜蜜的见面日

◆ 预产期——宝宝生日提前算

预产期就是预计分娩的日期。胎宝宝在宫内的年龄是以周为单位计算的，根据孕周可以判断胎宝宝成熟与否。从末次月经的第1天以后的280天（即40周）为胎宝宝在宫内的生长发育期。

◆ 预产期月份的计算

在末次月经来潮的月份上加上9，即是分娩的月份。如果得数大于12，则减去12，同时将年份向后顺延1年。

◆ 预产期日期的计算

在末次月经来潮的第1天日期上加上7，即是预产期的日期。如果得数大于30，则减去30，同时将前面算得的月份向后顺延1个月。

◆ 预产期计算举例说明

末次月经来潮是2009年2月8日

预产期月份：2+9=11（即2009年11月）

预产期日期：8+7=15（即15日）

推算出预产期为：2009年11月15日

末次月经来潮是2009年9月29日

预产期月份：9+9−12=6（得数大于12，将年份顺延1年，即2010年）

预产期日期：29+7−30=6（得数大于30，将上面算得的月份顺延1个月，即7月）

推算出预产期为：2010年7月6日

预产期并不是真正的分娩日期，提前或错后2周分娩都是正常的。

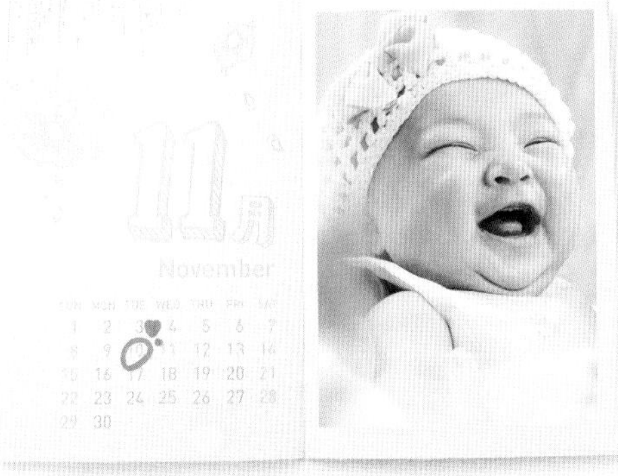

一句话提醒

通过排卵日也可以推算预产期，因为从怀孕到分娩约需266天，所以你如果能够通过基础体温表确定自己的排卵日，那么从排卵日向后推算264~268天，就是预产期。

第25天

（第4周第4天）

宝宝的生长基地——胎盘开始形成

◆ 胎宝宝的“根据地”

胎盘由羊膜、叶状绒毛膜和底蜕膜构成。

胎盘是胎儿与母体间进行物质交换的器官。胎儿依靠胎盘从母体获得营养、氧气，维持自己在子宫中的生长发育，并将自身的代谢物通过胎盘送入母血，由母体排出体外；胎盘还能合成人绒毛膜促性腺激素、雌激素、孕激素、宫缩素酶等，以维持孕期母体与胎儿的需求。胎盘还可以阻止母血中的某些有害物质进入胎儿血中，保护胎儿免受危险因素的侵害。

◆ 注意这些异常形态胎盘

1. **前置胎盘**：正常情况下，胎盘应附着在子宫的前壁、后壁及侧壁上。如果胎盘像小帽子那样附着在子宫颈内口的上方，恰好戴在胎宝宝的头上或臀部，这种情况称为前置胎盘。

2. **胎盘早剥**：在胎宝宝还没出生以前，胎盘的正常位置是紧贴于子宫壁的。如果它在预产期前脱离子宫壁，称为胎盘早剥。

3. **粘连性胎盘和植入性胎盘**：蜕膜有炎症或叶状绒毛生长过长造成植入性胎盘；如果绒毛深入蜕膜基底层，胎盘粘连于子宫壁上，就形成粘连性胎盘。

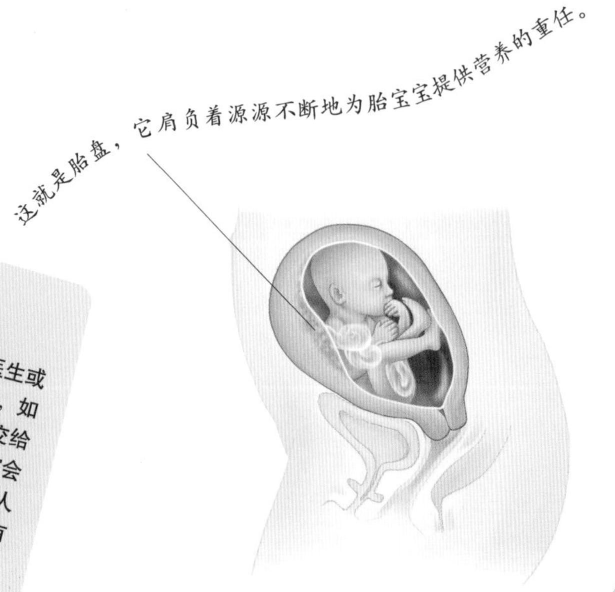

这就是胎盘，它肩负着源源不断地为胎宝宝提供营养的重任。

一句话提醒

在医院待产时，医生或护士会问你要不要胎盘，如果你要，分娩后胎盘会交给你带走；如果不要，医院会统一处理。如果没有医护人员跟你提起胎盘的事，你有权利主动索要自己的胎盘。

第26天

（第4周第5天）

算算生个宝宝要花多少钱

◆ 花钱，从孕前就开始了

为了未来宝宝的健康，你和准爸在孕前就开始做足功课。你会开始吃一些更有营养的食品，如新鲜水果，富含蛋白质的鱼、肉类，必要时还会吃一些如叶酸等防止胎宝宝畸形的药品；准爸也会有选择性地吃一些补品。如果你们对自己的身体状况不放心，可能还会到医院做孕前检查，花费一般在千元左右。

◆ 孕期花钱不眨眼

营养费：从得知自己怀孕的那一刻开始，你就会刻意加强自己的饮食营养。瓜果蔬菜、鱼肉蛋奶是每日三餐必不可少的，还有小点心、干果之类的零食，再加上一些营养补充剂，像补铁的、补钙的、补锌的、补维生素的，这可就是一笔不小的开销了。

产检费：怀孕后要定期到医院进行产前检查，以确定胎宝宝的生长发育情况。整个孕期平均要做10次左右的产检，费用一般在1000~2000元之间。

服装费：怀孕10个月要经历3个季节，从内衣到外衣都要买孕妇专用的，而且每个季节至少要准备2套，还要买防辐射服，这些加起来按照最低标准大概要600~800元。

交通费：怀孕后，尤其是孕晚期，大腹便便，行动不便。如果没有私家车，那么上下班或外出就免不了打出租车，这也是一项不可忽视的费用。

只婴儿用品一项，就需要不小的开支。

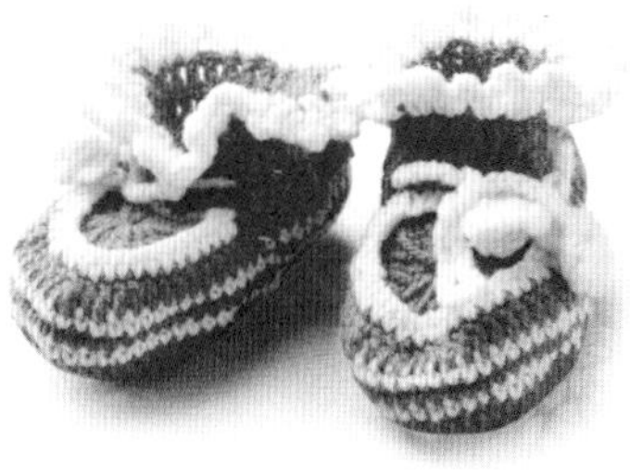

婴儿用品费：孕期一般会多少准备一些宝宝出生后需用的东西，如婴儿床、被褥、衣服、奶粉、洗护用品、尿片等，这项花费大概有几百元。

◆ 生产花费，这不是结束

顺产：包括接生费、住院费、护理费等，大约需要2000~3000元。

剖宫产：手术费、住院费、药费、护理费等加起来，至少要在4000元以上了。

一句话提醒

医院的待产房有单人间、2人间或4人间，价格当然也有很大差别。顺产的话，住2人间或4人间就可以，不但可以和同屋的孕妈作伴聊天，还能省下不少钱。

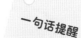

第 27 天

（第 4 周第 6 天）

确定怀孕的几种方法

◆ 便宜好用的验孕纸

验孕纸是通过检测尿液中的 HCG（人绒毛膜促性腺激素）值来判断妊娠的。在同房后的 14 天左右，可以从你的尿液中检验出是否怀孕。验孕纸验孕，简便快捷，如果使用方法正确的话，准确率可以达到 95%~98%。下面，你就来学一下怎么用验孕纸吧。

用洁净、干燥的容器收集尿液（最好为早晨第一次尿液），将验孕纸标有箭头的一端浸入装有尿液的容器中，3~5 秒后取出平放，在 30 秒到 5 分钟内观察结果。只显示一条红线，是阴性，说明没有怀孕；显示一深一浅两条红线，表示可能怀孕或刚怀孕不久，需要隔天用晨尿再测一次；显示两条很明显的红线是阳性，说明已经怀孕了。

有些肿瘤如葡萄胎、绒癌、支气管癌和肾癌等也可使测试结果呈阳性。因此，试纸验孕结果只能作为参考，最安全可靠的方法还是到医院去做全面的检查。

◆ 作用多多的基础体温测量法

基础体温除了可以测量出排卵期外，还能够检验早期妊娠。观察你绘制的基础体温测量表，如果发现高温曲线现象持续 18 天以上，则提示可能怀孕。但是由于受到饮食、睡眠、精神状态等个人身体因素的影响，检测结果可能会出现一些误差，只能作为参考，不能最终确定妊娠。

◆ 不会说谎的 B 超诊断法

如果受孕成功的话，你可以在月经过期 1 周，也就是妊娠第 5 周，到医院进行 B 超检查。在超声波屏上可以看到子宫内有圆形的光环，这是妊娠环，环内的暗区为羊水，其中还可见到有节律的胎心搏动。当然，有些孕妈妈可能要到孕 6 周甚至孕 7 周才能在 B 超中找到胎心和胎芽。

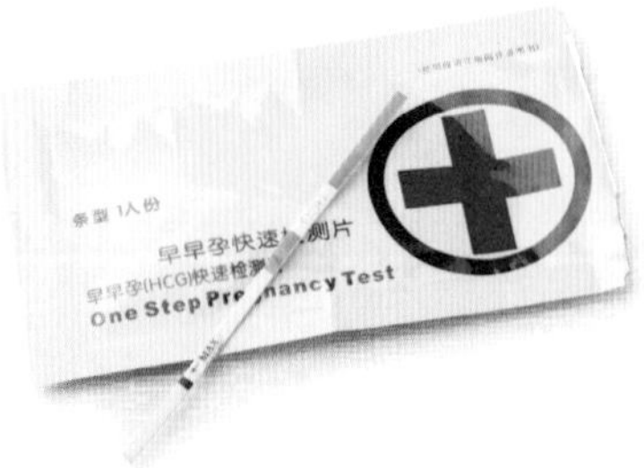

用验孕纸前要仔细阅读使用说明。

一句话提醒

B 超诊断还可以检查出是否宫外孕，提高安全系数，这是验孕纸和基础体温测量法所做不到的。

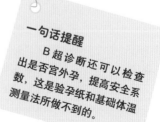

第28天

（第4周第7天）

意外情况后发现怀孕怎么办

很多孕妈妈在不知道的情况下吃药了、喝酒了，事后却测出怀孕了，还有的孕妈妈一直在服用叶酸，但是漏服了，或者因为备孕不顺利，停服的时候却又发现怀孕了，出现这些意外情况，孕妈妈难免忧心忡忡，担心对宝宝会有影响。

◆ 吃药了

一般说来，是药三分毒，药物或多或少地会对你及胎宝宝产生副作用。如果在不自知怀孕的情况下，误服了某些药物，可以先将药物带给专业的医生做咨询，由医生根据用药的时间及用药量等来判断该药物对胎宝宝是否有影响。如果确有影响，应在医生的建议下采取相应的措施；如果没有太多影响的话，记住以后一定要定期做产检，以确保胎宝宝的健康发育。

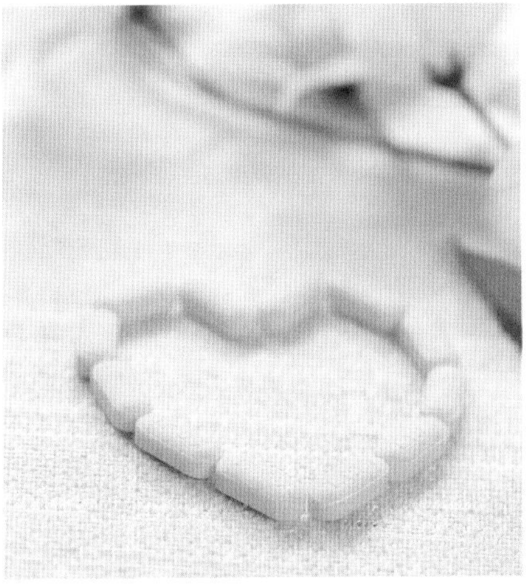

从孕前3个月开始补充叶酸可以预防胎宝宝神经管畸形。

◆ 喝酒了

大多数的孕妈妈是在不知道怀孕的时候喝了酒，知道后才追悔不及。虽然有研究发现，孕期孕妈妈喝酒是导致胎儿智力不健全的主要因素。但孕妈妈可以放心的是，少量的有限次饮酒几乎不会对胎宝宝造成什么伤害。如果饮酒量比较大，建议到产科医院进行相关检查，明确胚胎的发育情况。

◆ 漏服或者停服叶酸

如果从孕前开始就坚持补充叶酸，但期间漏服了几次，这也没有太大关系，漏服后不必补服，只要以后按时按量吃，不要再发生漏服的情况就可以。

停服叶酸后受孕了的孕妈妈也不用太担心，因为许多食物中也是含有叶酸的，只要日常膳食种类丰富、营养均衡，不一定会缺乏叶酸，从发现怀孕时开始补起，孕期定期做检查，以排除胎儿神经管畸形。

一句话提醒

这段时间恰好也是胚胎细胞分化、器官发育成形的最关键的时段，因此，你在孕1月一定要避免吃不健康的食物，避开各种致畸辐射源。

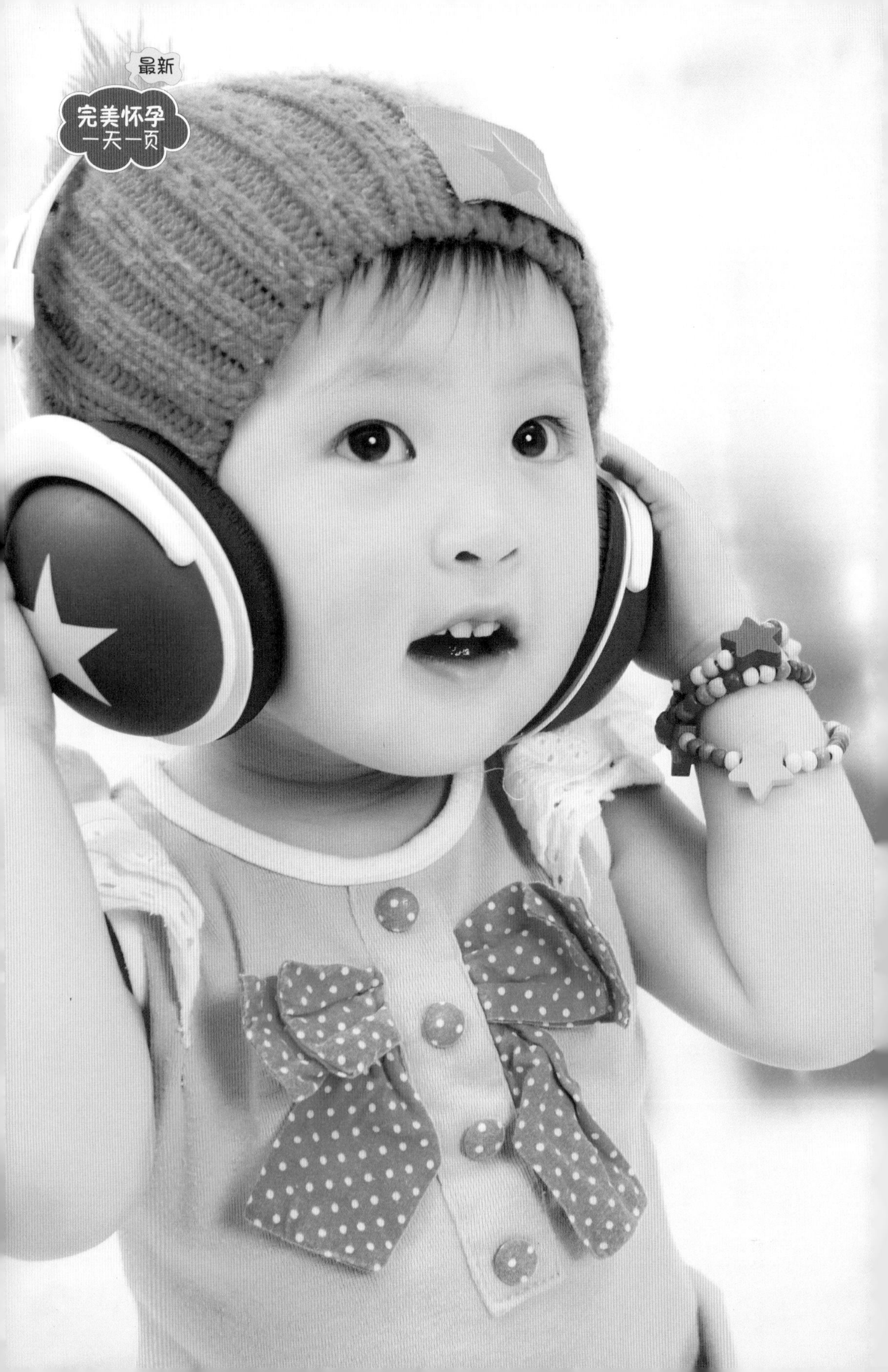
最新
完美怀孕
一天一页

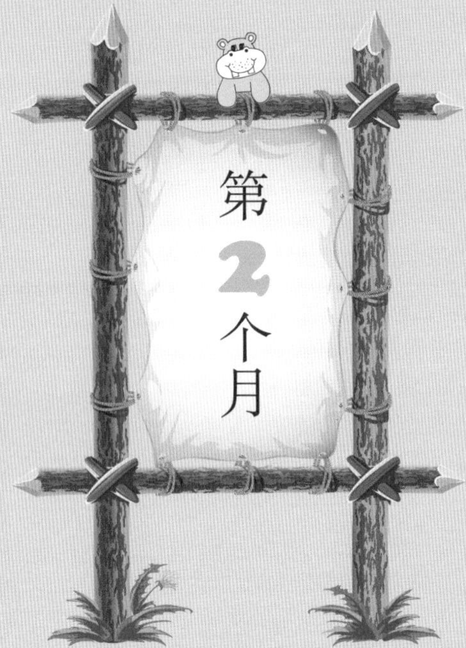

在妈妈子宫里住得还好吗

……

你是一树一树的花开，是燕

在梁间呢喃，——你是爱，是暖，

是希望，你是人间的四月天！

这是才女林徽因写给自己儿子的一首“情诗”。这位母亲对儿子的爱是亲情，友情，还是爱情？或许早已模糊了界线。

作为一个平凡的母亲，你或许无法像林徽因一样优雅地为自己的宝宝吟诗赋词，但同样拥有满腔的母爱的你，也能在柴米油盐中活出浪漫！

不相信吗？那就跟着我们走下去吧……

第29天

（第5周第1天）

好玩的“小海马”宝宝

胎宝宝正在发生哪些变化

到现在为止，受精卵已经在你的子宫里住满4周了，一路走来可真不容易呀。小得像颗绿豆的胚胎（8周之前叫胚胎）虽然只有1.25毫米长，但却有个约占了身长一半的大脑袋，还有一条小尾巴，酷似一只可爱的小海马。

这个时候是小胚胎重要的“变身”期。外胚层会变成神经系统、眼睛的晶体、皮肤表层、毛发和指甲等；中胚层变成肌肉骨骼、结缔组织、循环系统和泌尿系统；内胚层则变成消化系统、呼吸系统的上皮组织和有关的腺体、肝脏、膀胱等。

经过一番辛苦的努力，小胚胎的原始神经管已经形成了，这可是胎宝宝脊髓的原型呢，是不是很神奇？这可不算什么，接下来，“小海马”会给你更多的惊喜哦，你就耐心等着看吧！

本周要事提醒

1 前3个孕月是胎宝宝各器官分化发育的重要时期，许多导致畸形的因素都非常活跃。因此，这一时期你生活的各个方面都要小心谨慎，不要随便乱吃药，更不能接触X线及其他射线。

2 如果你还没有做过早孕检查，现在就可以去医院做相关体检了，一方面是确定怀孕，另一方面检查自己的健康状况，做到无病早防、有病早治，为胎宝宝提供一个良好的生长环境。

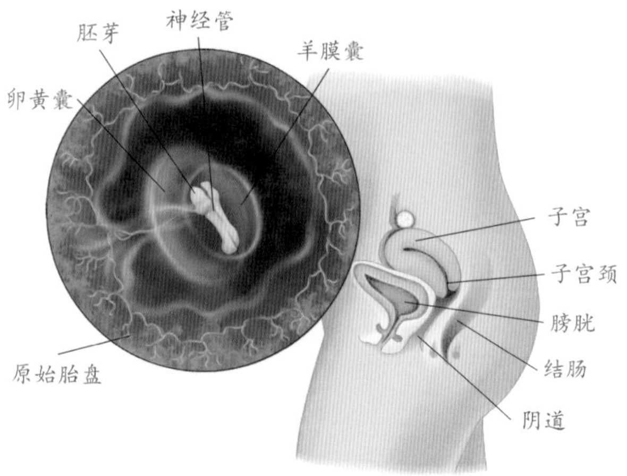

看，胚胎像极了“小海马”。

第30天

（第5周第2天）

早孕反应即将来"报到"

恼人的恶心、呕吐

孕吐一般从妊娠后6周左右或更早的时间开始，你会经常恶心、呕吐，早晨时尤其严重，这种症状会持续一个多月。目前孕吐的原因尚不明确，但有一种说法是胎宝宝发出的本能自我保护的信息。因为怀孕激素的影响，轻微的呕吐是正常的。如果呕吐严重不能进食，就要到医院检查，有可能需要输液治疗以补充营养。

疲倦、犯困、睡不醒

怀孕后，胎宝宝由于生长发育的需要，会从你的体内吸收大量的营养，使你经常感到疲乏、困倦，这是正常现象。除了要保证晚上7~8个小时的睡眠外，你可以在白天利用中午的时间小睡一会儿，这样可以使大脑和身体都得到休息与放松，有助恢复精力和体力。但要注意不要睡得太多了，以免影响下午的工作以及晚上的睡眠质量。

频频上厕所

怀孕初期你可能会出现尿频的现象，喝一点水就想跑厕所，平均白天超过7次，晚上超过2次，间隔在2小时以内。别担心，这是正常现象，是由于激素分泌的变化以及子宫增大而占据了盆腔的大部分空间，推挤膀胱上移，使膀胱受到刺激而引起的。只要控制饮水量，临睡前1~2小时内不要喝水，少吃西瓜、冬瓜等利尿食物，尿频现象就能改善。

一句话提醒

尿频也可能是某些疾病引起的，如膀胱内有炎症、尿路结石、妊娠糖尿病等。如果你出现尿急、尿痛、尿发热、尿液混浊甚至血尿，就应该引起注意，及时就医了。

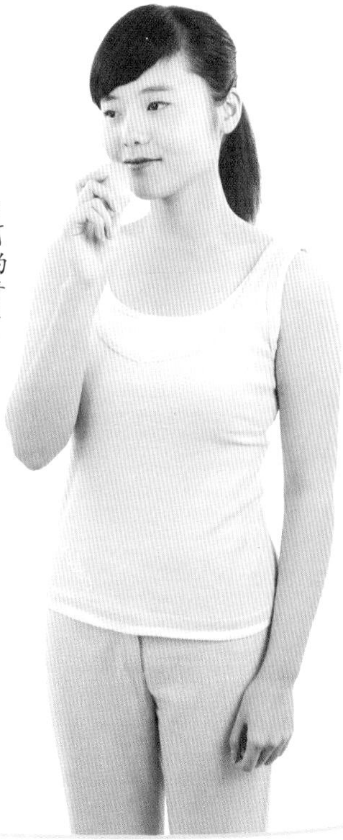

柠檬特有的清香可以帮你缓解孕吐。

第31天

（第5周第3天）

孕吐会影响胎宝宝吸收营养吗

荷尔蒙增加，孕吐来袭

孕吐的形成原因，可能和体内黄体酮及人绒毛膜促性腺激素的增加有关。这些荷尔蒙会使胃和肠道的肌肉松弛，使胃排空时间减慢，胃酸增加，导致肠胃不适，引起呕吐。

严重程度因人而异

孕吐不是绝对的，约有1/4的孕妈不会出现孕吐，这也是正常现象。一般而言，年纪较轻、生产过、肥胖、怀有多胞胎或葡萄胎的孕妈，发生孕吐的概率较高，也比较严重。另外，心理与情绪因素也会影响病情，排斥或害怕怀孕的孕妈，症状往往特别明显。

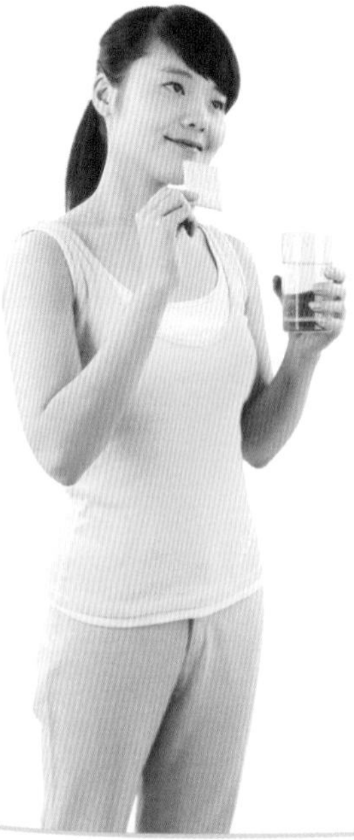

吃点饼干这类体积小、含水分少的食物，对缓解孕吐很有好处。

孕吐影响胎宝宝？你多虑了

对绝大多数的孕妈和胎宝宝来说，孕吐都不会产生什么后遗症。除非孕吐太严重，否则你不必太担心胎宝宝会出现营养不良的问题。因为胎宝宝大量需要营养是在孕28~36周，那时体重增长最快。而怀孕初期，胚胎主要处在细胞分化阶段，你并不需要额外增加热量的摄取，只要体重没有减轻太多，或出现脱水、电解质不平衡或酮症酸中毒的现象，就不必担心会影响到胎宝宝的生长。

孕吐期间更要保证营养

孕吐期间的饮食，应以“富于营养、清淡可口、容易消化”为原则，要做到少量多餐，尽量食用低脂食物，多吃一些体积小、含水分少的食物，如饼干、鸡蛋、巧克力等。同时还要随时补充水分，以防出现脱水或电解质不平衡现象。如果孕吐严重，导致不能进食，则需住院输液止吐。

一句话提醒

有些疾病本身会加重妊娠呕吐，如胃肠炎、胆囊炎、肾盂肾炎、卵巢扭转、药物中毒、甲状腺功能亢进、中枢神经系统病变等，要和孕吐加以区别，以免延误治疗时机。

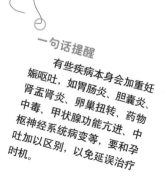

第 32 天

（第 5 周第 4 天）

快乐午后，烘焙止呕小点心

呕吐期间，吃干的比吃稀的好

如果你孕吐严重，影响正常进食，这时候就要调整一下每日饮食的内容，尽量减少汤汤水水或油腻味厚的食物，改吃一些干的淀粉类食物，如馒头干、面包干、饼干之类的。因为这些食物富含碳水化合物，不但可以减轻孕吐，而且其中的糖类物质可以直接被身体吸收，并较快地通过胎盘为胎宝宝所利用。

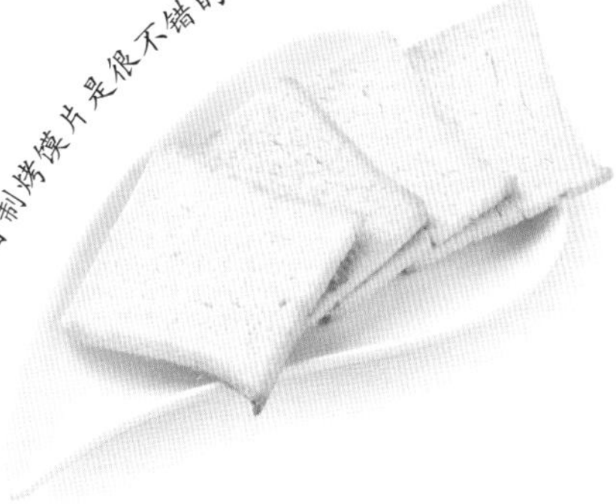

自制烤馍片是很不错的健康止呕食物。

自制营养止吐小点心

★ 香酥烤馍片

原材料：馒头 1 个。

做法：

1. 将馒头切成薄片，均匀码放在盘子（微波炉专用）上，将盘子置于微波炉中。

2. 将微波炉调至“光波”档，时间设置成 10 分钟。

3.10 分钟后将馍片翻面，接着再烤 8 分钟即可。

★ 橙香薄饼

原材料 ：面粉 100 克，橙子 1 个，牛奶 200 克，鸡蛋 1 个。

做法：

1. 将橙子去皮，切成两半，一半榨成汁，一半切成碎屑。

2. 将面粉、牛奶、橙汁、橙子屑、鸡蛋混合，搅拌成均匀的面糊。

3. 平底锅置火上，烧热后涂上薄薄的一层油，转中小火，倒入适量的面糊，晃动锅子摊成一张薄薄的饼。

4. 待饼的底面凝固后翻面，两面都变成金黄色即可。

一句话提醒

刷牙的时候你可能会觉得特别恶心，这时候不要着急，要慢慢地刷，牙膏不要用得太多，漱口时也要将水小口地喝到嘴里。

第33天

（第5周第5天）

孕吐时怎样吃酸更健康

很多孕妈妈在怀孕后会特别喜欢吃酸味食物，这是因为酸味食物能刺激胃液分泌，提高消化酶的活性，促进胃蠕动，有利于食物的消化和各种营养素的吸收。所以怀孕后如果你爱吃酸味的食物是好的，只是要注意挑选适合孕期食用的健康的酸味食物。

一般适合你在孕期吃的酸味食物主要是一些酸味的蔬菜水果，如番茄、柠檬、杨梅、猕猴桃、青苹果等。这些蔬果含有充足的水分和植物纤维，不但可以增加食欲，帮助消化，而且能够润肠通便。你还可在食物中放少量的醋、番茄酱，增加一些酸味。另外，酸奶也是既开胃又营养的食物，你可以每天喝1杯。

◆ 酸酸开胃菜推荐

★ 番茄豆腐羹

材料：番茄200克，豆腐200克，青豆50克，高汤适量。

调料：盐、白糖、水淀粉适量，胡椒粉少许。

做法：

1. 豆腐切成片，入沸水锅中焯一下，捞出沥水待用；番茄洗净，用开水烫后去皮，剁成茸；青豆洗净。

2. 锅中倒入适量的油，下入番茄茸煸炒，加盐、白糖翻炒几下，盛出待用。

3. 另起锅放油，下入青豆、豆腐、高汤、盐、白糖、胡椒粉，烧沸入味，用水淀粉勾芡，下番茄酱汁推匀，出锅即成。

营养分析：

番茄酸甜开胃，豆腐补益清热，孕早期准妈妈常吃可增强消化功能、增进食欲。

★ 自制酸奶水果

材料：酸奶1杯（挑选时注意看一下生产日期，尽量选最新生产的），各色当季水果适量（总量控制在150克以下）。

做法：

1. 选出喜欢的各色水果或水果型蔬菜，如苹果、草莓、樱桃、番茄、黄瓜等，根据需要洗净去核去皮，切成大小适中的块。

2. 将所有材料放入碗中，加入酸奶拌匀即可。

营养分析：

酸奶与水果搭配极为开胃，水果中含有丰富的多种维生素及各种矿物质，酸奶含钙量丰富，且具有通便促消化的作用，孕早期可以常吃。

一句话提醒

如果你能够做到不偏食、不挑食，保证营养全面均衡，日常饮食即可满足对各类营养素（除叶酸外）的需求，一般不必要通过专门的制剂来进行特别的补充。

第34天

（第5周第6天）

不小心感冒了怎么办

防胜于治

1. 勤洗手，不用脏手摸脸、嘴巴和鼻子。

2. 单独使用毛巾、餐具；每次刷完牙要将牙刷清洗干净，并将刷毛朝上，以加速其变干。

3. 尽量少去人多的公共场所，外出乘公共交通工具时尽量戴口罩。

4. 保持室内通风透气，并可放置水盆或加湿器，提高相对湿度。

5. 注意足部保暖，否则脚部受凉容易引起鼻黏膜血管收缩，易受感冒病毒侵扰。

6. 多吃蔬菜水果，少吃盐。钠盐对上皮细胞功能有抑制作用，会降低抗病因子的分泌。

洗漱用品要保持干燥清洁，避免滋生细菌。

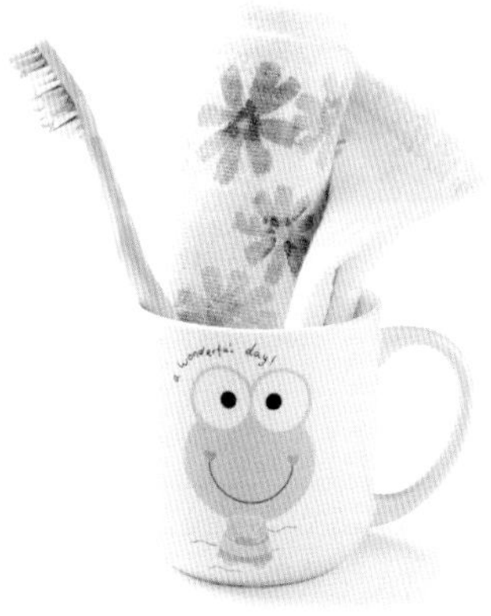

缓解感冒不适的小妙招

1. 刚刚感冒感觉喉咙痛痒：用浓盐水漱口和咽喉，每隔10分钟1次。

2. 鼻子不通气：在保温杯内倒入42℃左右的热水，将口、鼻部贴近茶杯口内，不断吸入热蒸汽，每天3次。

3. 感冒伴有咳嗽：可用1个鸡蛋打匀，加入少量白糖和生姜汁，用开水冲服，2~3次即可止咳。

饮食调理偏方

1. 萝卜白菜汤：白菜心250克，白萝卜60克，加水煮好后放红糖10~20克。

2. 姜蒜茶：生姜、大蒜各15克，洗净切片，加水1碗，煮成半碗，加红糖10~20克，趁热饮用，然后盖好被子，睡上一觉。

药物不能乱吃

抗感冒药：常见的有速效伤风胶囊、感冒通、康必得、康泰克、白加黑、快克等，这些大多是复合制剂，含多种成分，且治标不治本，孕期不宜服用，尤其是孕1月前。吃点中成药如感冒冲剂是可以的，以防感冒加重、发热。

抗生素：抗生素可通过胎盘作用于胎宝宝，有20%~40%的可能性会对胎宝宝造成危害。但青霉素及红霉素类在必要时还是可以服用的。

祛痰、止咳药：一般比较安全，但含碘制剂的止咳药不宜使用。

1个月
第1周
第2周
第3周
第4周
2个月
▶第5周
第6周
第7周
第8周
3个月
第9周
第10周
第11周
第12周
4个月
第13周
第14周
第15周
第16周
5个月
第17周
第18周
第19周
第20周
6个月
第21周
第22周
第23周
第24周
7个月
第25周
第26周
第27周
第28周
8个月
第29周
第30周
第31周
第32周
9个月
第33周
第34周
第35周
第36周
10个月
第37周
第38周
第39周
第40周

第35天

（第5周第7天）

孕早期的关键营养素

叶酸	作用	预防胎宝宝神经管畸形
	每日需求量	孕妈对叶酸的需求量为每日 0.4~1 毫克
	补充方法	可通过口服叶酸制剂（如“斯利安”叶酸片）或摄入富含叶酸的食物（参考第 4 天内容）来补充叶酸
维生素 A	作用	有利于胎宝宝皮肤、胃肠道和肺部的健康
	每日需求量	孕妈对维生素 A 的需求量为每日 0.8 毫克
	补充方法	可通过食用动物肝脏、鱼肝油、鱼子、牛奶、奶油、禽蛋、芒果、柿子、杏、黄绿色蔬菜等补充
维生素 B_6	作用	帮助胎宝宝中枢神经系统发育；缓解妊娠呕吐
	每日需求量	孕妈对维生素 B_6 的需求量为每日 1.9 毫克
	补充方法	可通过食用大米、糙米、燕麦、酵母粉、麦芽糖、蛋黄、鸡肉、鱼类、动物肝脏等补充
维生素 C	作用	增强机体抗病能力，减轻牙龈出血症状
	每日需求量	孕妈对维生素 C 的需求量为每日 100 毫克
	补充方法	可通过食用番茄、青椒、黄瓜、菜花、油菜、萝卜、大枣、草莓、柑橘、苹果、猕猴桃等补充
镁	作用	怀孕前 3 个月镁的摄入量关系到新生儿的身高、体重和头围大小
	每日需求量	孕妈对镁的需求量为每日 300~350 毫克
	补充方法	可通过食用紫菜、海米、小米、玉米、豆类、豆腐、辣椒、蘑菇、核桃、花生、芝麻、杏仁、香蕉等补充

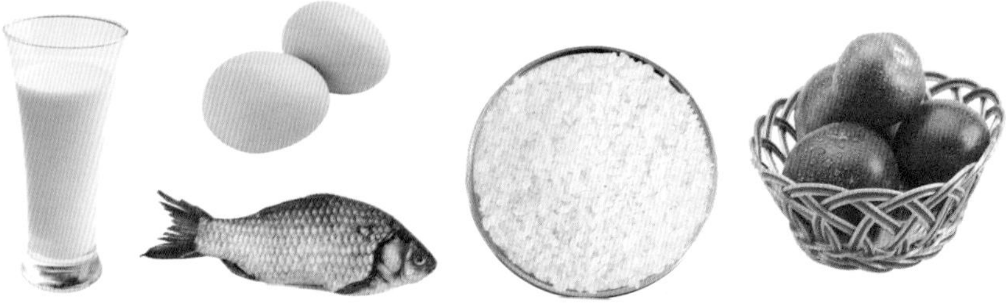

第 36 天

（第 6 周第 1 天）

小胚胎像个蜷缩的 C 字

看胎宝宝正在发生哪些变化

怀孕进入第 6 周了，小胚胎漂浮在你充满羊水的子宫中，快速又快乐地成长着。它把身体蜷缩成一个“C”字，好像在问你：“妈妈，你认识这个字母吗？”

这一周，小胚胎又瞒着你悄悄地发生了变化：眼睛具备了雏形，鼻孔也偷偷冒出来了。看见头部两侧凹陷下去的地方了吗？那可是要变成胎宝宝的耳朵呢，想不到吧。头部下方还有一些难看的小褶皱，不要小瞧了它们，它们会变成脖子和下颌呢。等等，小胚胎的中部和下部怎么还发出了 4 个小芽呢？呵呵，听它们在偷偷笑你：“我们是手臂和腿的雏形呀！”

神经管在发育过程中总是争先恐后，它已经连接了大脑和脊髓。消化道和血管系统也不甘示弱，开始慢慢形成了。本周小胚胎发育的主角——心脏也粉墨登场了。虽然现在只有一个心室，但是它可一点都没偷懒，已经开始有规律地搏动了，可惜你现在还听不到。

本周要事提醒

1 你的身体开始发生变化，已经有了怀孕的症状。要注意调整身心，避免不良情绪进一步恶化成孕期抑郁症。

2 现在开始要定下产检和分娩的医院，然后就可以开始定期做产检了。

3 不要再去远途旅行或者进行剧烈的体育活动了，因为劳累和过量运动都有可能导致流产的发生。

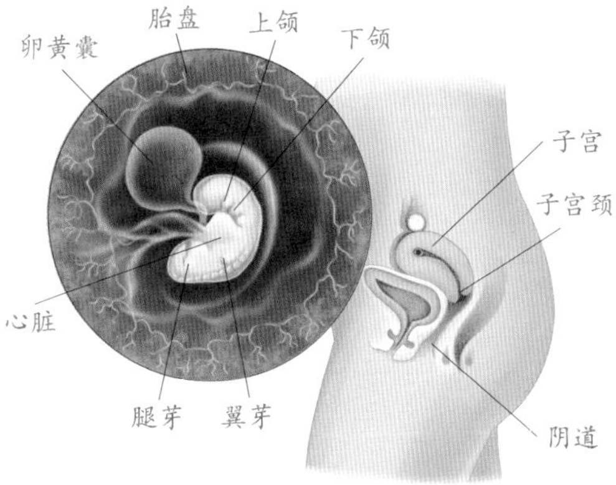

蜷缩的“C”字中部，心脏开始发育。

1个月
第1周 第2周 第3周 第4周
2个月
第5周 ▶第6周 第7周 第8周
3个月
第9周 第10周 第11周 第12周
4个月
第13周 第14周 第15周 第16周
5个月
第17周 第18周 第19周 第20周
6个月
第21周 第22周 第23周 第24周
7个月
第25周 第26周 第27周 第28周
8个月
第29周 第30周 第31周 第32周
9个月
第33周 第34周 第35周 第36周
10个月
第37周 第38周 第39周 第40周

第37天

（第6周第2天）

跟老板汇报孕事的小窍门

寻找合适的时机

将你怀孕的消息告诉老板，首先要选个合适的时间。不要拿着自己的检查报告径直走进他（她）的办公室，这样会显得很突然；也不要在吃饭或聊天时漫不经心地透露出来，这样又会太随意，因为如果你自己都不把怀孕的事当回事，那么老板是绝对不会重视的。

最好的时机是在一项或一个阶段的工作圆满完成之后告诉他（她），表明你的工作并没有因为怀孕而受到影响，这样在和老板谈话时，才更有说服力，不至于使自己的立场很被动。

选择合适的方式

你首先要做的是提前跟老板约个日子，在那一天和他（她）进行一次长谈。因为你要做妈妈的消息虽然是一件值得庆贺的事情，但对你的老板来说，这就意味着不得不改变工作安排和许多长期计划，你要给他一个接受和充分考虑实际情况的时间，这对双方都有好处。

谈话时，要尽量表现得诚恳和谦虚，向老板表明接下来的一段时间你由于身体原因，在工作中可能出现的一些困难，或者需要受到一定的照顾（如不加班、能够按时进行产检等），但不要过分强势，暂时不要急于谈论孕产期的工资待遇，这样会让老板觉得你是在拿自己怀孕的事来对他（她）进行要挟。不要站在对立的立场上和老板进行理论，因为法律毕竟是关系无法调解时才采用的“下策”，如果你的老板很通情达理，你们也能进行和平的沟通，那就没必要一开始就把关系弄僵。

换位思考

在进行谈话前要站在老板的立场上多想一想。你的怀孕是否会影响到某些重要的工作计划？你最近的工作中是否有不专心或失误的情况出现？然后在谈话中流露出你为公司和老板考虑的意思。如果你的老板感觉得到，那么相信他（她）不会为难你。当然你一定要向他（她）说明，你依然会在工作中尽职尽责。

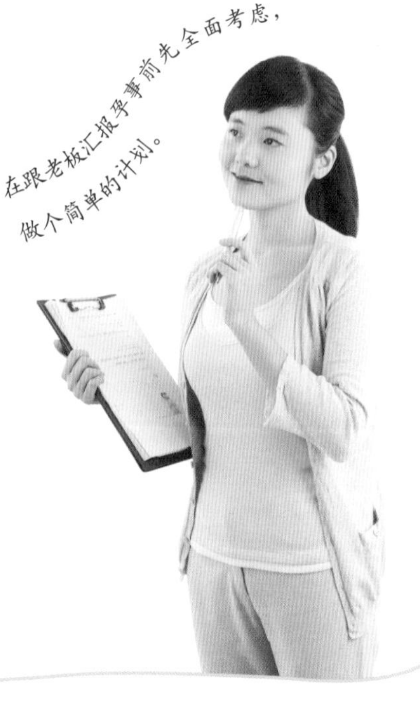
在跟老板汇报孕事前先全面考虑，
做个简单的计划。

第38天

（第6周第3天）

防辐射服被质疑，怎样避免辐射

怀孕后，你会变得更为谨慎，生怕生活中的辐射源会影响到腹中的胎宝宝，而防辐射服的防辐射功能一直颇具争议，因此，面对防辐射这个问题，你可能苦恼不已。

不管是工作还是生活，电脑、手机、电磁炉、微波炉……你置身在一个处处都有辐射的环境中。需要放轻松的是，少量的辐射对人体并不会造成危害，所以孕妈妈也不用太过担忧，因为至今还没有研究证明电脑、手机的辐射会对胎宝宝产生实质性的影响。

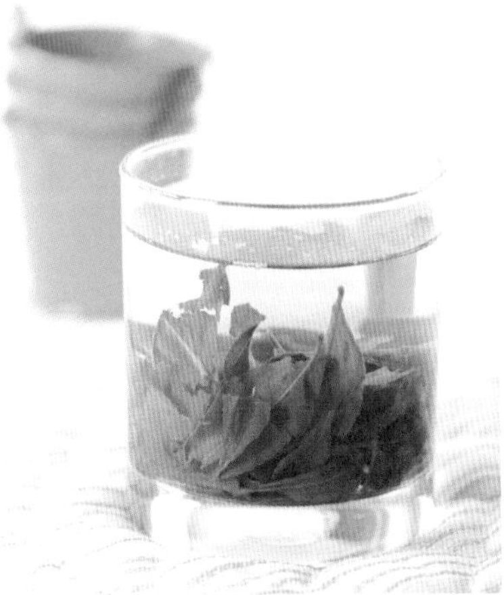

对着电脑的孕妈妈每天可以喝2~3杯淡绿茶防止辐射。

“电脑族”孕妈妈怎样保护胎宝宝

很多孕妈妈都必须面对电脑去处理一些工作上的事务。这时候，怎样能让电脑的影响更小一点特别重要。

1. 时刻提醒自己和电脑保持距离，电磁辐射是随着距离的递增而逐渐衰减的，就是说离开的距离越远，受到的影响越小，所以孕妈妈在用电脑的时候，让自己的身体尽量远离电脑，能保持在半米以上最好。可以把屏幕和主机都往后推，让自己的双手伸直，方便操作键盘即可。

2. 使用电脑的时间要控制，电磁辐射对人体的损害随着作用时间延长而增加，作用时间越长，损害越大。孕妈妈操作电脑的时间每周不应超过20小时，另外，在电脑前呆1~2小时之后最好能站起来走走。

3. 电脑周围不要放置太多金属物品，避免电磁波的反射，同时可以摆放一些绿色植物，如仙人掌等，可以帮助吸收掉部分辐射。另外，适当将电脑屏幕调暗些，亮度越小，电磁辐射越小，但是要考虑到眼睛的接受程度，以不疲劳为宜。

4. 电脑族孕妈妈可以每天喝2~3杯淡绿茶，绿茶有降低辐射危害的作用；橘子也有类似的效果，可以每天上午吃1个。

一句话提醒

北京、上海等大城市的孕妈妈在上班的时候，如果选用地铁作为交通方式，还会面临X射线安检，孕妈妈可以绕行安检仪器，向工作人员说明已经怀孕，并打开包配合工作人员检查。

第39天

（第6周第4天）

辐射最强的家电排行榜

辐射强度NO.1 电磁炉

孕期最好不要使用电磁炉。如果要用，则要同时使用电磁炉专用的铁或钢制锅具，因为这类材料的能量转换率高，电磁外泄相对较少，或使用能够盖住整个炉面的大锅，以阻隔电磁波发出的能量。用完之后要及时切断电源，然后再把锅拿开。

辐射强度NO.2 手机

手机在拨出但还未接通时辐射最强，此时要使它远离你的身体。接听手机时尽量佩戴耳机并且长话短说。建议你在孕早期不要使用手机，改用小灵通或者固定电话。

辐射强度NO.3 电脑

电脑辐射最强的部位是键盘，其次是鼠标、屏幕和主机。如果你在工作中必须使用电脑，则要使身体与屏幕保持30厘米以上的距离，还要避免在其他的电脑背面作业。用完之后最好洗洗脸，去除吸附在皮肤上的电磁辐射颗粒。

辐射强度NO.4 复印机

你在工作中也许会用到复印机，它也是电磁辐射的“大户”呢。使用时身体不要贴着复印机，至少要保持30厘米以上的距离。

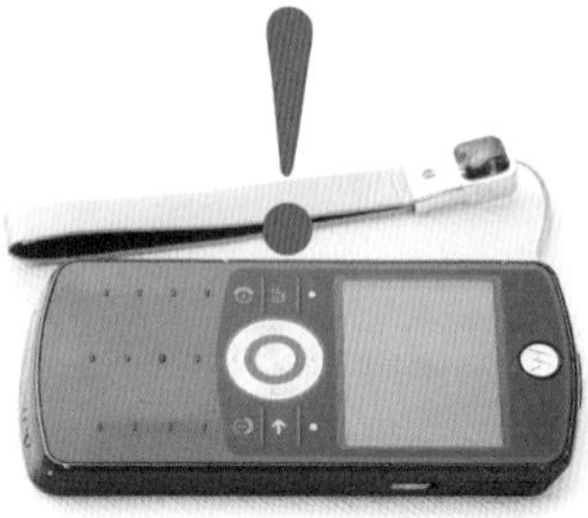

建议你孕早期少用手机，避免辐射伤害。

辐射强度NO.5 电吹风

电吹风在运作时产生的辐射量非常大，尤其是在开启和关闭的瞬间，且功率越高辐射也越大，为保险起见，还是不要用了。洗完头后，你可以使用其他的干发方法，如尽量将头发擦干，然后再用干毛巾将头发包起来，这样既可以加速头发变干，又可防止受凉。

辐射强度NO.6 电视机

电视机的背面辐射较强，尽量不要朝向有人的地方。不要关灯看电视，与电视机距离不要低于2米，且连续看电视不要超过2小时。

辐射强度NO.7 微波炉

质量好的微波炉只有在门缝周围有少量的电磁辐射，30厘米以外就基本检测不到了。

第40天

（第6周第5天）

洗澡、泡脚，水温低于38℃

水温低于38℃的秘密

在怀孕前3个月，身体温度持续超过39℃以上，很容易造成发育中胎儿脊髓缺损，在怀孕第1个月，这种伤害的发生机会明显增高，所以水温应该尽量控制在38℃以下。

其实，人体能接受的水温，一般都在39℃以下，而且，只要你不在39℃的水中逗留超过15分钟，体温就不会升到对身体有害的程度。所以，泡过热水澡的孕妈也不必过于担心。

孕妈舒服洗澡有讲究

时机：饭前饭后1小时内不要洗澡。空腹洗澡易诱发低血糖而虚脱昏倒；饱餐后洗澡，皮肤血管扩张，血液过多流向体表，影响消化，甚至引起晕厥。

时限：每次洗澡时间不要超过15分钟，因为浴室通风不良，空气混浊且湿度大，很容易出现头昏、胸闷等缺氧症状。

方式：比起盆浴来，淋浴更适合你。因为你的阴道及子宫很容易受到细菌的感染，而盆浴时下半身浸泡在水中，水里的细菌极易进入阴道或宫颈，从而引发炎症。另外，由于你的身体比较笨重，洗澡时可以坐下来或者在浴室里铺上防滑垫，以免滑倒摔伤。

双脚也要细心呵护

时间：泡脚的时间控制在20分钟左右为宜，否则容易使血液循环过快，出现头晕、心慌、胸闷等不适。

方式：脚底的穴位较多，有一些穴位可能会引起宫缩反应，所以，在不懂的情况下，别轻易按摩脚底穴位。泡完脚后用毛巾将脚上的水分轻轻压干，然后涂上润肤乳，并轻轻按摩以促进吸收。

特别注意：如果你患有脚气，平时可以用温水适当泡脚，但当病情十分严重（如起泡）时，就不宜用热水长时间泡脚了，否则很容易造成伤口感染。另外，泡脚的盆一定专盆专用，不要和洗衣服（尤其是内衣）的盆混用。

泡脚时，水温不要太高，时间不要过长。

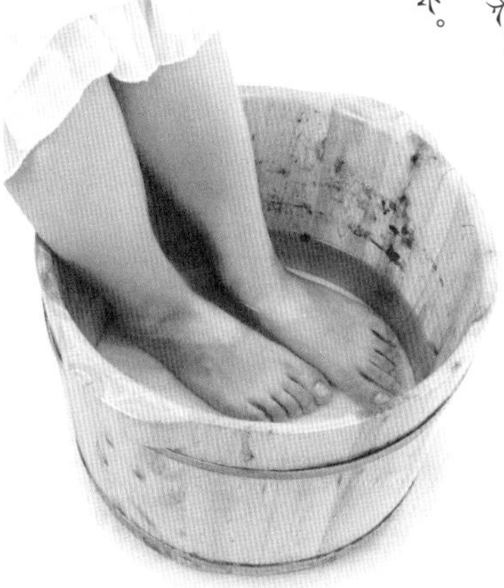

第41天

（第6周第6天）

准备去医院建档吧

怀孕档案是孕期的跟踪记录

建档（也叫建大卡）就是在医院建立怀孕档案，此后你的每次产检都会详细地记录在案，主要是为了能够更全面地了解你的身体状况和胎宝宝的发育情况，以便更好地应对孕期发生的状况。临产时医生会根据档案中的记录和你的身体状况来决定是顺产还是剖宫产，万一有特殊情况也可以在短时间内做出准确的判断。

你选择在哪家医院生产，就在哪家医院建立档案，最好不要中途转院，以确保信息的全面性和连续性。

掌握好建档时间

建档一般是在怀孕3~4个月时进行，建档的同时就要进行第一次大产检。另外，建档之前要办理好准生证（生育服务证）。你需要提前了解相关情况，配合自己的时间按部就班地办理准生证和建立档案，以免到时理不清头绪，出现慌乱失措的情况。

建档需带的证件

一般需要带上身份证，参加医疗保险的要带上医保卡，有些医院还要求带准生证。当然，各地医院的规定可能不尽相同，你去之前最好打电话咨询清楚，避免因漏带证件而来回奔波的麻烦。另外，不要忘记带钱，地区和医院的级别不同收费也会不同，一般情况下，带1000元左右就足够了。

建档需做的检查

建档时的检查项目包括身高、体重、血压、宫高、腹围、胎方位、胎心、尿常规、血常规、心电图等，以了解胎宝宝的发育情况。如果各项检查的结果都合格，医院就会为你建档了。

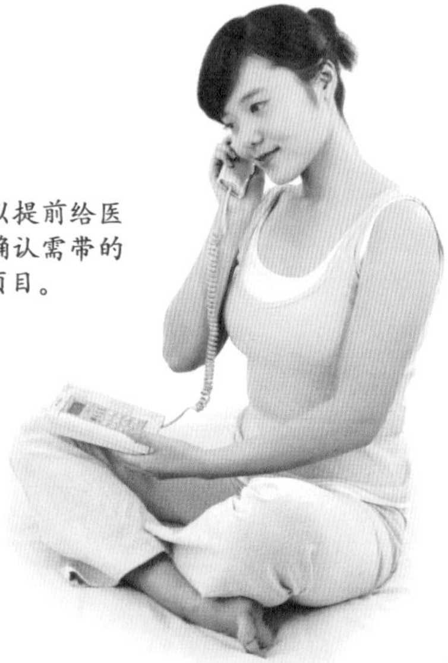

建档之前可以提前给医院打电话，确认需带的证件和检查项目。

一句话提醒

如果你在建大卡之前（孕4月之前）去社区医院建过小卡，那么在去大医院建大卡时，就要带上小卡。

第42天

（第6周第7天）

保护好自己，避免流产

这种情况叫流产（自然流产）

怀孕不足28周，胎儿体重不足1000克就终止妊娠者，叫流产。流产发生在孕12周以前的，叫早期流产；发生在12周至不足28周的叫晚期流产。

导致流产的原因很多，遗传基因缺陷、孕妇本身有疾病、不良生活习惯、有害的环境等，都可能导致流产。

流产危险信号

流产的主要症状是阴道流血和腹痛。早期流产阴道出血往往出现在腹痛之前；而晚期流产则是先有阵发性下腹疼痛，然后出现阴道流血。

先兆流产该如何休养

流产有一个过程，如果出血很少，也没有胚胎组织从阴道内掉出来，小肚子疼和腰酸很轻微，就叫先兆流产。

如果出现了先兆流产，一定要保证卧床休息。如果出血很快就停止了，肚子也不疼了，还需要再休息一个星期左右的时间，然后一定要到医院去检查。如果经医生检查后，确定胎宝宝在宫内继续生长发育，就可以继续保胎治疗。如果经医生检查胚胎已停止发育了，那就没有必要保胎了。因为，少数情况下，死胎还可以产生一种物质，被母体吸收后，会引起母体凝血功能障碍，造成出血不止。

如发生先兆流产，医生建议需绝对卧床休息的，则应遵医嘱绝对卧床休息，即除了上卫生间，最好其他时间都躺在床上不动。

一句话提醒

流产会对你的身体造成不同程度的伤害，所以，流产之后不要急着再怀孕，好好休养至少半年时间，再重新计划怀孕吧。

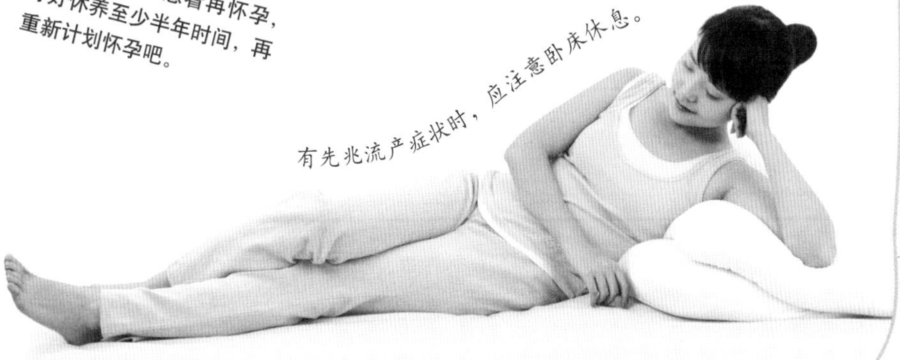

有先兆流产症状时，应注意卧床休息。

第43天

（第7周第1天）

已经是颗4克重的“小豆子”了

看胎宝宝正在发生哪些变化

小胚胎长得真快呀，几天时间内已经长成一个体重约4克的“小豆子”了。头部还是出奇地大，搭在胸部上，调皮地把自己缩成了一个“逗号”。

虽然现在小胚胎还是不太好看，但它还是在很认真地为自己“描眉画眼”。这不，它在头部两侧画了两个小黑点，不懂了吧，这可是眼睛呢，只不过还被皮肤盖着，距离也稍微有点远。嘴唇的形状也慢慢出现了，过一段时间就会叫“妈妈”了。还记得上周刚“发芽”的胳膊和腿吗？它们已经长大很多了，末端出现的分裂也在为变成手指和脚趾做准备。

心脏仍然在头部下方的隆起处卖力地工作着，不过已经划分出左心房和右心室了，速度很快吧。神经系统仍然占据了领先位置，大体轮廓已经接近完成了。主要血管已经形成，已经有血液在其中忙碌地“奔跑”了。整个身体的“指挥官”——大脑后来者居上，迅速发育出前脑、中脑和后脑3个部分，它可是决定宝宝聪明与否的重要角色。两肺、两肾、肠、肝及内生殖器官也陆续“搬”来了。哇，一下子来了这么多新“邻居”，小胚胎的身体里变得好热闹。

本周要事提醒

1 此时你的阴道分泌物逐渐增多，因此要注意阴部的卫生，避免细菌感染。

2 避免做过重的家务，如搬重物、登高、洗大件衣物等，还要尽量避开厨房的油烟和各类家电的辐射。

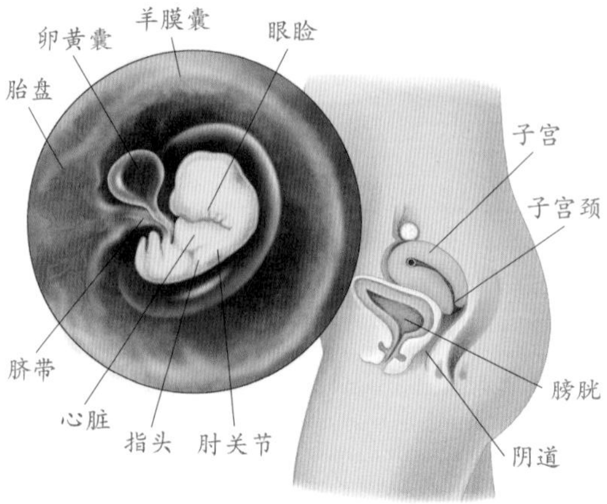

胚胎长成了一颗4克重的“小豆子”。

第44天

（第7周第2天）

孕吐不停，怎样止吐

生活细节注点意

1. 心理压力大、紧张或休息不好都会使孕吐加重。因此，要缓解孕吐，前提是保持愉快的心情，充分休息。

2. 如果有些食物或日用品的味道，甚至某种声音使你恶心、呕吐，那就尽量避开它们。

3. 少用电视或电脑，因为它们的频闪会加重孕吐。

4. 准备点饼干、烤面包、馒头干等小零食，时不时吃点，不要饿着，因为空腹是最容易引起恶心的。

5. 经常到户外散散步，注意力被转移，孕吐也就不会那么严重了。

食疗止吐偏方

方一：取生姜2片，用开水浸泡5~10分钟，取出姜片，加入红糖或蜂蜜调匀后饮用。

方二：糯米250克，生姜汁3匙，一同炒至糯米爆破，然后磨成粉末。每次1~2匙，用开水冲服，一日3次。

方三：鲤鱼250克，去除鳞、腮、内脏，洗净；砂仁6克，捣碎；生姜15克，洗净切片。将砂仁和姜片放入鱼腹内炖熟，然后一同食用。

孕吐的心理疗法

孕妈要学会调试心情，消除对孕吐的心理顾虑，保持轻松愉快的心情，对自己和胎宝宝都要加强信心，这样会更好、更

红糖姜水是一味效果不错的止吐小偏方。

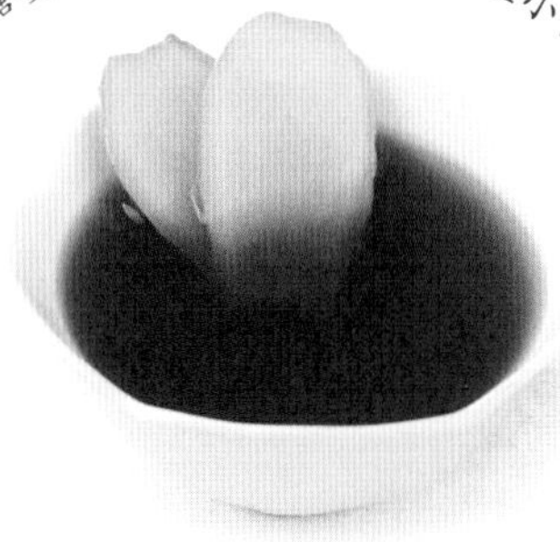

快地度过孕吐反应期。建议孕妈平时多看一些孕产知识的相关书籍，充分了解孕期的身体反应，解除思想负担。

孕吐的运动疗法

适当的轻量运动，如散步、孕妇操等，不仅可以锻炼身体，改善心情，还能减轻早孕反应。所以，孕吐期间的孕妈千万不要因为身体不适就拒绝一切运动，整天卧床休息，那样只会让心情变得更烦闷，身体也更倦怠，食欲也会变得更差。

一句话提醒

按压某些穴位也有止吐效果，但鉴于孕妈身体的特殊性，还是不要自行乱按（尤其是足部），最好能够先向有经验的中医或针灸按摩师咨询再按照正确的方法按摩。

第45天

（第7周第3天）

准爸下厨：清淡开胃爱心菜

柠檬鱼片

原材料：柠檬1个，鱼肉150克（去皮、骨），姜2片。

调味料：盐、料酒各少许。

做法：

1.将鱼肉洗净，切成片，用盐涂抹均匀，加入料酒、姜片腌制10分钟左右；柠檬洗净，切成两半，一半切片，另一半放到榨汁机中榨汁备用。

2.将鱼肉片放到烤箱里烤10分钟左右（没有烤箱的也可以用蒸锅蒸）。

3.在烤好（蒸好）的鱼片上淋上柠檬汁，摆上柠檬片即可。

柠檬味道极酸，具有安胎止呕的作用。如果你在怀孕早期孕吐严重，那么柠檬是不可多得的止吐食物。

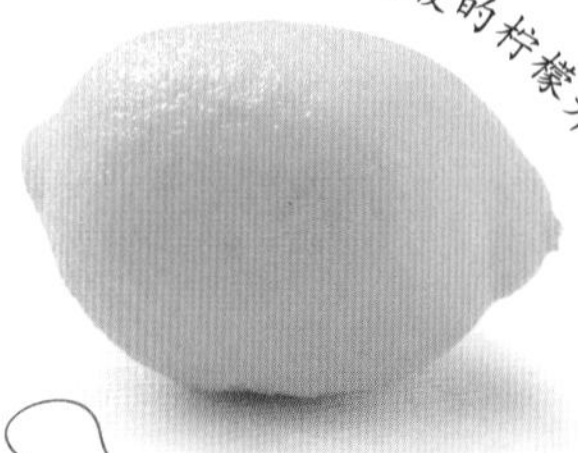

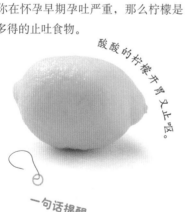

酸酸的柠檬开胃又止呕。

一句话提醒

高糖、高脂肪都是你孕吐期间的饮食大忌，因此你要叮嘱老公，做饭一定要清淡，少放油，同时脂肪含量高的肉类也要少吃。

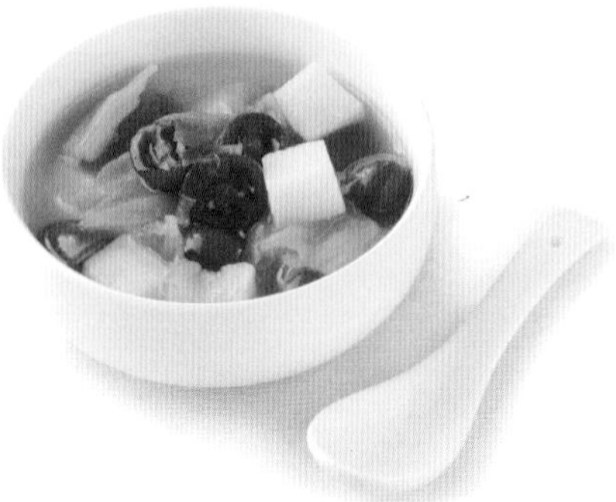

胃口不佳时，来一碗鲜酸爽口的番茄土豆牛肉汤吧。

番茄土豆牛肉汤

原材料：番茄50克，土豆150克，卷心菜50克，牛肉高汤适量，葱末、姜末各少许。

调味料：盐适量，香油少许。

做法：

1.土豆洗净去皮，切成小丁；卷心菜洗净，切成小片；番茄洗净，用开水烫一下，切成小块。

2.汤锅置火上，倒入牛肉高汤，加入葱末、姜末、土豆丁、卷心菜，烧开后除去浮沫，倒入番茄块，再煮10分钟，加入盐调味，至土豆酥烂，关火，淋上香油即可。

番茄、土豆和卷心菜含有丰富的蛋白质、B族维生素和维生素C等营养元素，加上营养丰富的牛肉汤，味道甘酸鲜香，定能让你胃口大开。

第46天

（第7周第4天）

孕早期能做哪些运动

孕早期的运动特点是慢

孕早期，胚胎刚刚植入到宫腔中，胎盘尚未完全形成，胎宝宝与你的连接还不稳定，比较容易发生流产。这时候你应该多休息，避免剧烈运动，但并不是说一点都不能动了，适当的有氧运动还是比较适合孕早期的你的。

散步是孕早期最好的运动

散步可以放松心情，而且胎宝宝可以得到适度的晃动，有利于神经发育，是最好的胎教。在环境优美、空气新鲜的地方散步,还可以让你呼吸好空气、有个好心情。

征得医生许可后可以游泳

游泳是有氧运动的代表，水的浮力能够减轻身体负担，缓解或消除孕期常有的腰背痛症状，并促进骨盆内血液回流，消除瘀血现象，有利于减少便秘、痔疮、四肢水肿和静脉曲张等问题的发生。但游泳的不确定因素较多，危险性较高，建议不会游泳或孕前很少游泳的孕妈不要轻易尝试。

做做孕妇操

做孕妇操可以增强肌肉的弹性和关节的柔韧性，对自然分娩很有好处。做孕妇操的节奏一定要慢，不可做跳跃动作。

准备工作要做好

1. 穿着宽松、便于运动的衣服和舒适合脚的平底鞋。

2. 注意保暖，尤其是在秋冬季节，戴好帽子、围巾、手套等，避免着凉。

3. 注意随时补充水分，避免水分流失。

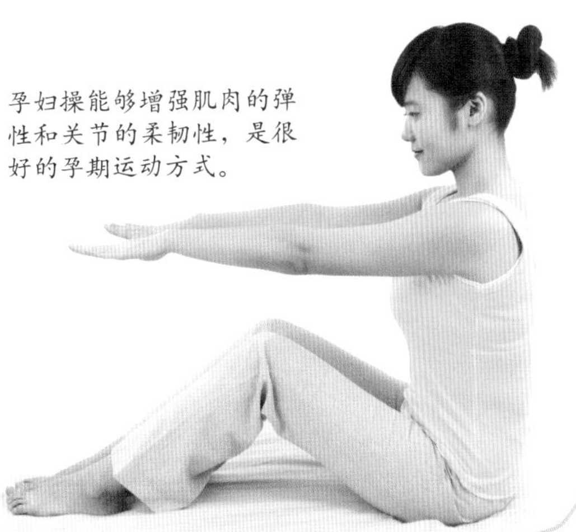

孕妇操能够增强肌肉的弹性和关节的柔韧性，是很好的孕期运动方式。

一句话提醒

需要瞬间暴发力的运动，如羽毛球、乒乓球、网球、高尔夫球等会对腹部产生压力，是绝对禁止的。也不要骑自行车，因为骑车时腿部用力大，容易引起流产。

第47天

（第7周第5天）

散步方法错误，也会有危险

关注你的鞋子

在散步前你要选择一双合适的鞋，最好是弹性好、弯曲度高、柔软舒适的运动鞋，比如有支撑功能的运动鞋，这类鞋专门针对运动设计，符合人体力学原理，可以让你走起来更轻松，也会更好地保护你的双脚。鞋跟不能太高，一般2~3厘米为好，否则会压迫双足和脊椎，加剧腰酸背痛。鞋底太硬则无法化解地面对脚部的反作用力，对脚部造成伤害，加重水肿。

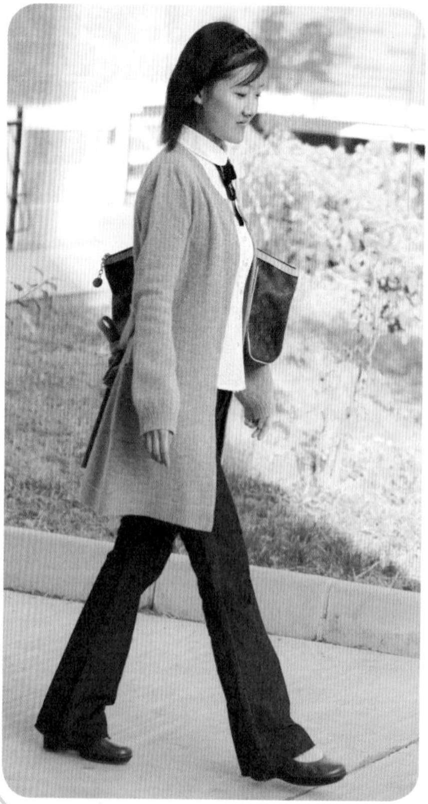

在清新宁静的环境中散步，会让你身心愉悦。

尽量找个清静、清新的环境

闹市区、集市或交通要道人多车杂，噪声大、空气污浊，如果在这些地方散步，不仅起不到应有的作用，反而会有损你和胎宝宝的健康。

最好能够选择空气清新、环境安静的地方散步，如花草茂盛、绿树成荫的公园或小区的人行道，尘土和噪声少，会让你感到身心愉悦。另外，选取的道路一定要平坦，在不平坦或有很多砂石的路面上行走，很容易失去重心或被绊倒，造成危险。

一次散步20分钟就好

散步时急急匆匆会使你的心跳加快，不利于平复情绪，而且走得太快，在遇到一些突发事件时，就来不及反应，容易出现意外。比如遇到一块石头，但由于你走得太快，没有时间去躲避，就很容易被绊倒。

一次走太长的时间也会使你的身体感到劳累，你可以将散步运动在一天中分2~3次进行，每次10~20分钟，这样既不过分劳累，又充分锻炼了身体。

一句话提醒

一般情况下，城市里下午4~7时空气污染相对严重，外出散步的你最好避开这段时间。

第48天

（第7周第6天）

善用音乐来平复焦虑情绪

孕早期由于内分泌的变化，你可能经常会感觉到焦虑，而音乐是对抗焦虑的好帮手。

孕期听音乐的好处

音乐不但能够让人的肌肉松弛，也可以使人的精神放松，心情变得愉悦、平和，压力得以释放。研究表明，每天听30分钟轻松愉快的音乐，能够使孕期紧张、焦虑的情绪得到有效的缓解，使心境变得美好，并将这种信息传递给胎儿，让胎儿能够健康生长。

怎么听

在听音乐时可以根据其所表达的情境来想象，如晴空万里的蓝天、清澈见底的溪流、苍翠欲滴的松柏，宁静的月光下，年轻的母亲哼着摇篮曲哄小宝宝睡觉。这不但能舒缓孕妈妈的情绪，对胎儿也是一种很好的胎教。

有些孕妈妈在听音乐时，希望宝宝也能听到，因而把收音机、音箱贴在肚皮上给宝宝听，这种做法是不妥的，会损害胎儿的听力，收音机、音箱要放在距离孕妈妈1米外的地方，音量也不能太大，调到总音量的1/4处就可以了。而且音乐胎教的宗旨是要让音乐来唤起孕妈妈的美好情感，从而将这种情绪传达给胎儿，对胎儿造成积极的影响，而不是一定要让胎儿听到音乐声。

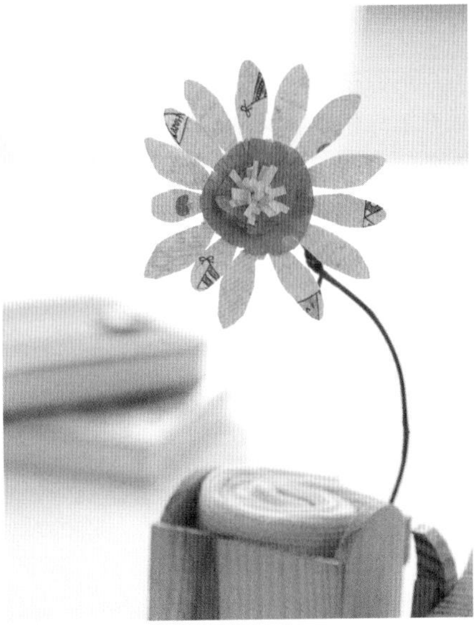

孕期听合适的音乐可以给你如花一般美好的心境。

适合孕妈妈听的音乐

1. 柔和平缓、带有诗情画意的音乐能够镇静情绪，如《春江花月夜》、《平沙落雁》。

2. 旋律欢快、优美的音乐，尤其是描写春天的曲子，能让人看到希望，感受到活力，解除忧郁，如《喜洋洋》、《春天来了》、《春之声圆舞曲》。

3. 清丽的抒情音乐能够消除疲劳，如《假日的海滩》、《锦上添花》、《水上音乐》。

4. 曲调激昂、引人向上的音乐具有振奋精神的作用，如《娱乐升平》、《步步高》、《金蛇狂舞》。

第49天

（第7周第7天）

学写妊娠日记

◆ 妊娠日记必不可少的内容

末次月经日期：医生可以根据末次月经日期计算你的预产期，并依此判断胎宝宝生长发育情况。

早孕反应：记录你早孕反应开始的日期和反应程度，进食情况以及医生治疗的情况等。

接受放射等有毒有害物质情况：各种放射线均对胎宝宝不利，你在孕期如果做过X线检查或接触过其他放射物质，应记录照射部位、剂量和时间。另外，如果在化学制剂污染严重的环境中工作，也应记录。

阴道流血：妊娠早期出现阴道流血，大多是先兆流产，也可能是异位妊娠等原因。如果你有类似的情况，应记录血色、血量及有无其他物质排出。

第一次胎动日期：胎动是判断胎宝宝生长发育良好与否的重要依据。你要记录首次出现胎动的日期和以后每天胎动的详细情况，包括发生时间、持续时间、两次胎动的间隔时间和胎动强度等。

体重：你要密切关注并记录自己的体重变化，供医生参考，并依此调节饮食和活动量。

性生活情况：在妊娠期早期和晚期是禁止性生活的，在孕中期性生活次数也不要过频。每次性生活应有记录。

产前检查情况：你要将每次产前检查的日期、项目和结果记录下来，如血压、尿蛋白、血红蛋白、有无水肿及宫底高度等。

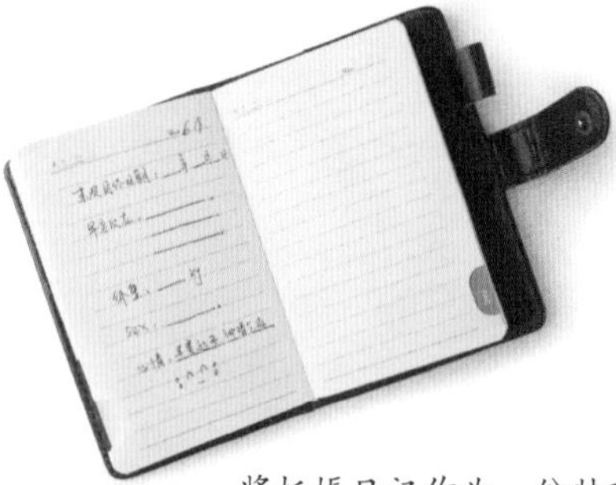

将妊娠日记作为一份特殊的见面礼送给未来的宝宝。

◆ 可记录的其他情况

你还可以记录孕期生活、工作和心理上的变化，内容可以是你认为非常重要的事情，也可以是家庭生活中的琐事，也可以和自己的小宝宝进行角色对话，总之随心所欲就好。

当然，写妊娠日记主要还是出于个人习惯和爱好，并不是非写不可。如果你平时没有写日记的习惯或嫌麻烦懒得去写，那大可不必强迫自己，如果因此给自己造成太大的精神压力和负担，影响到胎宝宝的发育，那可就得不偿失了。

一句话提醒

写日记时的心情应该是平和宁静的，你要把它当作经过一天的忙碌之后最好的放松方式。当然，如果你认为太麻烦也可以不写，不要因此给自己造成心理负担。

第50天

（第8周第1天）

每天能长1毫米个子呢

看胎宝宝正在发生哪些变化

怀孕第8周了，你对自己身体发生的一系列变化适应了吗？小胚胎可是很适应呢，瞧它的头臀长将达到14~20毫米，而且还会以每天1毫米的速度继续生长，一直持续到20周左右。

小胚胎的面部器官终于变得有点像模像样了。虽然“化妆”的手法还不是很熟练，但总归是把眼睑“画”出来了，不再是盖在两个小黑点上的一片皮肤。两个鼻孔虽然已经形成，但还不具备呼吸功能，所以还要“赋闲”一段时间。两侧颌骨联合起来形成了口腔，原始牙床正在奋力地寻找自己的位置，小舌头也在里边不动声色地探出了头。负责平衡和听力的内耳正在形成，它很着急地想要听到妈妈在说些什么呢。皮肤薄如蝉翼，血管清晰可见，这可是小胚胎炫耀的资本：我拥有美女们都想要的吹弹可破的肌肤哦！

大部分内脏器官从“新邻居”变成了“老街坊”，而且已经发育得初具规模。只有肠道有点“不合群”，因为很长，腹腔内没有足够的空间容纳，所以它只能生长在腹腔外，与脐带毗连。

本周要事提醒

这一时期要特别小心宫外孕、先兆流产等异常妊娠情况。

此时是孕吐最严重的一段时期，饮食中要适当增加食盐的摄取量，以防孕吐造成低钠现象。此外，为避免孕吐影响正常进食量，你可以在感觉稍好时吃一些营养健康且清淡可口的小零食，如牛奶、鸡蛋、饼干、水果等，不但可以补充体力，还能够维持营养的基本均衡。

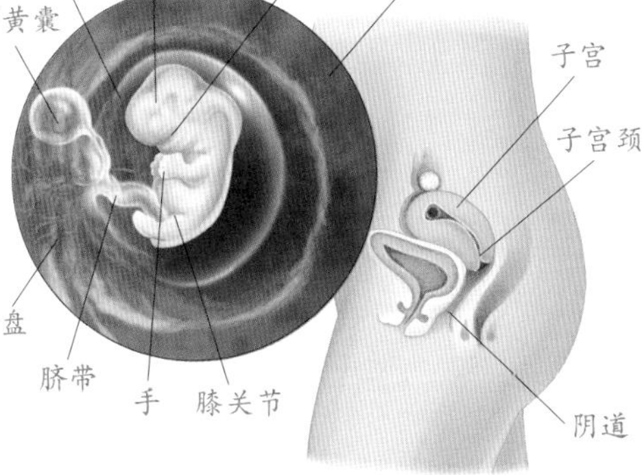

胚胎以每天1毫米的速度继续生长着。

第51天

（第8周第2天）

专为孕妈挑选的营养零食

孕妈的健康零食清单

谷类食物：谷物食品中含有大量的膳食纤维，既可以增加饱腹感，又可以促进肠道蠕动，清理肠道环境，缓解便秘。你可以在两餐间吃一些全麦面包、燕麦片等，作为加餐的基础。

新鲜水果：水果是你孕期必不可少的营养食品，它可以为你和胎宝宝补充多种维生素及膳食纤维。而且大部分水果都含有较多的水分和糖分，既解渴又充饥。

坚果：核桃仁、松子仁、杏仁、榛子、腰果等坚果含有你和胎宝宝所需的多种微量元素，能够迅速补充能量、消除疲劳，还有滋润头发和皮肤的作用。

牛奶和酸奶：牛奶和酸奶含有丰富的蛋白质、脂肪和钙质，作为你的正餐或者零食，都是不错的选择。

吃零食也要适可而止

吃零食虽然是你补充能量和营养的很好途径，但也不是多多益善。如果没有节制地吃零食，尤其是水果和坚果等含糖或脂肪较多的食物，不但会影响你正常进餐，还容易使体重增长过快，导致肥胖，从而引发各种妊娠疾病。

每天吃水果最好不要超过500克，而且不要在饭前半小时和饭后1小时内食用；坚果的进食量也不宜过多，每天吃2~3次，每次1小把即可；牛奶或酸奶，每天喝500毫升为宜，不要一次喝完，如果是袋装牛奶，早晨和晚上临睡前各喝1袋即可，如果是杯装酸奶，每天喝2~3杯。

零食吃得恰当，
对胎宝宝的发育也很有好处。

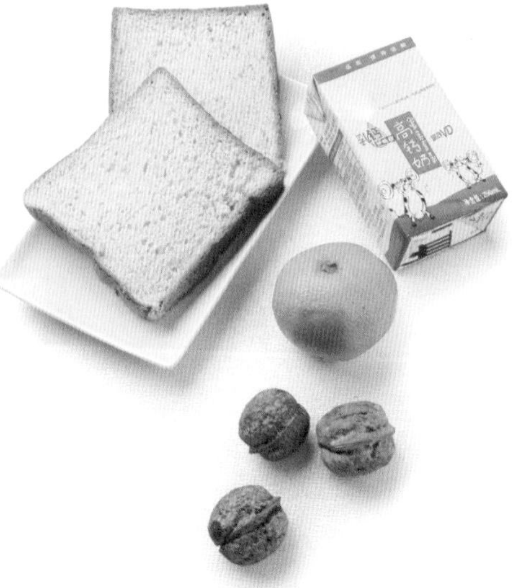

一句话提醒

零食是有益的补充，但不能替代正餐。吃零食的最佳时间是两餐之间，而不是餐前餐后的时间。消夜最好吃低热量、不胀肚的零食，以免影响睡眠质量。

第52天

（第8周第3天）

科学饮水，孕妈更轻松

有些水不能喝

没烧开的自来水：自来水没烧开时会产生一种叫“三羟基”的致癌物，不宜喝。

久沸或反复煮沸的水：这样的水中，亚硝酸根离子以及砷等强致癌物质的浓度很高，对你和胎宝宝的健康不利。

在热水瓶中贮存超过24小时的开水：其中会产生大量对身体有害的亚硝酸盐，不宜喝。

保温杯沏的茶水：长期喝这种茶水会引起消化系统和神经系统功能紊乱。

每天喝多少水合适

怀孕后，你就会担负起两个人的代谢任务，机体消耗增大，新陈代谢旺盛，容易出汗，排泄功能也加强了，这就需要相应补充更多的水分。你可以根据季节、气候及自己的年龄、体重和工作性质适量补水。一般来说，每天喝1600~2000毫升水（大约相当于3~4矿泉水瓶的量，包括果汁和汤）才能够满足你身体的需水量。

一句话提醒

不要等到口渴才喝水，口渴说明细胞脱水已经达到了一定程度，体内水分已经失衡，是缺水的结果而不是开始。

选对喝水时间

1. 早晨起床后喝1杯温开水，可以补充睡眠中流失的水分，还能降低血液浓度，并使血管扩张以促进血液循环。但孕吐时要少量多次饮水。

2. 日间活动或工作过程中，宜少量多次饮水，不要一次喝太多太猛，否则会使胃液中断，导致胃肠吸收能力减退，还会增加心脏和肾脏负担，使尿频现象加重。

3. 晚饭后2小时喝点水，睡觉前就不要再喝了，以免夜间上厕所影响睡眠。

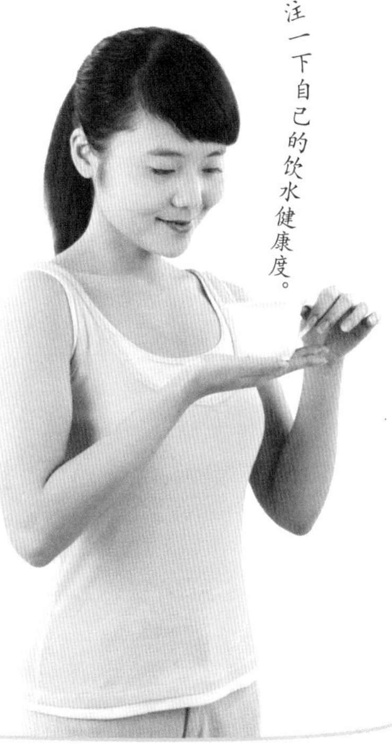

关注一下自己的饮水健康度。

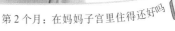

第53天

（第8周第4天）

强烈噪声会影响宝宝智商和听力

胎宝宝害怕噪声

胎宝宝的耳蜗和其他组织还未达到结构和功能上的成熟，听力系统非常敏感，极易受到损伤，如果长时间受高强度的噪声影响，有可能在出生前听力就已经受到损害。外界的噪声可通过腹壁传入子宫，胎宝宝的内耳受到噪声的刺激，易使大脑部分区域受损，严重的还会影响宝宝出生后的智力发育。

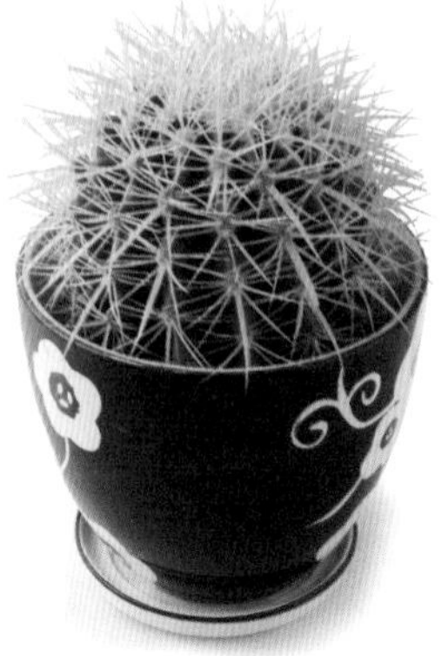

在室内养些植物，让它们来帮助吸收噪声。

噪声来源

交通噪声：汽车、火车和飞机等交通工具发出的声响很大，且非常嘈杂，是噪声污染比较严重的因素。

建筑噪声：装修房屋或建筑工地的各种声音也常会令人烦躁，但这种噪声是阶段性的，随着工程的结束就会消失。

生产噪声：工厂里机器运转的声音一般都比较大，长期在这样的环境中工作，对人的听力和神经带来的伤害是很大的。如果你从事的是经常接触噪声的工作，最好能和单位领导申请在这个特殊的时期给予一定的照顾，暂时换到远离噪声的环境中工作。

生活噪声：商场、饭店、KTV等场所的声音都属于生活噪声。

惹不起，躲得起

尽量少去商场、超市、饭店、菜市场、KTV等人多声杂的地方；过年时要同持续震耳的鞭炮声保持距离；看电视时也要将音量调小。

如果你居住在比较嘈杂的地段，就要检查居室门窗的密封性是否良好。塑钢中空玻璃窗的密封隔音效果比较好；同时还可以挂上质地比较厚的窗帘，这也可以消减一部分噪声。

各种家电的摆放不要过于集中，同时要错开使用时间，有故障的家电要及时修理。

可以在居室内摆放一些花草，因为植物具有一定的吸声作用。

一句话提醒

短时间接触强噪声一般不会对胎宝宝产生明显的影响，你不要因忧虑、担心而使自己过分紧张。

第54天
（第8周第5天）

异常妊娠要及早发现

宫外孕——受精卵安错了家

正常情况下，卵子在受精后会沿输卵管迁移到子宫腔，在子宫内膜上着床，开始生长发育。但是，由于各种原因，受精卵没有在子宫腔内着床，而是在其他地方停留下来，这就会造成宫外孕，医学术语称“异位妊娠”。发生宫外孕时，受精卵不但不能正常发育成胎儿，如发生破裂，会造成腹腔内大出血，危及孕妈的生命，因此要及早去医院检查。

宫外孕的症状：停经后6~8周，下腹部一侧出现隐痛或剧烈的撕裂样疼痛，常伴有恶心、呕吐，同时还有不规则的阴道出血，出血呈深褐色且量少，易被误认为是正常的月经。

宫外孕的原因：慢性输卵管炎、输卵管发育不良或畸形、子宫内膜异位症、输卵管结扎后再通、盆腔炎或盆腔内有异物、有宫外孕病史和多次人流手术等都是造成宫外孕的常见原因。

宫外孕的发生位置多见于输卵管，约占异位妊娠的90%，也可能发生在其他部位，如腹腔妊娠、阔韧带内妊娠、卵巢妊娠等。

葡萄胎——良性肿瘤

葡萄胎是一种妊娠期的良性肿瘤，是胚胎的滋养细胞绒毛水肿增大，形成大小不等的水泡，相连成串，像葡萄一样，故称葡萄胎。

葡萄胎的症状：停经后的6~8周不规则阴道流血，最初出血量少，为暗红色，后逐渐增多或继续出血。伴有阵发性下腹胀痛或钝痛，常发生于阴道流血前，也可伴有妊娠呕吐。在孕早期就有妊娠高血压综合征征象，如高血压、下肢水肿和尿中有白色絮状沉淀。在妊娠4个月左右，临近自行排出时可发生大出血，并可见到葡萄样组织。

葡萄胎的原因：年龄是导致葡萄胎发生的主要因素。一般情况下，年龄大于40岁和小于20岁的孕妈，发生葡萄胎的概率比较大。

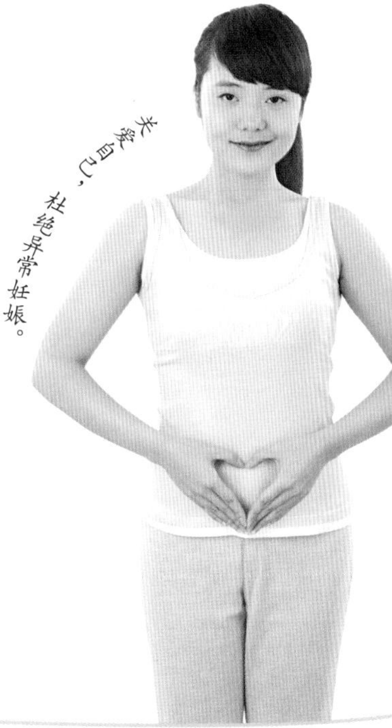

1个月 第1周 第2周 第3周 第4周
2个月 第5周 第6周 第7周 第8周◀
3个月 第9周 第10周 第11周 第12周
4个月 第13周 第14周 第15周 第16周
5个月 第17周 第18周 第19周 第20周
6个月 第21周 第22周 第23周 第24周
7个月 第25周 第26周 第27周 第28周
8个月 第29周 第30周 第31周 第32周
9个月 第33周 第34周 第35周 第36周
10个月 第37周 第38周 第39周 第40周

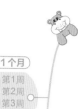

第55天

（第8周第6天）

胎宝宝最怕妈妈坏情绪

怀孕之后，女性体内的孕酮和雌激素分泌会发生变化。激素水平的重大变化可能会影响神经递质——大脑中控制情绪的化学物质。这种变化一般主要发生在怀孕早期以及在孕晚期分娩之前的那段时间。同时，在心理上，怀孕也将使你经历一个人生巨大的转折点，许多不可预知的事情也会让你变得容易紧张、焦虑，患得患失。面对这些情绪变化，你需要学会自我调节与放松，这样对胎儿和自身的健康都十分有益。

不良情绪的危害

孕妈妈的情绪不仅可以影响本人的食欲、睡眠、精力、体力等几个方面的状况，而且可以通过神经和体液的变化，影响胎宝宝的血液供给、胎宝宝的心率、胎宝宝的呼吸和胎动等许多方面。所以，如果你的情绪不佳，便可能对胎宝宝产生不利影响。

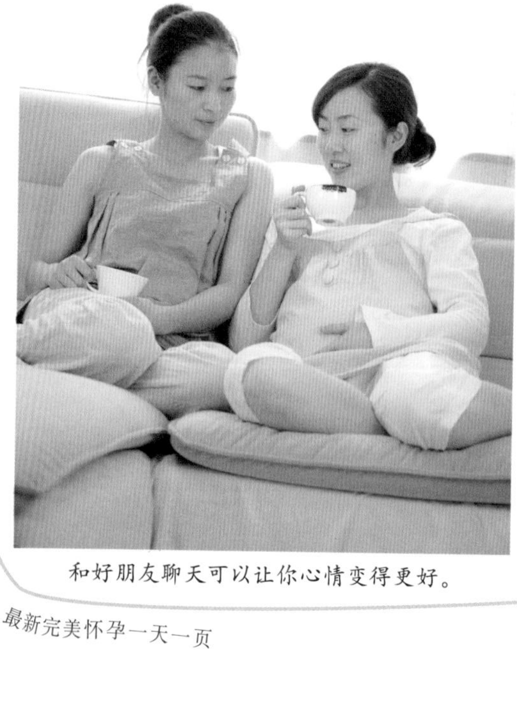
和好朋友聊天可以让你心情变得更好。

孕早期如果情绪过度紧张，可能导致胎宝宝发生兔唇；如受到惊吓、恐惧、忧伤、悲奋等严重刺激，或其他原因造成的精神过度紧张，会使胎宝宝大脑皮层与内脏之间不平衡，关系失调，引起胎宝宝循环紊乱，严重者可死亡。所以在平时你一定要注意情绪的调节。

情绪不好怎么办

多散散步，看一些轻松的书籍，听听舒缓的音乐等都可以帮助你缓解不良的情绪。

如果你感觉自己的情绪波动超出了一般正常的状况，那么，最好去看一下专业的心理医生。出现以下任何一种状况，最好及时寻求心理医生的帮助：

1. 经常性的焦虑和烦躁不安。
2. 夜间思维活跃难以入睡。
3. 觉得自己不能定时睡觉、定时吃饭。
4. 对任何事情都无法长时间地集中注意力。
5. 有短暂的记忆力衰退。

第56天

（第8周第7天）

办理准生证，一次就搞定

备齐所需证件

1. 你和准爸的户口本及复印件（需要复印户主页和本人页）。

2. 你和准爸的身份证及复印件（正反两面都要复印）。

3. 你和准爸的结婚证及复印件。

4. 你和准爸的近期免冠一寸照片各数张。

申请办理流程

第1步：在准爸户口所在地或人事档案存放单位填写申请表格，并开具准爸的《婚姻状况证明》，盖上居委会（村委会）和计生办的章。

需要准备：你和准爸各自的身份证、户口本、结婚证原件及复印件。

第2步：到你的户口所在地或人事档案存放单位开具你的《婚姻状况证明》和《流动人口生育证明（适用于你和准爸的户口不在一个城市的情况）》，盖上居委会（村委会）和计生办的公章。

需要准备：你和准爸各自的身份证、户口本、结婚证原件及复印件；你的一寸近照；两人结婚证照片。

第3步：到准爸户口所在地计生办领取《准生证》，并盖上居委会（村委会）、计生办和准爸档案所在处的公章。

需要准备：申请表格；你和准爸各自的身份证、户口本、结婚证原件及复印件；准爸的《婚姻状况证明》；你的《婚姻状况证明》和《流动人口生育证明》。

第4步：拿着领取到的《准生证》到你的户口所在地居委会（村委会）盖章。

需要准备：申请表格；你和准爸各自的身份证、户口本、结婚证原件及复印件；准爸的《婚姻状况证明》；你的《婚姻状况证明》和《流动人口生育证明》。

办理准生证时一定要带齐各种所需的证件。

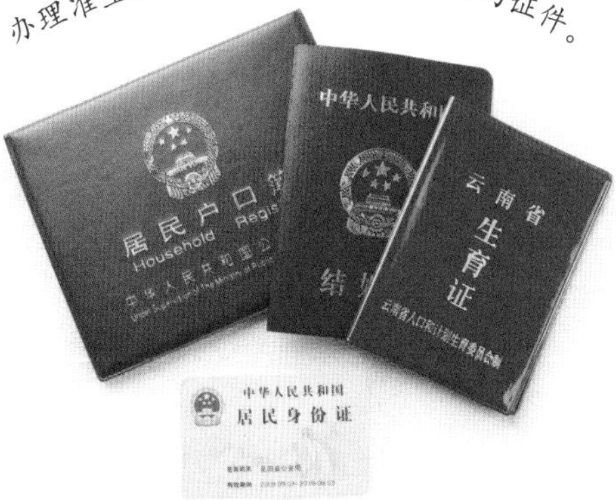

一句话提醒

由于各地对办理准生证的具体要求稍有差别，所以你在办理之前最好向当地居委会或计生办咨询清楚，根据要求做好相应准备。

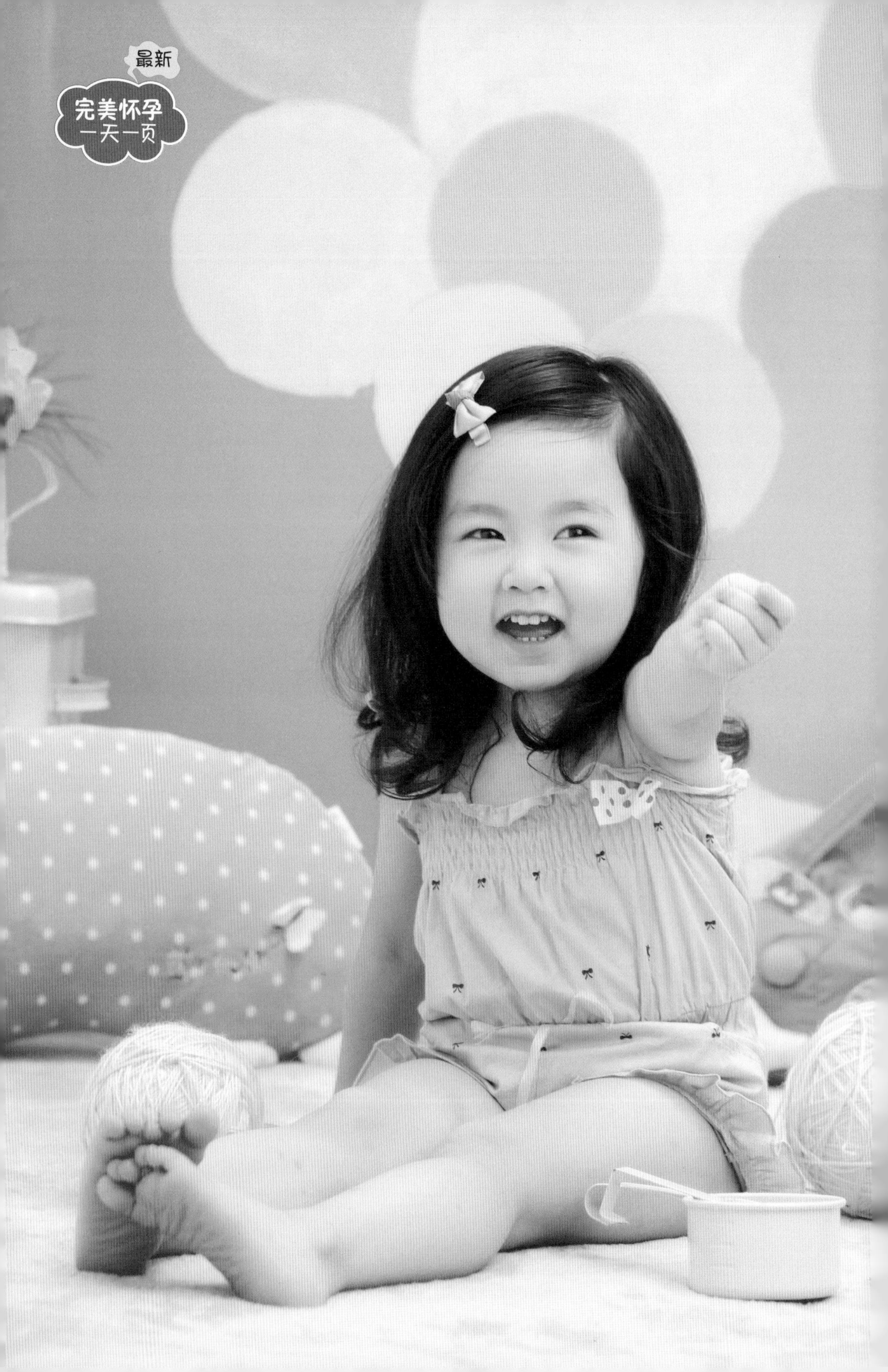
最新
完美怀孕
一天一页

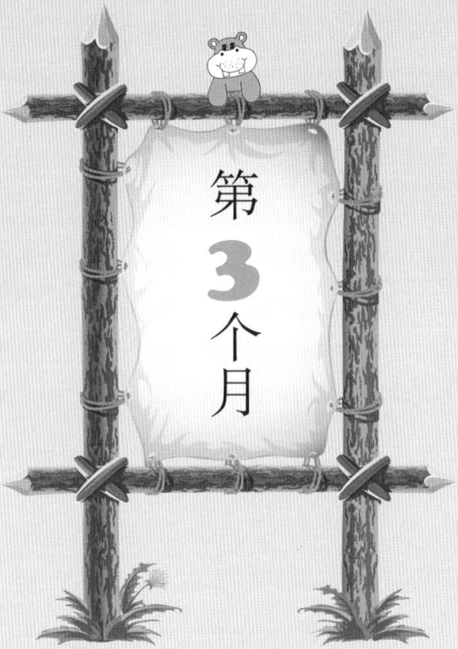

听，小心脏在跳动

“咚咚、咚咚……”听，这是你的小宝贝的心跳声，多么强壮有力！为他鼓掌吧，如此坚强的小生命！同时，也不要忘了奖励自己一下，因为正是有了你的保护、爱的包围，宝贝儿才能在温暖的“房子”里睡得这么香甜。

还在羡慕香车豪宅、名包贵饰吗？把它们远远抛在脑后吧，想想马上就会有一个可爱的“小天使”奶声奶气地叫自己“妈妈”，你会觉得即使是蜗居，也同样充满着无与伦比的生命的灵动。你怀疑自己被施了魔法吗？不，那是因为你是一个母亲……

第57天

（第9周第1天）

终于发育成“胎宝宝”了，可喜可贺

◆ 看胎宝宝正在发生哪些变化

恭喜恭喜，从本周开始，小胚胎正式升级为“胎宝宝”了。个子仍然长得很快，头臀长有22~30毫米了。不知你注意到没有，拖在胎宝宝小屁屁后的那条小尾巴不知何时悄悄不见了。虽然头还是很大，背部也稍微弯曲，但胎宝宝终于有点人样儿了。

上周“描画”出的眼睑开始有模有样地覆盖住眼睛，小鼻子也不紧不慢地出来和孤零零的鼻孔作伴了。四肢生长迅速，已经不再是小肉芽了。手指和脚趾基本发育完毕，过一段时间就会抓东西玩了。骨骼刚开始钙化，用不了多久就会变得很强壮。皮肤还是半透明的，可以从外部看到皮下血管和内脏，像隔了一层毛玻璃。

所有的器官、肌肉和神经都已经开始投入到紧张的工作中。之前在腹腔外被囊包裹着的肠道开始向逐渐增大的腹腔迁移，现在不用担心它会被其他邻居“孤立”了。肾脏也逐渐发达，并能进行微量排泄。一场发育竞赛就要开始了。

本周要事提醒

1 该是准备为胎宝宝办理准生证（参考第55~56天内容）的时候了，到医院进行产检以及以后为宝宝上户口的时候都要用到，马虎不得。

2 乳腺进一步发育，乳房会胀痛，有时还会有淡黄稀薄的初乳产生，要注意乳房的清洁和保养。

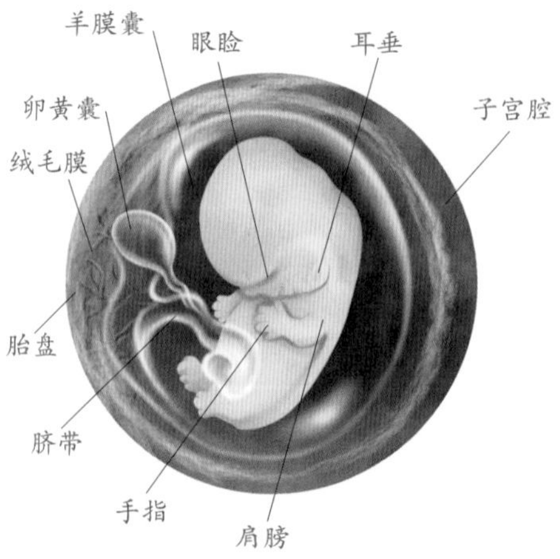

小胚胎升级为胎宝宝，手指和脚趾具备了雏形。

第58天

（第9周第2天）

测测看你有没有患上孕期抑郁症

抑郁与否一测便知（在对应的症状前打“√”）

- □ 注意力无法集中，记忆力减退。
- □ 总是感到焦虑、迷茫。
- □ 非常容易疲劳，或有持续的疲劳感。
- □ 不停地想吃东西或者毫无食欲。
- □ 脾气变得很暴躁，非常容易生气。
- □ 睡眠质量很差，爱做梦，醒来后仍感到疲倦。
- □ 对什么都不感兴趣，懒洋洋的，总是提不起精神。
- □ 持续的情绪低落，莫明其妙地想哭。
- □ 情绪起伏很大，喜怒无常。

如果你在一段时间（至少两周内）有以上的4种及以上症状，则说明可能已患有孕期抑郁症；如果其中的一或两种情况在近期特别严重，则必须引起高度重视，需及时就医治疗。

如果你情绪起伏大，非常容易烦躁，就得警惕孕期抑郁症了。

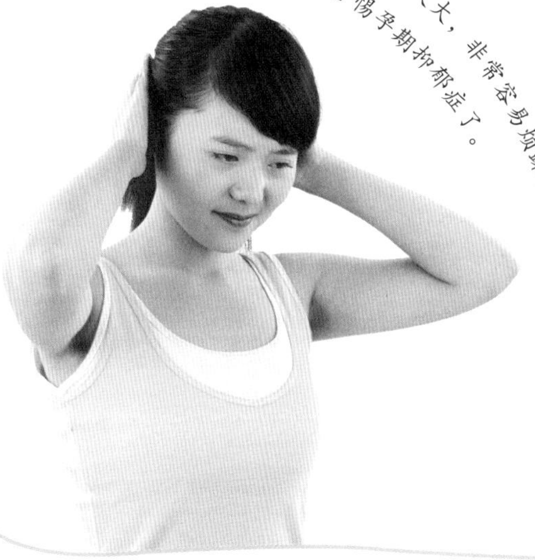

一句话提醒

不良的情绪问题会呈现一种弥散性、不稳定性的发展态势，你的焦虑和沮丧情绪可能会增加胎宝宝在未来发育过程中的风险，因此一定要学会管理自己的情绪。

第59天

（第9周第3天）

是什么在左右你的孕期情绪

◆ 明确抑郁情绪的来源

1. 内分泌变化：怀孕后体内的激素水平发生急剧变化，从而改变神经递质的活动，可能导致你的情绪发生变化，出现思维迟钝，躯体倦怠，情绪低落等表现，产生抑郁症状。

2. 不适应角色的转变：你对“母亲”这一角色感到既新鲜又恐惧，担心自己不能胜任母亲的角色，缺乏安全感。周围的亲人朋友对待自己的态度也会发生微妙的变化，如果你无法在短时间内适应这些外部情境的转变，并很好地处理这些变化，那么诸多情绪问题就会随之而来。

3. 致畸幻想：经常担心胎宝宝的健康，如发育是否正常，器官是否健全，是否有比较严重的疾病，或者自己的某些日常行为是否会对胎宝宝造成影响等等，过分忧虑和紧张。

◆ 哪些孕妈易被“孕期抑郁”侵扰

1. 年龄小：年龄越小，患孕期抑郁症的概率越大。这是因为年轻的孕妈心智相对不成熟，对生活发生重大变化的心理承受力较弱。

2. 生活发生突然或重大变化：生活中出现突发事件，如失去亲人或婚姻出现问题的孕妈，会遭受重大的心理创伤，容易患上抑郁症。

3. 凡事追求完美：有些孕妈什么事都想要做得十全十美，当结果达不到预期时，就会非常不自在、不高兴，从而产生强烈的焦虑感，长此以往很容易患上孕期抑郁症。

4. 性格内向：不爱与人交往，不爱说话，什么事都闷在心里，情绪长期得不到释放的孕妈也是抑郁症的攻击对象。

5. 有过流产经历：如果你有过流产经历，在这次怀孕过程中免不了为胎宝宝的安全担忧，担心再次发生流产。这种忧虑的心境也是抑郁症的诱因。

6. 有家族抑郁史：如果你的母亲在怀孕时曾经患过孕期抑郁症，那么很有可能会遗传给你。

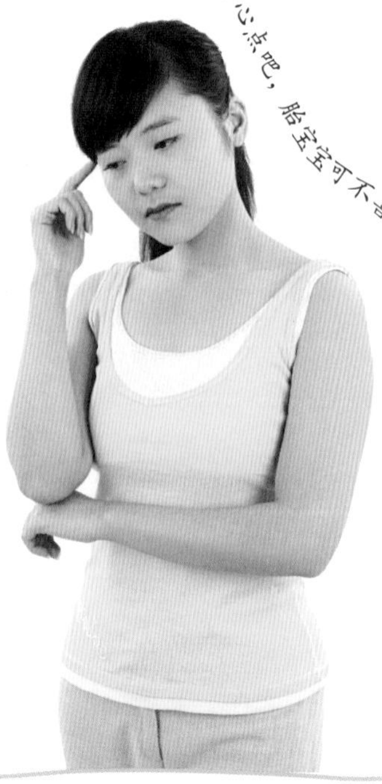

开心点吧，胎宝宝可不喜欢郁郁寡欢的妈妈。

第60天

（第9周第4天）

缓解抑郁情绪的小窍门

自我“减负”

1. 告诫法：想象胎宝宝正在看着自己，经常告诫自己不要生气，不要着急，并放弃那种想要在宝宝出生以前把一切打点周全的想法。

2. 转移法：离开使你感到不愉快的环境，以求消除烦恼。

3. 协调法：每天抽出30分钟，到附近草木茂盛的宁静小路上散散步、做做体操，心情会变得非常舒畅。

4. 呼吸法：当你感到焦躁不安时，试试深呼吸，全身放松，双目微闭，用鼻子慢慢地吸气，以5秒钟为标准；然后用10秒钟将气通过鼻子或嘴慢慢地呼出来。反复呼吸3分钟。

5. 美容法：经常改变一下自己的形象，如变一下发型，换一件衣服等，让自己保持良好的心境。

6. 手工法：你可以学习一些简单的手工制作，如插花、折纸、十字绣等，动手的过程可以使你集中注意力，平心静气，增加满足感和成就感，无形中还进行了一次美学胎教。

寻求支持

1. 保证每天有足够的时间和准爸在一起，并保持亲昵的交流，这样会使自己感到不那么孤独无助。

2. 将自己置身于乐观向上的人群中，积极的情绪和心态能很好地对抗抑郁情绪。

3. 向亲人或朋友适时表达自己的情绪和感受，使不良的情绪能够得到宣泄。

4. 适当地上上网，看看育儿、早教频道，到论坛去逛一逛，与其他的孕妈交流怀孕心得。

5. 向有孕育经验的同事或朋友请教经验，她们会很乐意将自己知道的孕育知识告诉你，这会让你在面对角色转换时不至于过分恐慌。

充实精神生活

1. 听音乐：早晨起床后可以听欢快活泼的音乐，使心境能够迅速明朗起来；午后听一听积极向上的音乐，能够振奋精神；晚上则适合听轻柔舒缓的音乐，有助安静地入眠。

2. 读书：阅读可以使你的思绪集中在文字上，进入想象中的世界，紧张的身体和大脑因此得到放松，从而抚平凌乱的心绪。避免阅读基调悲伤或情节紧张、悬疑类型的图书。

一句话提醒

尽管你怀孕之后变得比以前辛苦，但准爸也没闲着。所以，千万不要轻易点燃家庭战火，把准爸当成出气筒，弄僵夫妻关系，这样反而会让你的负面情绪加倍。

第61天

（第9周第5天）

孕妈偏食，宝宝也会偏食

◆ 孕妈偏食——宝宝偏食的诱因

你在孕期和哺乳期对不同食物的喜好度，会影响宝宝出生后对不同食物的接受程度。也就是说，如果你在怀孕的时候有偏食的不良习惯，那么这种习惯将会潜移默化地“传染”给腹中的胎宝宝，他出生后也极容易出现偏食的情况。有一项研究显示，如果孕妈在孕期经常喝胡萝卜汁，那么她的宝宝在出生后往往比其他宝宝更能接受胡萝卜口味的食物。

宝宝的饮食习惯很大程度上是由你来“成就”的。

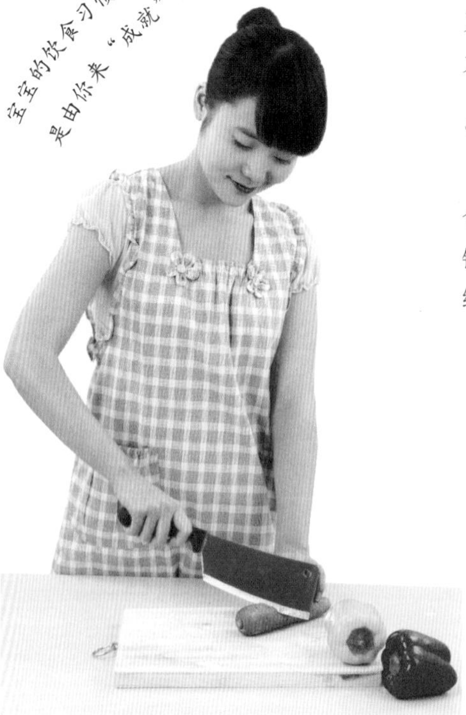

◆ 孕妈偏食，会影响宝宝健康

孕妈偏食，还会不同程度地影响宝宝的智力。如，孕妈缺乏碘元素，就会造成胎宝宝大脑皮质中主管语言、听觉和智力的部分分化、发育不完全，宝宝出生后可能表现为不同程度的聋哑、痴呆、身材矮小、智力低下等畸形；缺铜则会导致胎宝宝的大脑萎缩，大脑皮质层变薄，心血管异常等；缺乏锌不仅会引起流产、死胎，而且会造成核酸及蛋白质合成的障碍，影响胚胎的生长发育，引起胎宝宝畸形，如无脑儿、脊柱裂、尿道下裂、先天性心脏病、软骨发育不良性侏儒等；缺铁既容易引起贫血，又会导致胎宝宝发育迟缓、体重不足、智力下降等。

◆ 各类食物都要吃

不同的营养素往往存在于不同种类的食物中，如肉类食物多含蛋白质、脂肪、铜、铁、锌等营养物质，而蔬菜水果主要含糖、维生素、膳食纤维。

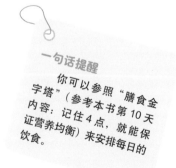

一句话提醒

你可以参照“膳食金字塔”（参考本书第10天内容：记住4点，就能保证营养均衡）来安排每日的饮食。

第62天

（第9周第6天）

为什么极度渴望某种食物

胎宝宝开始了快速的发育，需要的营养开始增加，有经验的孕妈妈都知道，这个期常常会有极度想吃某种食物的欲望。

◆ 对某种食物的渴望可能是身体的需要

在怀孕期间爱吃某种食物，可能是一种能真实反映出身体需求的自然智慧，有些孕妈妈在怀孕后会吃一些以前从来不碰的食物，而且随着孕周的增加，爱吃的食物种类也不同，这可能是为了配合身体在不同时期的不同营养需求。

就是说，你想吃的，很可能就是你身体需要的。

◆ 饮食应该以促进自身健康和胎儿发育为宗旨

虽然你想吃的和身体所需的差异可能不会太大，但也不是百分百确定你想吃的食物绝对有足够的营养。如果想吃的都是健康食品，在控制量的前提下，孕妈妈通常可以没有心理负担地满足口腹之欲，但是，快餐店、大排档、冰冻食物等孕期不大适宜吃的食物，却常常是孕妈妈的最爱。

如果你觉得自己非吃到某种食物不可，比如一个冰激凌，这通常是情绪的因素大于身体对营养的需求，可以稍微克制一下，但如果是半夜一定要吃到某个餐厅的外卖，你就吃吧，也许是身体的需求而不仅仅是解馋。

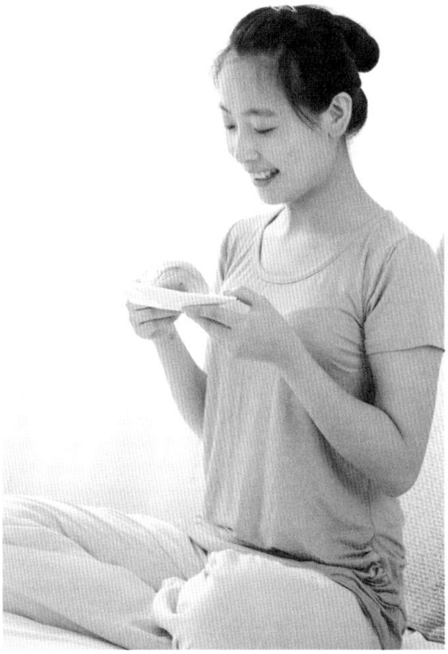

如果极度想吃某种食物，只要确认少量进食对身体无害，不妨满足自己的食欲。

如果你发现，对某种食物的渴望已经超过你所能控制的程度，就仔细想想自己吃了多少，吃的次数有多少，咨询医生看会不会影响到胎宝宝，一般来说，除非这些食物实在是太不健康，一般都可以把你想吃的食物当做是身体的需要，开怀大吃你在怀孕期间爱吃的食物。

第63天

（第9周第7天）

练习瑜伽有助于优生

◆ 练习瑜伽的好处

孕妈妈练习瑜伽可以增强体力和肌肉张力，增强身体的平衡感，同时刺激控制荷尔蒙分泌的腺体，加速血液循环，还能很好地控制呼吸，有益于改善睡眠，消除失眠，形成积极健康的生活态度。另外，还可以让分娩过程变得轻松简单，有助于孕妈妈在产前保持平和的心态，还可帮助产后重塑身材。

◆ 孕期瑜伽从什么时候开始最好

没有流产史、积极健康又有瑜伽练习经验的孕妈妈，只要觉得准备好了，经医生允许可做些轻柔的瑜伽练习。

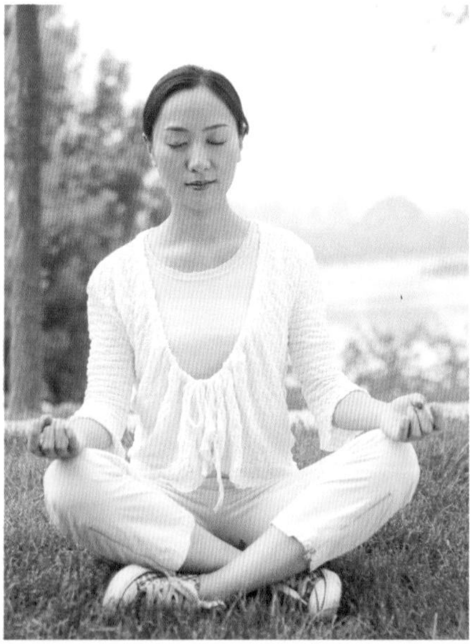

孕期练习瑜伽可以帮助你形成积极的生活态度。

其他孕妈妈在练习时，最好咨询医生和专业的瑜伽教练，在相关经验丰富的合格瑜伽教练指导下进行练习。

有流产史、先兆流产症状的孕妈妈，最好不要练习瑜伽，瑜伽并不是使怀孕和分娩更为安全顺利的唯一方式，只是在孕期可以帮助孕妈妈获得更好的锻炼。不适合瑜伽联系的孕妈妈，可以通过散步等其他方式来锻炼身体。

◆ 练习前的准备活动

选择一个宽敞安静的地方，你家的大床或是客厅都是很不错的选择，穿上宽松舒适的衣服，当你想要练习时，半小时内不要进食或洗澡，这些可以留到练完后进行。

接下来，你需要做一点热身，可以盘坐下来，挺直腰背，双肩放松，下巴微收，吸气，慢慢呼气，同时头部轻轻转向右侧，然后吸气，头部还原，反侧重复，直到完全放松。

一句话提醒

如果你决定练习孕期瑜伽，不妨常常练习你熟知的几种体式，而不必苦苦追求全面，只要你集中精神去做，即使只练习一种体式，效果也同样不错。

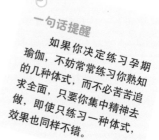

第64天

（第10周第1天）

小心脏每分钟搏动140次

◆ 看胎宝宝正在发生哪些变化

胎宝宝真的好努力，还在不知疲倦地生长着。短短10周，他的头臀长达到了30~42毫米，重量也有5~10克。

他知道妈妈喜欢漂亮的宝宝，所以已经将自己的五官"画"得很清晰，还把视网膜也"涂"上了颜色。20个微小的味蕾在舌头表面蠢蠢欲动，尝味道全要靠它们呢。内耳已经完全成形，正在安静地等待外耳形成后为自己收集声音。胳膊和腿四"兄弟"长得正起劲，他们的"妹妹们"——手指和脚趾已经分开，能够各自独立了。她们现在的任务是为自己打造一个保护层——指甲（趾甲）。

许多内脏器官在认真工作的同时不断地完善着自己。胃能够产生一些消化液，肝脏也开始制造血细胞。肠管"搬"进了腹腔，肾脏友好地迁移到上腹部，为它让出更多的地方。生殖器的动作稍微有些慢，虽然已经开始发育，但还无法分辨性别。不要着急，2个月之后它自然会告诉你。器官中的"大哥"——心脏已经发育完全，并以每分钟140次的有力搏动声提醒大家各司其职。

本周要事提醒

1 准备去医院建档，并做第一次产检。首次产检需要做B超检查，主要是了解胎宝宝的发育情况，并排除异常妊娠，如宫外孕、葡萄胎等。

2 前3个月是胎宝宝大脑发育的重要时期，因此你要多吃一些富含DHA和不饱和脂肪酸等有益大脑发育的食物，如鱼类、坚果类。

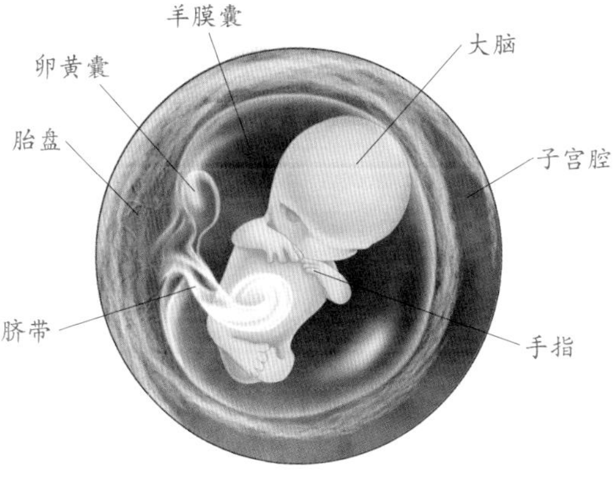

心脏发育完全，心率达到了每分钟140次。

第65天

（第10周第2天）

孕妇奶粉，喝还是不喝

◆ 看看你是否需要喝孕妇奶粉

正常情况下，只要膳食平衡、营养全面，日常饮食就基本能够满足你和胎宝宝对各类营养素的需求。但现实生活中，由于各种客观条件的限制，如肠胃消化吸收不好、有妊娠合并症或饮食不规律、长期在外就餐，你可能很难做到营养均衡，这时喝一些添加了DHA、维生素和矿物质的孕妇奶粉还是有必要的。

◆ 什么时候需要喝

孕前：事实上，你可以从准备怀孕前3个月开始每天喝1杯（约250毫升）孕妇奶粉，以使各类营养素的储备在孕早期就能达到理想水平。这对需要长期在外就餐，通过常规饮食很难做好孕前营养准备的职场中的孕妈来说，再合适不过了。

孕早期：此时的胚胎较小，生长缓慢，你所需的营养基本与孕前相同，加上恶心、呕吐等早孕反应的来袭，你可能也喝不下孕妇奶粉，这时可以选择不喝。

孕中期和孕晚期：这两个阶段，早孕反应带来的不适慢慢减退、消失，你的胃口越来越好，胎宝宝所需的营养也越来越多，你可以在日常饮食的基础上，将牛奶换成孕妇奶粉，来弥补营养不足。

◆ 孕妇奶粉选用Q&A

Q 市场上的孕妇奶粉种类繁多，所含的营养素种类和含量也不尽相同，应该怎么选呢？

A 一般情况下，选择营养成分比较全面均衡的即可；如果你缺乏铁、钙等营养元素，可以选相应营养素含量比较多的奶粉；如果血脂偏高，则要选择低脂奶粉。

Q 喝孕妇奶粉的同时，还需要额外补叶酸吗？

A 孕妇奶粉基本都含有叶酸，只是多少不一样，有的能够达到400微克，有的还不够。你可以自己计算一下，如果够，就不必额外补充，如果不够，把缺少的补上就行。

Q 喝孕妇奶粉会不会发胖？

A 肥胖并不是孕妇奶粉造成的，而是与营养摄入过量和缺少运动有关。因此你应该根据自己的体能每天进行一定量的户外运动，还要注意，喝了孕妇奶粉就不要再喝牛奶了。

一句话提醒

孕妇奶粉只是在做不到营养均衡前提下的一种补充手段，并不能“包治百病”，因此，最重要还是保证日常饮食的全面合理，不能只依靠孕妇奶粉。

第66天

（第10周第3天）

不爱喝牛奶或乳糖不耐受怎么办

◆ 孕妈喝牛奶，宝宝长得壮

喝牛奶主要是为了补充钙质，因为牛奶中含钙丰富，而且容易消化吸收，补钙效果迅速而明显。如果你没有乳糖不耐受，牛奶喝起来也不会让你觉得恶心，那么你尽量保证每天喝超过300毫升的牛奶，这对胎宝宝的生长发育很有好处。

◆ 乳糖不耐受

乳糖不耐受通常指由于小肠黏膜乳糖酶缺乏，导致奶中乳糖消化吸收障碍而引起的腹胀、腹泻、腹痛症状。如果你恰好是乳糖不耐受体质，可以用其他发酵过的乳制品来代替牛奶，如酸奶、奶酪等。还可以用如下方法改善不耐受的体质：

1. 在进食其他食物的同时饮用牛奶，如乳制品与肉类和含脂肪的食物同时食用时，可减轻或避免出现乳糖不耐受的症状。

2. 少量多次摄入牛奶，可减轻或不出现乳糖不耐受症状。

◆ 给牛奶找些替代品

★ 酸奶——酸酸甜甜好口味

酸奶是牛奶发酵而成，不仅保留了牛奶的营养成分，而且发酵后产生的乳酸能有效地提高钙、磷在人体中的吸收率；其中所含的多种益生菌还能够清理肠道环境，防治便秘。特别是对有乳糖不耐症的孕妈来说，喝酸奶也不会发生腹胀或腹泻等现象。

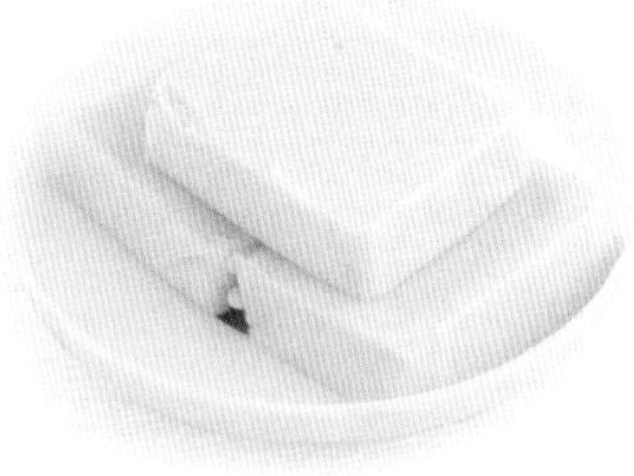

和牛奶相比，奶酪的钙含量更高，且更易吸收。

★ 豆浆——植物牛奶

豆浆的营养成分堪比牛奶。自制豆浆更加新鲜可口，只要有一台豆浆机，方法十分简便。生豆浆一定要煮开才能喝，待表面出现大量白色泡沫之后，再煮3~5分钟就好了。记住，喝豆浆时不要加红糖、蜂蜜或吃鸡蛋，否则营养就会大打折扣。

★ 奶酪——尽享异域风情

奶酪与酸奶比较相似，都是牛奶发酵而成，但奶酪的浓度更高，营养更丰富。你可以到超市买片状的奶酪，搭配一些蔬菜、水果夹在面包里，就是一款营养又美味的三明治了；还可以加热融化，用来炒制意大利面或做比萨。

一句话提醒

牛奶的品种很多，有复原奶、鲜牛奶、灭菌牛奶、巴氏消毒奶等，营养保存最好的当属鲜牛奶。

第67天

（第10周第4天）

职场孕妈必备的舒适小道具

◆ 塑料袋——避免孕吐尴尬

孕早期妊娠反应强烈的时候，在办公桌上准备几个深色的塑料袋，万一孕吐突然来袭，你又来不及往卫生间跑，这时候就可以迅速抓起手边的塑料袋吐在里面了，只是不要忘了过后把塑料袋处理掉。

◆ 小毯子——四季都有用

夏天如果办公室的空调温度太低，将小毯子盖在身上可以避免受凉；到了冬天，将它盖在腿上或披在身上，就可以防寒保暖了。

◆ 小凳子——预防腿部水肿

在办公桌前放一个小凳子或小木箱，坐下来工作时就把双脚搁在上面，可以有效缓解小腿水肿。

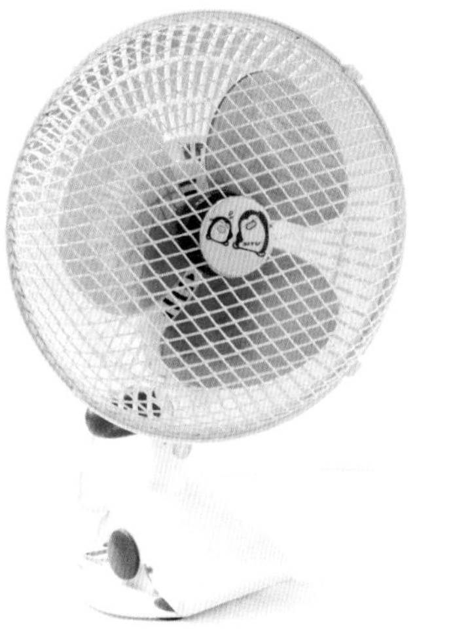

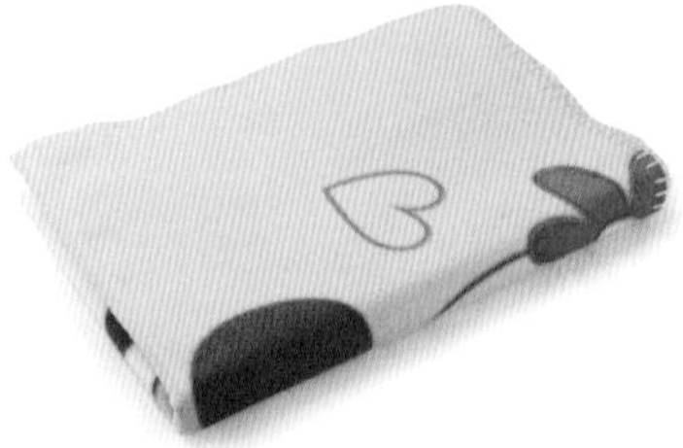

◆ 靠垫、小木槌——缓解腰酸背痛

将一个柔软的靠垫放在椅背上，这样靠在上面工作就舒服多了。久坐或久站容易腰酸背痛，用小木槌敲敲打打有助于减轻肌肉疲劳。

◆ 暖手鼠标垫——这个冬天不怕冷

在寒冷的冬天操作鼠标和键盘，小手冻得冰凉，为自己备一款暖手鼠标垫吧。只要将上面的USB接口插在电脑主机上，一会儿就变得暖烘烘，手放在里面一点都不会凉了。

◆ 小风扇——清凉度夏

买个小风扇摆在办公桌上，怕热的你就可以安然度过整个夏天了。不但实用，而且还能将办公桌装点得活泼可爱，一举两得。

一句话提醒

用不着时，要将这些小道具都收起来，不然办公桌太“花哨”，也会让人觉得你缺乏严肃性和专业性。

第68天

（第10周第5天）

吃酸、辣食物要悠着点

孕妈为何嗜酸辣

怀孕之后，胎盘分泌出的人绒毛膜促性腺激素会抑制胃酸分泌，使消化酶活性降低，影响胃肠的消化吸收功能，使你产生恶心、呕吐、食欲下降等早孕反应。而酸辣味道能刺激胃液的分泌，提高消化酶的活性，促进肠胃蠕动，增加食欲。

还有一种说法是怀孕后体内酸碱不平衡，体质偏碱性的孕妈就喜欢吃酸，偏酸性的孕妈则喜欢吃辣，以此来平衡酸碱度。

这些酸辣食物，孕妈要忌口

酸菜：酸菜清爽可口又下饭，许多孕妈都爱吃。但经过腌渍之后的蔬菜，不但没有营养，还会产生很多对身体有害的化学物质。而且为了提味，酸菜中往往加入大量的盐、味精等调味品，这些东西对你和胎宝宝有害无益。

喜欢吃酸味食物的孕妈，可以吃一些杨梅、成熟的橘子、猕猴桃、番茄等，这些水果或蔬菜都含有充足的水分、酸汁和粗纤维，不但可以增加食欲，帮助消化，而且可以避免由于便秘对子宫和胎宝宝造成的压力。

辣椒：吃太多辣椒会刺激肠胃，导致消化功能紊乱，引起消化不良、便秘、痔疮等，影响胎宝宝的营养供给，严重的还可能导致流产、早产。所以你还是少吃辣椒、辣酱、咖喱等辛辣食物为好。但这也要看平时的习惯，如平时一直吃辣椒，影响也不大。

酸辣粉、麻辣烫：多见于街边的小吃摊，环境糟糕，卫生不过关，尤其是原材料和调料里，含有多种致癌物。喜欢吃这些东西的孕妈，你可不要再拿宝宝的健康开玩笑了。

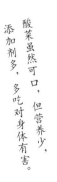

一句话提醒

酸辣口味的菜肴一般味道较重，含盐量也可能较多，最好少吃一点。

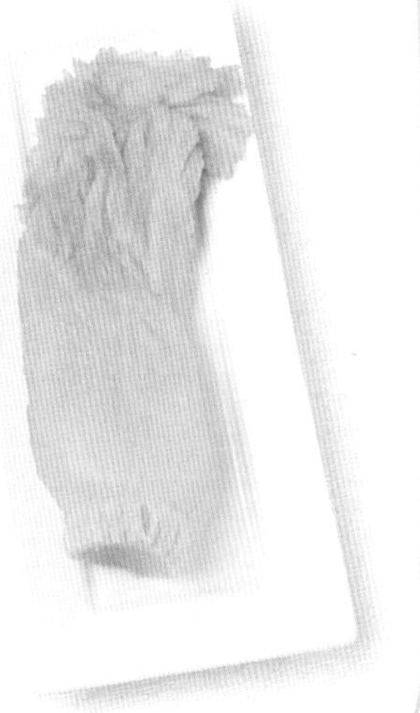

酸菜虽然可口，但营养少，添加剂多，多吃对身体有害。

1个月
第1周
第2周
第3周
第4周
2个月
第5周
第6周
第7周
第8周
3个月
第9周
▶第10周
第11周
第12周
4个月
第13周
第14周
第15周
第16周
5个月
第17周
第18周
第19周
第20周
6个月
第21周
第22周
第23周
第24周
7个月
第25周
第26周
第27周
第28周
8个月
第29周
第30周
第31周
第32周
9个月
第33周
第34周
第35周
第36周
10个月
第37周
第38周
第39周
第40周

第69天

（第10周第6天）

疾病严重时不可拒绝治疗

这个时期，胎宝宝各器官正在进一步分化形成、生长发育，对外界不良因素刺激特别敏感。很多在此期生病的孕妈妈，因为担心药物或者治疗对胎宝宝会产生影响，因此宁可病着也不采取积极的治疗措施，这样做其实反而对胎宝宝不利。

◆ 孕妈妈疾病严重会伤害胎宝宝

这个月因为不知道怀孕而误服药物的情况非常少见了，但是因为疾病不得不用药的情况多了起来，疾病本身和治疗用药都是此期生病的孕妈妈不得不担心的问题，疾病在某些时候比用药对胎宝宝的伤害更大，比如重感冒发热，对胎宝宝可能会有一定影响，尤其是高热，由于宫腔内温度高而影响胎宝宝。出现疾病症状的时候，孕妈妈应该去医院做一些必要的检查，并告诉医生自己正处于孕期，让医生找出疾病的原因，给出合适的治疗方案，而不要硬扛着。

◆ 药物对胎宝宝的影响

胎宝宝各个器官对药物的敏感性在不同发育时期有很大的差异，胚胎期各个器官都在发育，大多数细胞处于分裂过程，对毒性物质的影响极为敏感，进入第9周以后，胎宝宝的血脑屏障功能比较差，药物容易进入中枢神经系统，且胎宝宝血浆蛋白含量和肾小球滤过率都偏低，容易导致药物在胎宝宝体内蓄积。但十月怀胎，孕妈妈一点问题也没有是很难的，一次普通的疾病，一次普通的用药，一般不会对胎宝宝产生大的影响，如果对胎宝宝产生了很大的影响，发生自然流产的概率就比较大，孕妈妈不必太过于担心。

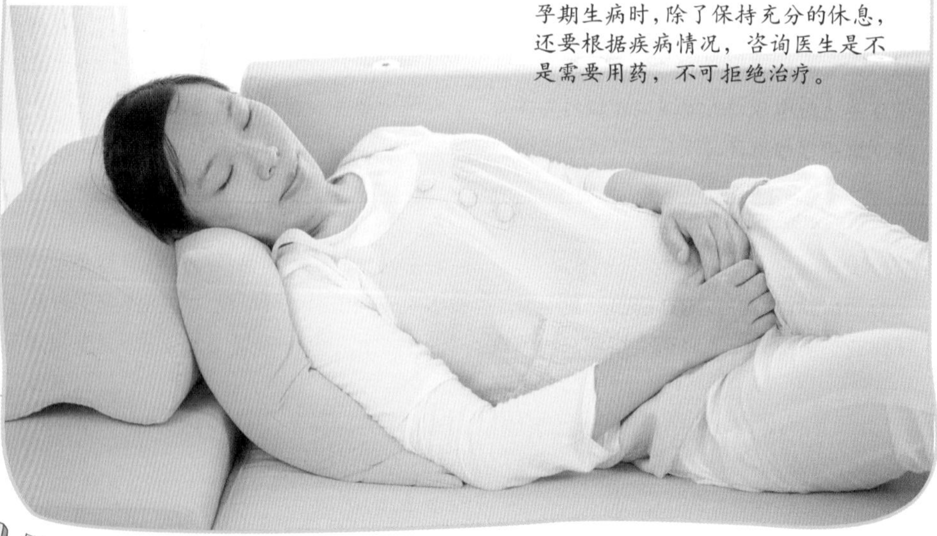

孕期生病时，除了保持充分的休息，还要根据疾病情况，咨询医生是不是需要用药，不可拒绝治疗。

第70天

（第10周第7天）

安全使用家里的化学用品

盘点常用化学用品

洗浴用品：洗发水、沐浴露、香皂、洗手液。

洗涤剂：洗衣粉、洗衣液、柔顺剂、洗洁精、洁厕剂。

其他化学品：杀虫喷雾剂、蚊香、空气清新剂。

常用不一定就安全

既然是化学用品，就多多少少对身体有一定的危害。比如几乎所有的清洗剂（包括洗发水、沐浴露）中都含有一种叫做“聚氧乙烯烷基硫酸钠(SLS)”的化学物质，它可以使清洗剂产生泡沫，但同时也有致癌作用。洗洁精、洗衣粉等的主要成分烷基磺酸钠，不仅具有协同致癌作用，还对胎宝宝有潜在的致畸作用。

化学用品安全使用方法

双手经常接触洗涤剂，其有害化学成分可经皮肤渗透或进食时随食物进入你的体内。这就需要你在使用化学品时尽量减少与它们接触的机会。

1. **戴手套**：在清洗衣物和餐具时，你可以戴上橡胶手套，避免洗涤剂直接接触皮肤。用洗涤剂清洗过的衣物、餐具，要用清水多冲洗几遍，减少其中有害化学成分的残留，还要将双手彻底洗干净。

2. **减少用量**：使用洗涤剂时要牢记“能不用就不用，能少用不多用”的原则，尽量减少使用量。用吃剩下的米汤或者米饭清理餐具，可去除餐具上的大部分油渍；对于没有油污的餐具，只要在沸水中浸泡杀菌即可。

3. **选购性质温和制品**：在购买洗涤剂时，最好先看看它的成分，选择那些添加剂少、性质温和的，然后打开盖子闻一闻，气味清淡的为佳，如果气味刺鼻，则尽量不要购买。

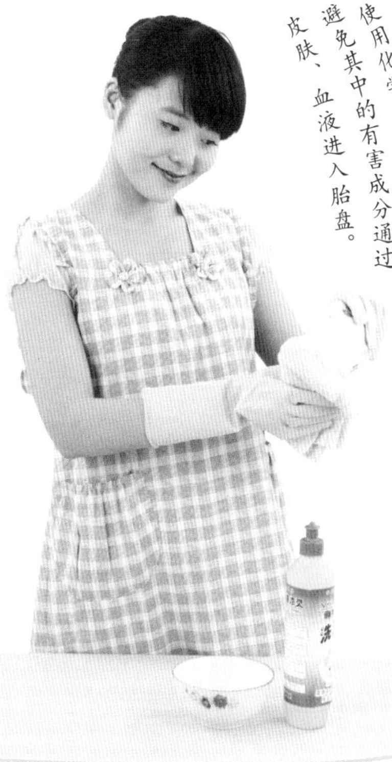

使用化学用品时可戴上手套，避免其中的有害成分通过皮肤、血液进入胎盘。

第71天

（第11周第1天）

宝宝在进行“原始行走”呢

◆ 看胎宝宝正在发生哪些变化

宝贝儿又长大了！头臀长达到了45~63毫米，体重约8~14克，大小已经和你手掌的一半差不多了。

瘦弱的身体仍然辛苦地顶着一颗和自己差不多大小的脑袋。一根根小绒毛正倔强地从头皮下钻出来，那是胎宝宝最初的头发。没有睁开的小眼睛里虹膜（眼睛的黑色部分）开始发育，它可肩负着调节瞳孔大小、控制透光量的作用呢。

由于骨骼细胞的辛勤繁育，肢体开始变长了。脊柱的轮廓在透明的皮肤下若隐若现，脊神经也在开始在脊柱中为自己开辟道路。维持生命的器官，如肝脏、肾、肠、大脑以及呼吸器官基本上已经各就各位。胎宝宝的“根据地”和“生命线”——胎盘和脐带已经站好了岗，它们会陪伴着胎宝宝直到出生。

这时候胎宝宝已经变得不安分起来，在温暖而充足的羊水里频繁地活动身体，不时改变身体的方向及位置，还使双脚交替伸出，进行着“原始行走”，难道他这么着急想要走出妈妈的身体吗？

本周要事提醒

1 现在是胎宝宝全面快速发育的时期，你一定要注意饮食营养均衡，保证充足的蛋白质、多种维生素、钙、铁等营养素的供给。

2 这时候你的肚子已经“显山露水”了，注意保护好腹部，不要磕碰或者受凉。穿上柔软舒适的平底鞋，准备去买几件漂亮的孕妇装来打扮自己吧。

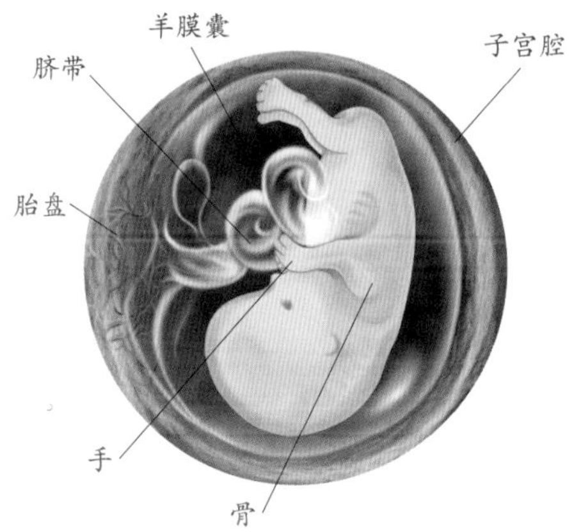

胎宝宝已经能在羊水里活动身体，交替伸出双脚，像在进行“原始行走”。

第72天

（第11周第2天）

乳房增大了，内衣要“适时而换”

升级胸罩尺码

大概在孕3~5月时，你的胸部会较孕前增大一个尺码，如果孕前你使用的是B罩杯，那么现在就要换用C罩杯了。随着胸部的进一步增大，在孕7~9月时，罩杯又会升级一个尺码。你要经常观察自己乳房的变化，适时换用尺码合适的胸罩。如果胸罩太小，就会阻碍胸部的血液循环，压迫乳腺、乳头，造成发炎；胸罩太大，又会起不到对乳房的承托作用，容易造成乳房变形。

选择孕妇专用胸罩

怀孕以后，胸部不是向前隆起，而是乳房的下半部分向两侧变大。普通的胸罩不适合这样的变化，而能够应对这种变化的是特意为孕妇设计的胸罩。如果胸罩不合适，可能会引起身体不适甚至加重妊娠反应。你最好能够到孕婴用品店购买专用胸罩，并请专业销售人员测量胸围，以选择最适合自己的胸罩。

你也可以考虑购买哺乳期胸罩，这种胸罩和孕期胸罩一样能为胸部提供足够的承托力，而且是前开扣设计，方便穿脱，产后哺乳期可以继续使用，也为你节省了金钱。

注意设计细节

面料：最好是柔软的棉质材料，不仅触感舒适，而且吸汗、透气。

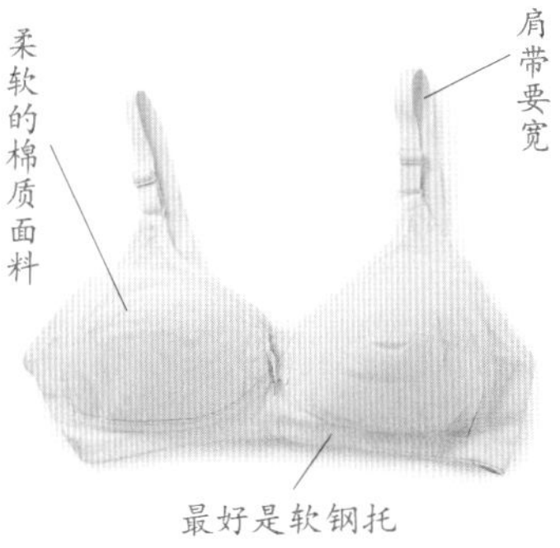

孕妇胸罩在设计上更符合你的胸型变化。

肩带：尽量宽一点，以免其勒入皮肤，造成不适。还要看看它是否紧贴在你的肩胛骨附近，你可以举起手臂或耸耸肩，试试它是否容易滑落下来或有什么不适。

钢托：最好是软钢托，太硬的话会影响血液循环。

准备多件胸罩

每个阶段，你要准备2~3件胸罩，轮流穿着，以便经常更换清洗，这对胸部健康是很有利的。同时缩短每件胸罩的穿着时间，还可以降低它的变形率。

一句话提醒

胸罩最好单独用手清洗，不要用洗衣机；悬挂晾干时要用衣夹夹住罩杯底部钢托的两侧或肩带与罩杯的连接处，不要将肩带直接挂在衣架上，以免变形。

第73天

（第11周第3天）

准备做第一次正式产检

◆ 选择产检医院

专业妇幼保健医院和大型综合医院各有千秋：如果你在怀孕的同时伴有严重的并发症或有其他疾病，最好在综合性医院的产科做产检，这样一旦出现异常情况，方便及时转诊。如果你的身体状况良好，就可以选择在妇幼保健医院做产检。

近的比远的方便：整个孕期需要进行多次产检，选择医院要以方便为前提。再好再知名的医院，如果离你的住地非常遥远，过去一趟非常不方便，那你选择它就得不偿失了。

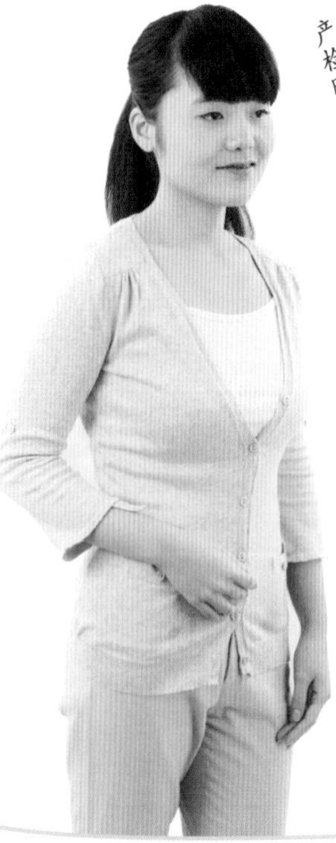

产检时的衣着以方便穿脱为前提。

以自己能承受的价格为限：妇幼医院和综合医院的收费标准大致相同，也比较合理，一般人均可承受，而“贵族医院”就要高出几倍或数十倍，服务也相对更全面周到一些。

产检和分娩要选择在同一家医院进行：如无特殊情况，不要中途转院，这样便于孕期情况的连续观察。因为你如果转院，新医生不了解你之前一段时间的具体情况，就容易出现信息断裂或丢失的情况。

◆ 产检时医生会问的问题

→月经周期，末次月经时间。

→怀孕次数，分娩次数，流产次数，人工流产方式。

→既往病史（心、肝、肺、肾等慢性疾病），手术外伤史，药物过敏史。

→准爸的年龄和身体状况。

→你和准爸的家族遗传病史。

◆ 产检时的衣着

上衣：上衣要宽松、肥大。最好穿分身的上下装，不要穿连衣裙，否则在接受心电图等检查时需要把裙子整个提到胸部以上，不但不方便，还会造成全身暴露的尴尬。

下装：最好是容易脱的裤子，也可以是宽大的裙子，不要穿连裤袜，否则不方便内诊。

鞋子：鞋要舒适且易于穿脱，最好选择“一脚蹬”鞋子，不要穿鞋带过多的鞋子。

第74天

（第11周第4天）

产检都检查些什么

◆ 产检常规项目

体格检查	称体重，对你的体重增长情况进行评估；测量血压，检查你是否有妊娠高血压综合征
产科检查	测量宫高、腹围、胎方位、骨盆情况等，对胎宝宝生长发育情况进行评估。到孕中晚期还要评估胎位是否正常，先露入盆情况以及骨盆情况等，为分娩提供依据
血常规	检查血红蛋白、血小板、白细胞等，主要用以判断你是否有贫血症状
尿常规	检查尿液中的蛋白、红细胞、白细胞等，判断你是否有尿路感染、高血压和肾脏疾病

各种产检单据都要保存好。

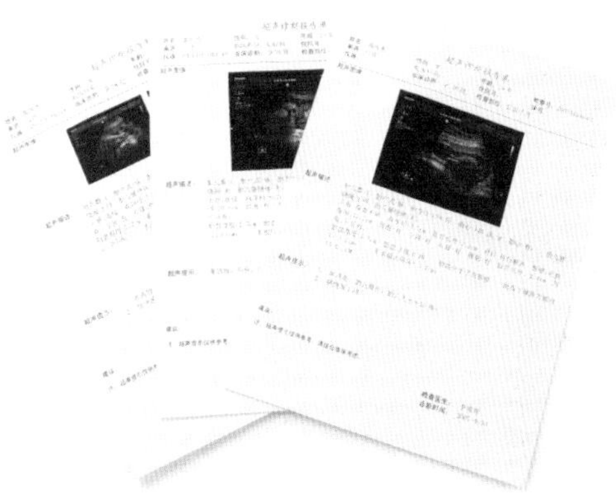

◆ 各期的特别检查项目

★ 孕早期（1~12周）特别检查项目

血型检查：检查你的血型，包括ABO血型和Rh血型，以备生产时输血，并排除胎宝宝宫内死亡、新生儿核黄疸或新生儿溶血症的发生危险。

血清检查：检查你是否患有甲、乙、丙型肝炎，梅毒，艾滋病等疾病。

TORCH检查：应在孕前检查，有接触宠物的孕妇应在孕8周前检查。

★ 孕中期（13~28周）特别检查项目

唐氏综合征筛查：检查胎宝宝是否患有先天愚型（孕14~20周）。

妊娠糖尿病检查：检测血液血糖值，明确有无糖尿病（孕24~28周）。

★ 孕晚期（28~40周）特别检查项目

胎心监护：了解胎动时、宫缩时胎心的反应，以推测宫内胎宝宝在宫内有无缺氧等状况。

一句话提醒

提前了解每次产检的检查项目，以便做好相应准备。需要进行采血检查的当天要空腹去医院。

第75天

（第11周第5天）

看懂B超检查单

◆B超单术语“破译”

双顶径（BPD）：也叫胎头大横径，是胎头从左到右最长部分的数值，用来推定胎宝宝的体重和发育状态，判断是否有头盆不对称，是否能顺利分娩。按照一般规律，怀孕5个月之后，BPD值基本与怀孕月份相同，也就是说，怀孕7个月时BPD约为7厘米，怀孕8个月时约为8厘米，以此类推。怀孕8个月以后，BPD平均每周增长约0.2厘米为正常，足月时应达到9.3厘米或以上。

股骨长（FL）：胎宝宝大腿骨的长度。用于和双顶径（BPD）一起来推算胎宝宝的体重。正常值与相应怀孕月份的BPD值差2~3厘米，比如BPD为8.5厘米，股骨长应为6.5厘米左右。

肱骨长（HL）：胎宝宝上臂骨的长度。

头围（HC）：也叫胎头周长，是计测胎头一周的长度的数值，用于确认胎宝宝的发育状态。

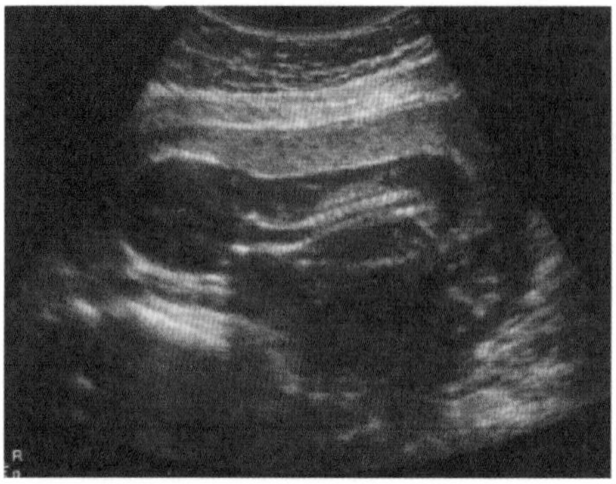

B超照片所显示的胎宝宝影像。

腹围（AC）：也叫腹部周长，是胎宝宝肚子一周的长度，用于和躯干前后径（APTD）和躯干横径（TTD）一起来推测胎宝宝的发育。

脐带血流比值（A/B）：脐带内的血液流动情况，用于检测胎盘的血液循环和功能情况。

羊水指数：以你的脐部为中心，分为上下左右4个区域，将4个区域的羊水深度相加所得的数值。

胎囊：胎囊只在怀孕早期能见到。正常情况下，怀孕1个半月时胎囊的直径约为2厘米，2个半月时约为5厘米。胎囊的位置在子宫的宫底、前壁、后壁、上部、中部都属正常，形状为圆形、椭圆形，形态清晰为正常。如果胎囊形状不规则、形态模糊，且位置在子宫下部，孕妈同时有腹痛或阴道出血，则可能要流产。

一句话提醒

当你的检查报告结果和正常值有出入时，不必过于紧张，每个胎宝宝的发育情况不一样，体位不同或医生操作差异等都会引起数值出现误差。这种情况下建议你先向产科医生咨询，如果确实有问题，再寻求解决方案。

第76天

（第11周第6天）

令人闻而生畏的胎停育

胎停育的原因

引起胎停育的原因很多，孕卵异常是发生胎停育的主要原因，从排出物来看，胚胎往往发育不全或者完全枯萎，有时仅存有羊膜囊而不见胚胎。导致孕卵异常的可能原因是卵子或精子的缺陷或两者均有缺陷。

其他常见的原因有胚胎染色体异常，母体内分泌失调，生殖器官疾病，免疫方面的因素，母婴血型不合等诸多因素。

胎停育的表现

胎停育后多引起流产，表现为下腹痛、阴道不规则出血。

孕早期经常出现左下腹阵发性抽筋似的疼痛，如果没有其他伴随症状，可能是腹部肌肉抽搐或者肠管蠕动所致，不是什么疾病，不必管它。

胎停育后怎么办

发生胎停育后，应该再次做尿HCG，如果仍然是阳性，应该再做B超检查，确定胚胎已经停止发育的，需要做人工流产手术。

面对胎宝宝夭折的不幸，孕妈妈要自我安慰，胎儿过早夭折一定有他的理由，这不是你的错，也不是他的错，而是人类繁衍的规律，把最健康的孩子留下来。这样的结果对你和孩子都是最好的，如果宝宝不健康，出生对他来说是不幸的。

不建议想尽一切办法保胎，你需要做的是在半年后再考虑下次妊娠，在下次妊娠时，要做好孕前保健，减少异常胎儿的发生；双方同时接受染色体检查，女方做血型鉴定，男方做生殖系统的检查，有菌精症的要彻底治疗；如果黄体功能不全，使用药物时间要超过10周；避免接触有毒物质和放射线照射等外界不良因素。

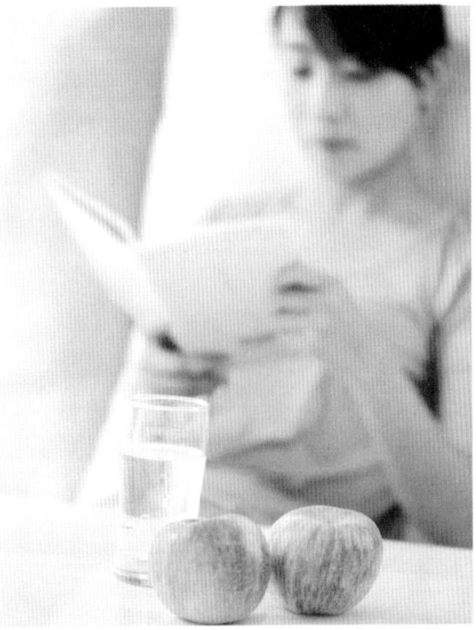

如果发生胎停育，你需要调整好自己的情绪，阅读是调整情绪的好办法。

一句话提醒

随着孕期的增加，胎宝宝在妈妈子宫内变得越来越安稳，发生流产的概率明显降低，但是，仍然有流产的可能，不可粗心大意。

第77天

（第 11 周第 7 天）

测测你的营养水平跟上没有

◆ 判断自己是否缺乏营养

是否缺乏营养，会从某些身体特征中表现出来。如果你在一段时间内发现自己出现以下症状，那就可能是你身体缺乏营养发出的信号了。

→味觉减退，可能缺乏锌。

→牙龈出血，可能缺乏维生素 C。

→舌炎、舌裂、舌水肿，可能缺乏 B 族维生素。

→嘴角干裂，可能缺乏核黄素（维生素 B_1）和烟酸。

→夜晚视力降低，可能缺乏维生素 A。

→经常便秘，可能缺乏膳食纤维。

→小腿经常抽筋，可能缺乏钙。

→下蹲后起来会头晕，可能缺乏铁（缺铁性贫血）。

→头发干枯、变细、易断、脱发，可能缺乏锌、蛋白质、脂肪酸。

◆ 找找营养缺乏的原因

1. 营养搭配不均衡：一日饮食中各类营养素没有兼顾周全，或者有偏食的习惯，比如说偏爱肉类、蛋、奶等动物性食品，新鲜水果蔬菜吃得少，就容易缺乏维生素 C。

2. 过度食用精制食物：精制大米、白面中的维生素和矿物质含量比粗制的米面要少。米面经过精细加工，其中的硫胺素、核黄素、烟酸和铁会损失 70%~85%。如果你只吃大米、白面，不吃玉米、豆类等粗粮，就会造成某些营养素的缺乏。

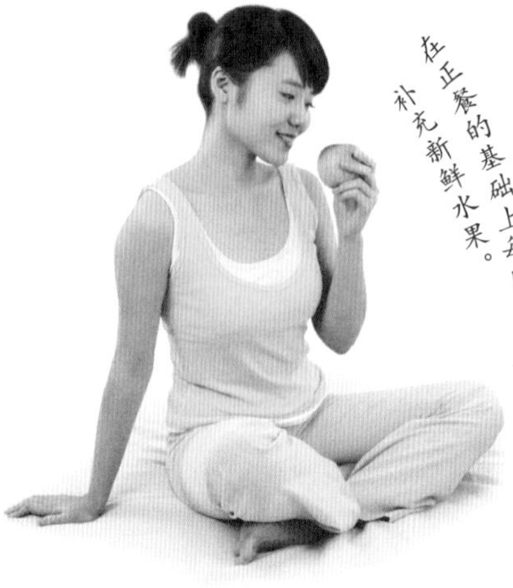

在正餐的基础上每日补充新鲜水果。

3. 烹调加工使营养损失：不合理的烹调方式会使食物中的营养成分流失。如烹调时温度过高，加热时间过长，食物中的维生素 A、维生素 B_1、维生素 C、维生素 E 等极易流失；水煮食物时，水溶性维生素和一些矿物质常会溶解于水中，造成流失。

如果以上 3 种情况你都没有的话，那就要看看是不是自己的身体出了问题，比如肠胃有疾病，就会导致消化吸收不好，影响某些营养成分的摄入和利用。

一句话提醒

以上检测标准只是粗略的判断，如果你出现了这些情况，最好还是先去医院做进一步确认后再下定论，不要擅自服用某些营养素，以免摄入不当，影响健康。

第78天

（第12周第1天）

可爱的大头宝宝

看胎宝宝正在发生哪些变化

本周过去后，孕早期就要安全结束了。胎宝宝现在虽然还只有65~80毫米（头到臀），但仍然不服气地说："妈妈等着瞧吧，我很快就会长得比你的手还要大！"

现在胎宝宝的脸看上去漂亮了点，更像新生儿了，不过仍然是个头部占了很大比例的"大头宝宝"，这种情况还要持续一段时间。胎宝宝可能也觉察出了眼睛的异样，将两眼之间的距离拉近了。四肢出落得更清晰明显了，指甲（趾甲）还在争做"护花使者"的道路上继续跋涉着。

内脏器官对周围的环境已经很熟悉了，开始投入到轰轰烈烈的工作中。肝脏制造胆汁，肾脏向膀胱分泌尿液，并排泄到羊水里……肌肉逐渐发达，并会"鼓动"胎宝宝做各种动作，如握拳、弯曲脚趾、皱眉、噘嘴、张闭口等，乐此不疲。大脑正在"养精蓄锐"，到本周末，它要正式开始向各组织器官传递信息了。

本周要事提醒

1 到医院做血常规、尿常规、肝功能、肾功能等检查。

2 你的腹部变大了，色素也开始沉着，如果不注意保养，很容易出现妊娠纹和妊娠斑。现在开始就要积极预防妊娠纹和妊娠斑了（参考本书第81天内容）。

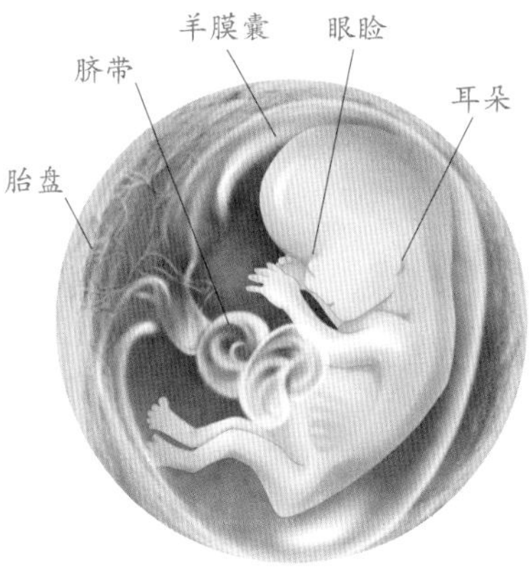

由于大脑发育迅速，胎宝宝的头显得特别大。

1个月
第1周 第2周 第3周 第4周
2个月
第5周 第6周 第7周 第8周
3个月
第9周 第10周 第11周 ▶第12周
4个月
第13周 第14周 第15周 第16周
5个月
第17周 第18周 第19周 第20周
6个月
第21周 第22周 第23周 第24周
7个月
第25周 第26周 第27周 第28周
8个月
第29周 第30周 第31周 第32周
9个月
第33周 第34周 第35周 第36周
10个月
第37周 第38周 第39周 第40周

第79天

（第12周第2天）

妙趣横生，种花养草换心情

这些花草孕妈不宜养

产生气味的花草：松柏类、玉丁香、接骨木、兰花、百合、茉莉等散发的气味会使你气喘烦闷、恶心、食欲不振，或过度兴奋而导致失眠。

耗氧性花草：丁香、夜来香等花草在进行光合作用时会消耗大量的氧气，从而影响你的身体健康。

易使人过敏的花草：五色梅、天竺葵、洋绣球、报春花等花草散发出的微粒容易使你发生皮肤过敏。

有毒花草：一品红、黄杜鹃、夹竹桃、水仙、郁金香、含羞草等都具有毒性，长时间接触会使你中毒。

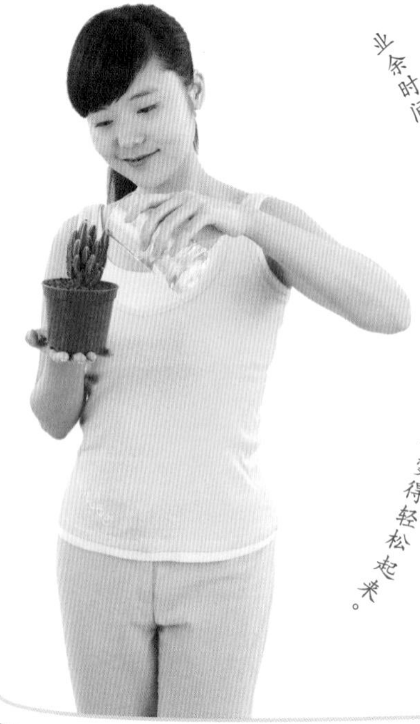

业余时间养些花花草草，会让你的心情变得轻松起来。

这些花草，但养无妨

吊兰、龟背竹：这些花草可以吸收室内的甲醛，清除80%以上的有害气体，还能净化空气，使空气中的细菌和微生物大大减少。

仙人掌、芦荟：这类植物气味清淡，白天晚上都能释放氧气，对空气调节有一定的作用。另外，芦荟还能在一定程度上吸收甲醛等有害气体。

孕妈养花注意啥

1. 卧室内尽量不要摆放花草。花的香味会使你的神经兴奋，长时间闻的话，会导致失眠。而且，大部分花草在夜间无法进行光合作用，就会吐出二氧化碳，吸收氧气，这样就会在睡眠时和你争夺氧气，影响健康。

2. 夏天不要养需水多的花草，否则湿气太重，而且容易滋生蚊虫。

一句话提醒

养花有时需要将花草屋里屋外地来回搬动，这时候你就不要动手了，以免压迫到腰腹部，这些“粗重活”还是让准爸来做吧。

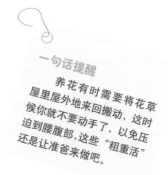

第80天

（第12周第3天）

水果每天不要超过500克

要少吃或不吃的水果

菠萝、香蕉、葡萄：含糖量较高，如果你比较胖或有糖尿病家族史，则要少吃。

荔枝、桂圆：性热，怀孕后你的体质一般会偏热，过量食用热性水果，容易产生便秘、口舌生疮等上火症状。因此要少吃。

西瓜：有利尿作用且含糖量高，吃太多会造成脱水及引发妊娠糖尿病。建议少吃。

柑橘：性温味甘，容易引起燥热而使人上火，发生口腔炎、牙周炎、咽喉炎等，不要过多食用。

柿子：多吃易引起大便干燥。

石榴：多吃会损伤牙齿，还会助火生痰，引发便秘、糖尿病等，宜少吃。

每天不超过500克

水果普遍含糖量较高，其中的葡萄糖、果糖经胃肠道消化吸收后可转化为中性脂肪，如果吃得太多，会使你的体重增长过快，胎宝宝过大，增加顺产的难度。还会使你体内的糖代谢发生紊乱，患上妊娠糖尿病，危害你和胎宝宝的健康。因此，每天各种水果的摄入总量还是不要超过500克为好。

水果不能代替蔬菜

虽然水果可以补充蔬菜摄入的不足，但还是不能代替蔬菜，两者有很多不同之处。

糖分不同：大部分水果所含的碳水化合物是葡萄糖、蔗糖和果糖之类的双糖和单糖，吃后容易使血糖浓度快速上升；而蔬菜所含的碳水化合物主要是淀粉类的多糖，不会使血糖发生较大的波动。

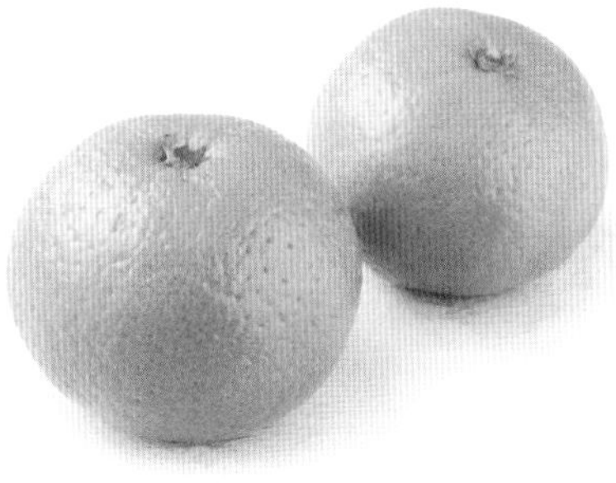

水果不能无节制地乱吃，每天最多不要超过500克。

纤维不同：水果所含的膳食纤维主要是果胶、纤维素和半纤维素；而蔬菜类所含的膳食纤维主要是纤维素、半纤维素和木质素，这些粗纤维能刺激肠蠕动，防治便秘。

一句话提醒

最好不要在晚上睡觉前吃水果，以免充盈肠胃，影响睡眠。

1个月 第1周 第2周 第3周 第4周
2个月 第5周 第6周 第7周 第8周
3个月 第9周 第10周 第11周 第12周
4个月 第13周 第14周 第15周 第16周
5个月 第17周 第18周 第19周 第20周
6个月 第21周 第22周 第23周 第24周
7个月 第25周 第26周 第27周 第28周
8个月 第29周 第30周 第31周 第32周
9个月 第33周 第34周 第35周 第36周
10个月 第37周 第38周 第39周 第40周

第81天

（第12周第4天）

预防并淡化妊娠斑、妊娠纹的秘密

妊娠纹和妊娠斑的形成

妊娠纹：孕期受荷尔蒙的影响，腹部不断增大，会使皮肤的弹力纤维与胶原纤维因外力牵扯而受到不同程度的损伤或断裂，皮肤变薄变细，腹壁皮肤出现一些宽窄不同、长短不一的粉红色或紫红色的波浪状花纹。这些花纹在产后会逐渐消失，留下白色或银白色的有光泽的妊娠纹。孕5~6月时，大腿上部、腹部和乳房容易出现妊娠纹。

妊娠斑：也叫黄褐斑或蝴蝶斑。是由于孕期脑垂体分泌的促黑色素细胞激素增加，以及大量孕激素、雌激素的作用，致使皮肤中的黑色素细胞的功能增强并产生色素沉淀。产后数月皮肤上的色素沉着颜色会变浅，并最终消失，也有可能消退不全，留下淡淡的茶色痕迹。

对抗妊娠纹的方法

1. 适当吃一些富含胶原蛋白和弹性蛋白的食物，如猪蹄、猪皮、动物蹄筋和软骨等，以增加皮肤的弹性。

2. 使用专业的托腹带承担腹部的重力负担，以减轻对皮肤的过度延展拉伸。

3. 从怀孕初期开始就坚持在身体较易出现妊娠纹的部位，如大腿内侧、腰臀部、腹部和乳房进行按摩，以增加皮肤、肌肉的弹性，并保持血液循环的通畅。

配合按摩的按摩油可以选用橄榄油、加入美容用的维生素E油的婴儿油，或者专门用来预防或消除妊娠纹的妊娠霜。

妙招“击退”妊娠斑

1. 不要服用安眠药，否则会导致脸部出现黄褐斑。

2. 洗脸时，冷水和热水交替使用，以促进面部血液循环，降低妊娠斑出现概率。

3. 多吃富含维生素C的蔬菜水果，如番茄、猕猴桃等。维生素C能够防止色素沉淀，美白皮肤。

4. 夏季外出时，要带上遮阳帽或涂抹相对安全的物理防晒霜，避免阳光直射面部，加重妊娠斑。

5. 自制祛斑面膜。冬瓜适量，去皮捣烂，加入一个蛋黄、半匙蜂蜜，搅匀敷面20分钟；黄瓜磨成泥，加入一匙牛奶和面粉，调匀敷面，20分钟后洗净脸部。

一句话提醒

坚持适当的体育锻炼可以增加皮肤弹性，让皮肤处于一个良好状态中，这将有助于皮肤承受孕期的变化，减少妊娠纹和妊娠斑的发生。

第82天

（第12周第5天）

白带增多了，细心呵护私密部位

白带增多是正常现象

怀孕期间，体内激素分泌增多，刺激子宫腺体增生，阴道上皮细胞及宫颈腺体分泌旺盛，再加上胎宝宝的增大对骨盆等组织的压迫，出现血管和组织充血，阴道分泌物就会增加。

局部清洁很关键

1. 经常用干净的温开水冲洗外阴，清洗用的盆具要专用，不能用来洗别的东西。每次用完后将盆洗净擦干，收在干燥通风的地方。

2. 选择面料柔软、透气、吸汗的内裤，最好是棉质的，较不容易引起皮肤过敏。另外，内裤边缘不能太紧，以免紧勒下腹部及大腿根部，引起血流不畅。保持内裤的清洁卫生，每天更换，并单独手洗。先用开水或消毒液浸泡清洗内裤，然后在阳光下暴晒干燥，最好不要阴干。

3. 不要经常使用护垫，否则会透气不良，容易滋生细菌。

通过白带检测你的健康

正常的白带无臭味，呈无色透明如蛋清样，也不会引起瘙痒。如果白带性状、气味改变，就很可能是患上了某种妇科疾病。为了方便判断白带的颜色及状态，最好穿浅色的内裤。

→如果白带较多、气味难闻或阴部瘙痒，就应该怀疑是否被真菌或细菌感染。

穿着柔软、透气的纯棉内裤，呵护私密部位。

→如果白带恶臭并呈水状，阴部瘙痒或疼痛，可能感染了滴虫。

→如果白带呈脓样且气味难闻，可能感染了衣原体。

→如果白带呈豆腐渣样，且伴有外阴瘙痒及烧灼样疼痛感，则是感染霉菌性阴道炎的症状。多为白色念珠菌感染。

→如果白带呈黄色，质黏如脓涕，则多见于宫颈糜烂、慢性宫颈炎等。

一句话提醒

一旦发现白带性状、颜色、气味出现异常，应及时去医院就诊，以免影响到胎宝宝的健康发育和你自身的健康。

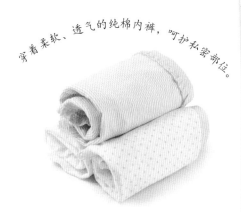

第83天

（第12周第6天）

妊娠反应就要过去

◆ 孕吐的感觉到底要持续多久

对大部分孕妈妈而言，孕吐症状通常开始于怀孕第3周的后期，在第3个月快要结束时，症状减轻。但不要太寄希望于这3个月结束后，就完全不会孕吐。在怀孕3个月之后，部分孕妈妈还是会有程度不一的恶心呕吐症状。

对待孕吐，在心理上，你可以期待怀孕过程一天比一天更好，舒服的日子会越来越多，不舒服的日子会越来越少，因为妊娠反应和你的心理有很大的关系，与你的情绪和饮食也有关系，当你感觉妊娠反应难以忍受时，应该做的就是让自己快乐起来，要相信不适很快就会过去。

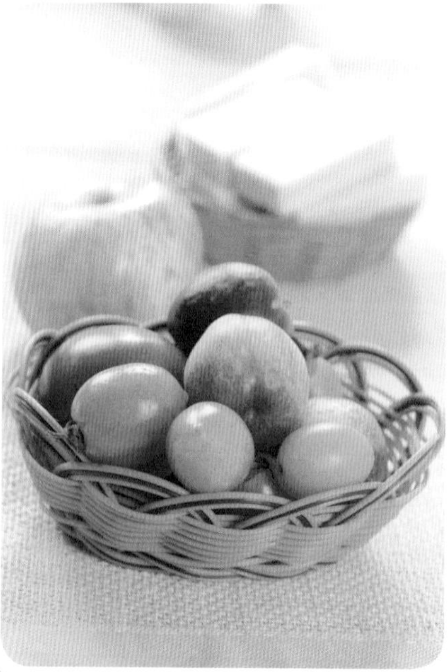

准备一些让自己觉得舒服的食物放在身边，随时补充。

◆ 吃你喜欢吃的食物

当早孕反应导致身体不舒服时，先把每日均衡摄取营养的守则丢到一边吧，因为只要能让孕妈妈感觉舒服和提供精力的食物，多数都对胎宝宝有益，身体不舒服时，没有什么食物是好的或者坏的，你可以尽量吃些你想吃的，能让你感觉舒服一点的东西，在饮食方面，最后考虑的才是食物的营养成分。

也许有时候你摄取了过多的糖分、过多的蛋白质，也许你只是吃了一些让你舒服的食物，但是你会惊讶地发现，即使这样吃了1周，1个月，这些食物也没有让你的营养状况失去平衡。

因此，如果你不停地恶心，那就准备一些让你觉得舒服的食物放在身边，随时补充一点，等觉得身体舒服了，再来考虑营养均衡的问题也不迟。

一句话提醒

平时吃饭快的孕妈妈，在进食时要尽量减慢速度，最好能细嚼慢咽，如果狼吞虎咽，可能会导致胃部不适，引发恶心呕吐。

第84天

（第12周第7天）

职场孕妈常见权利问题Q&A

Q 单位有理由以怀孕为借口辞退我或降低我的工资标准吗？

A 《中华人民共和国妇女权益保障法》第二十七条：任何单位不得因结婚、怀孕、产假、哺乳等情形，降低女职工的工资，辞退女职工，单方解除劳动（聘用）合同或者服务协议。

Q 我进行产前检查的时间算入劳动时间吗？

A 《女职工劳动保护规定》第七条：怀孕女职工依照医务部门的要求在劳动时间内进行产前检查，应当算作劳动时间，按出勤对待。

Q 单位安排我加班，我有权利拒绝吗？

A 《女职工劳动保护规定》第七条：女职工在怀孕期间，所在单位不得安排其从事国家规定的第三级体力劳动强度的劳动和孕期禁忌从事的劳动，不得在正常劳动日以外延长劳动时间；对不能胜任原劳动的，应当根据医务部门的证明，予以减轻劳动量或者安排其他劳动。怀孕七个月以上（含七个月）的女职工，一般不得安排其从事夜班劳动；在劳动时间内应当安排一定的休息时间。

Q 我应该休多少天产假？

A 《女职工劳动保护规定》第七条：女职工产假为九十八天，其中产前休假十五天。难产的，增加产假十五天。多胞胎生育的，每多生育一个婴儿，增加产假十五天。

Q 我孕产期的检查费、住院费等费用，可以向单位申请报销吗？

A 根据女职工生育保险条例规定，已经参加生育保险的女职工，分娩前的检查费、接生费、手术费、住院费和药费，由社会保险机构按照一定的标准进行支付。

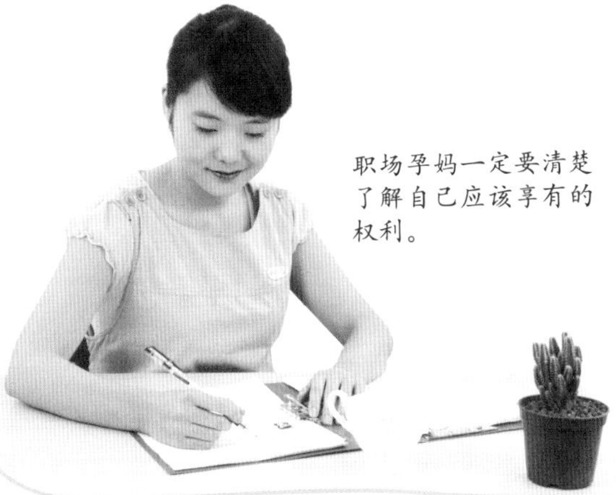

职场孕妈一定要清楚了解自己应该享有的权利。

一句话提醒

虽然怀孕了，但你还是要保持好自己的职场形象，工作要尽职尽责，不要过分以自己为中心，给领导和同事带来太多的麻烦，让自己变得不受欢迎。

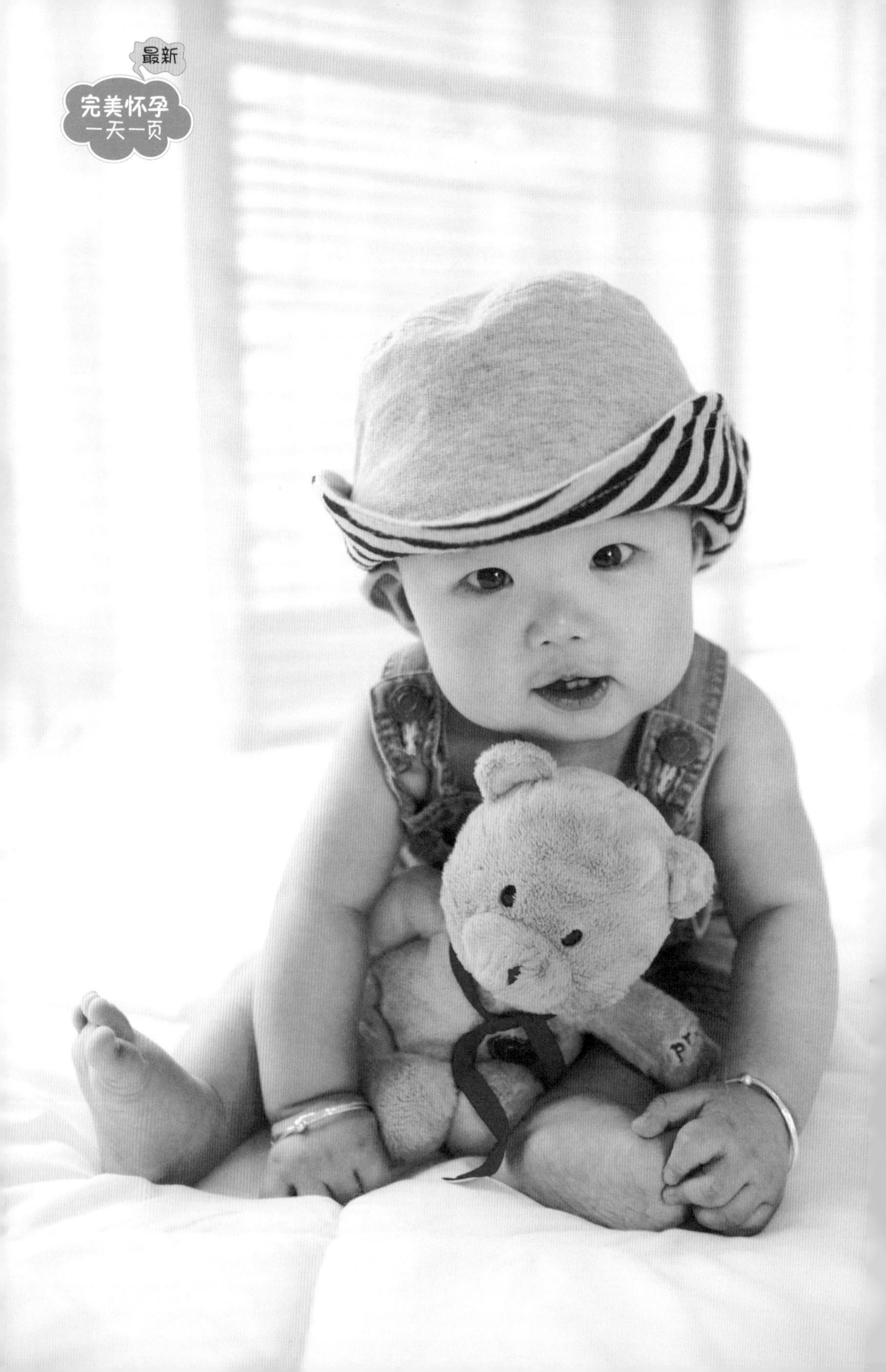

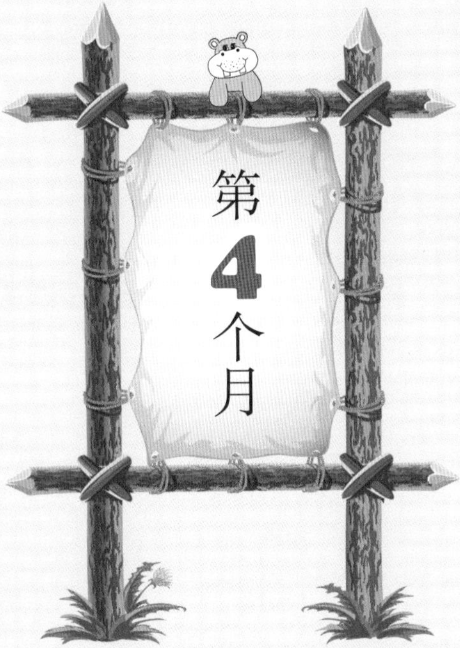

宝贝，你是公主还是王子

亲爱的，你对自己孕妈的角色是否已经适应了呢？因为早孕反应的各种症状，你的生活被搅得天翻地覆吗？噢，原谅你腹中的小宝贝吧，他是多么迫切地想要你意识到他的存在啊！谁说孕妇一定会笨拙、邋遢，无论多么狼狈，你都要把自己收拾得光鲜亮丽，骄傲地站出来证明：让你们见识见识风姿绰约、青春无敌的超级辣妈！

请你一定记住，有小宝贝作为你的坚强“后盾”，你永远不会孤单。挺直脊梁，坚定信念，大声地向全世界宣布：我不是一个人在战斗！

第85天

（第13周第1天）

宝宝能握起小拳头了

◆ 看胎宝宝正在发生哪些变化

孕中期第1天，妈妈肚子里的“天气”很好，胎宝宝的状态也不错，已经变成一个头臀长70~76毫米，体重约20克的小可爱了。

胎宝宝将脸部五官“描画”得更清晰明显了，尤其是双眼，已向脸部中央靠近。但他可能还不太会美化眼皮，眼睑仍然紧紧地粘合在一起。嘴唇炫耀着自己的新本领，兴奋地一张一合。牙槽形成了，安心等待着乳牙“入住”。脖子也强壮起来，尽管很辛苦，但足以支撑大头了。皮肤褪去了透明的薄纱，悄悄变红了。骨骼和肌肉结合，力量更强大了，它们帮助手指与手掌握紧、脚趾和脚底弯曲。

胎宝宝的根据地——胎盘更稳固了，它通过脐带为胎宝宝源源不断地输送营养。内脏掀起了“工作”热潮，肝脏不断分泌胆汁，胰腺也开始产生胰岛素。大脑神经元迅速增多，决定宝宝聪明与否的神经突触形成。

本周要事提醒

1 进入相对稳定的孕中期，流产的可能性大大减少，你可以适当地锻炼，这对胎宝宝的生长很有利。

2 性生活可以“解禁”了，但要注意时间、次数和姿势等问题（参考第91天内容）。

3 如果条件允许，现在可以去参加孕妇培训班了。学习各种孕育知识，还可以结识一些孕妈朋友，大家一起互动，帮你度过情绪焦躁波动期。

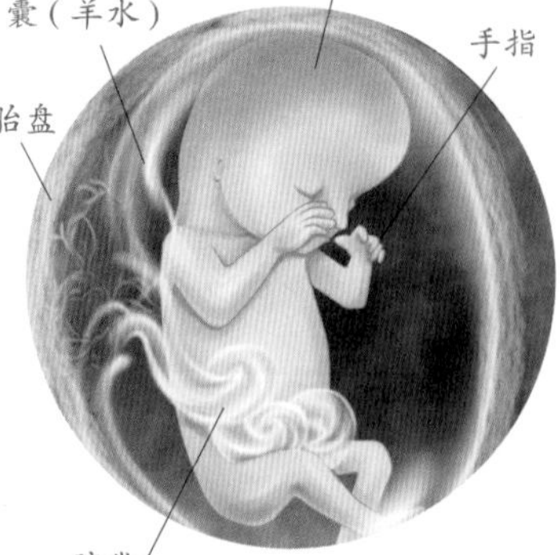

胎宝宝的双眼已经向脸部中央靠近，五官发育得更清晰了。

第86天

（第13周第2天）

孕中期的饮食结构金字塔

“少量多餐”为基础

早孕反应严重的孕早期已经过去，这段时间你的胃口大开，每餐的食量可能会有所增加。但是随着孕期的进展，子宫增大移至腹腔会挤压胃部，每餐后容易出现胃部胀满感。因此你最好适当减少每餐的摄入量，以减轻消化系统的负担。同时可以用增加每日进餐次数来弥补每餐进食量的不足。

增加主食摄入

你也许会认为改善孕中期饮食结构主要是多吃鱼、肉等动物性食品，但动物性食品并不是经济有效的热能供给来源。孕中期是胎宝宝迅速增长的时期，你需要大量的热能来满足胎宝宝的需求，这就需要通过增加主食的摄入量予以满足。充足的主食能够保证热能供给，节省蛋白质，保障胎宝宝组织增长。

保证足量植物油

孕中期胎宝宝机体和大脑发育速度加快，需要及时补充脂质和必需脂肪酸。这就需要你增加烹调所用的植物油的量，如大豆油、花生油、橄榄油。另外，还可以适量吃一些花生、核桃、芝麻、葵花籽等油脂含量较高的食物。

适量食用动物内脏

处于孕中期的你对铁、核黄素、叶酸、维生素A等营养素的需求量明显增加，而动物内脏中不仅含有丰富的优质蛋白质，还含有某些维生素和无机盐，可以补充其他食物中的含量不足。因此，建议你每周吃一次动物内脏，以肝脏为最佳。

一句话提醒

烹制动物内脏时，最好将整个内脏用较长时间高温高压焖煮，使其彻底煮烂煮透，最大限度地杀死其中的寄生虫、虫卵和病菌。

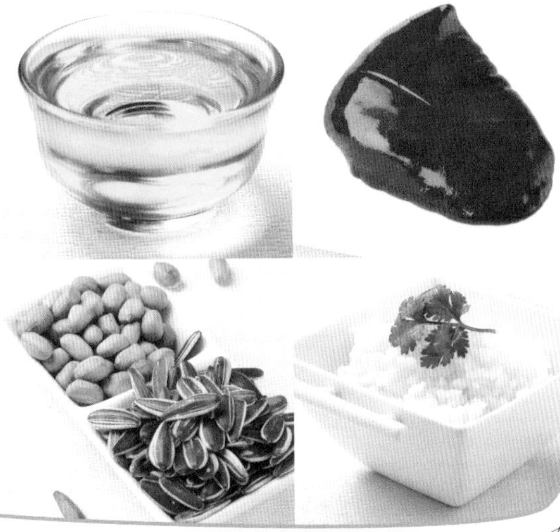

第87天

（第13周第3天）

孕妈营养从早餐开始

◆ 不吃早餐危害多

1. 易患低血糖： 早餐是大脑一整天活动的能量之源，如果不吃早餐，体内就没有足够的血糖以供消耗，会导致血糖值迅速降低，使你感到倦怠、疲劳、精力无法集中、反应迟钝。

2. 危害消化系统： 不吃早餐，胃酸及各种消化酶就会“消化”胃黏膜层。久而久之，细胞分泌黏液的正常功能就会遭到破坏，很容易造成胃炎、胃溃疡等消化系统疾病。

3. 出现便秘： 在三餐定时情况下，人体内会自然产生胃结肠反射现象，促进排便。如果长期不吃早餐，胃结肠反射作用可能就会失调，于是产生便秘。

◆ 营养早餐这样吃

★ 7~8点吃早餐

早餐吃得太早或太晚都不行。因为夜间睡眠时，人体大部分器官都得到了充分休息，只有消化器官仍在消化吸收晚餐存留在胃肠内的食物，到凌晨才真正进入休息状态。如果早餐吃得太早，就会影响胃肠道的休息；吃得太晚，就和午餐间隔时间太短，影响午餐进食量。

★ 早餐前1杯水

经过一夜的睡眠，你的身体丢失了大量的水分，起床后不要着急吃早餐，先喝1~2杯温开水，为细胞补充水分，降低血黏度，促进排便，并能刺激肠胃进入工作状态。

★ 兼顾各类营养

合理的早餐应包括碳水化合物、蛋白质、维生素和矿物质等几类营养。

碳水化合物： 谷类食物一般都富含碳水化合物，如馒头、面包、面条、包子、米粥、麦片等。

蛋白质： 牛奶、酸奶、豆浆、鸡蛋、肉类等都含有丰富的蛋白质。

维生素和矿物质： 富含维生素和矿物质的食物有各种新鲜蔬菜、水果或果汁。

◆ 营养早餐食谱举例

例1： 面包2片、牛奶麦片粥1碗、火腿2片、生菜番茄沙拉1小碗。

例2： 胡萝卜肉包1个、煮鸡蛋1个、菠菜粥1碗、苹果半个。

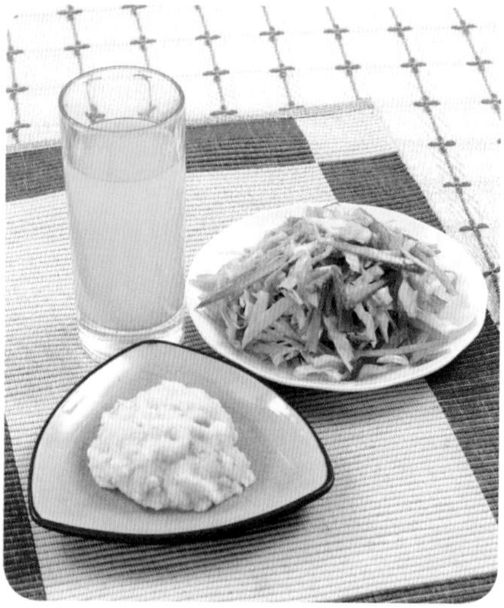

早餐不但要吃，而且要吃好。

第88天

（第13周第4天）

吃工作餐要“挑三拣四”

筛选一下你的工作餐

工作餐是为普通人设计的，不可能对你进行特殊照顾。因此，你在拿到工作餐时要秉持“挑三拣四”的原则对其内容进行筛选，丢弃以下这些对孕期不利的食物。

油腻的食物：油腻的食物不易消化，会加重早孕反应的症状，如肥肉和炸鸡翅等油炸食品。

刺激性食物：刺激性食物容易刺激胃黏膜，加重怀孕末期的胃灼热感，如辣椒、咖喱、芥末等。

生冷食物：如生鱼片、生肉等，容易感染弓形虫等疾病。

过度加工的食物：加工食品往往添加了大量的盐和糖，对你的健康不利，如酸菜、咸菜等。

浓茶和含咖啡因的饮料：浓茶中的单宁酸会与铁结合，降低铁的正常吸收率，易造成缺铁性贫血。可乐等含咖啡因的饮料会通过胎盘影响胎宝宝心跳及呼吸。

工作餐营养大升级

1. 自带健康零食：你可以自备一些零食，如水果、面包、牛奶、坚果等，饿了就吃，不必非要等到午餐时再吃。为了弥补工作餐中新鲜蔬菜的不足，你可以在饭前30分钟吃个水果，以补充维生素的缺乏。

2. 营养美味自己做：你可以在前一天晚上或当天早晨在家里提前做好一些菜品，如煎几块带鱼、切几片熟牛肉、拌一碗水果蔬菜沙拉，用保鲜盒密封，带到单位加入午餐中，这样工作餐的营养就丰富多了。

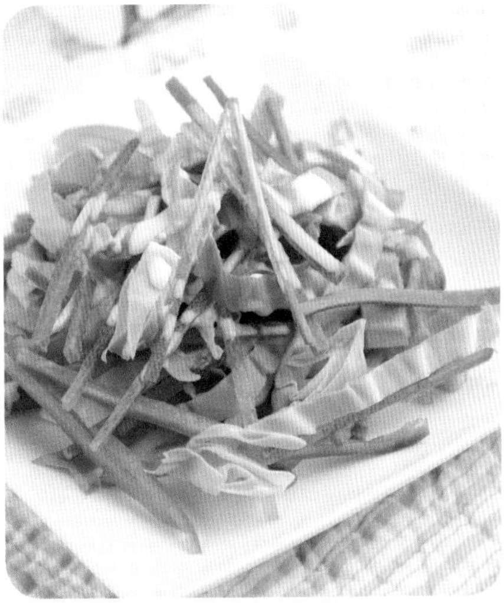

带一份蔬菜水果沙拉去上班，丰富你的工作餐。

3. 和同事“拼菜”：如果你受够了盒饭，那么干脆“鼓动”几个同事一起到外面的餐馆“拼菜”吃，这样可以多点几个菜式，荤素搭配，营养更均衡，而且也更经济实惠。

一句话提醒

无论是在单位吃盒饭还是到外面饭店吃饭，你都要注意卫生状况，最好自带餐具，不用一次性碗筷。

第89天

（第13周第5天）

勤刷牙、勤漱口，把好宝宝健康第一关

别让这些牙病在孕期加重

1. **龋齿**：孕期症状会加重，不及时治疗可引起牙髓炎或根尖炎，影响进食。同时，龋齿病菌可能会传播给胎宝宝，其日后龋齿的概率会增大。

2. **牙龈炎和牙周炎**：孕前有此炎症者孕期病情会加重，牙龈会出现增生，个别的还会增生至肿瘤状，生出早产儿和低体重儿的概率也会增加。

3. **智齿冠周炎**：孕期会加重，严重时会造成面部肿胀、呼吸困难、吞咽困难等。

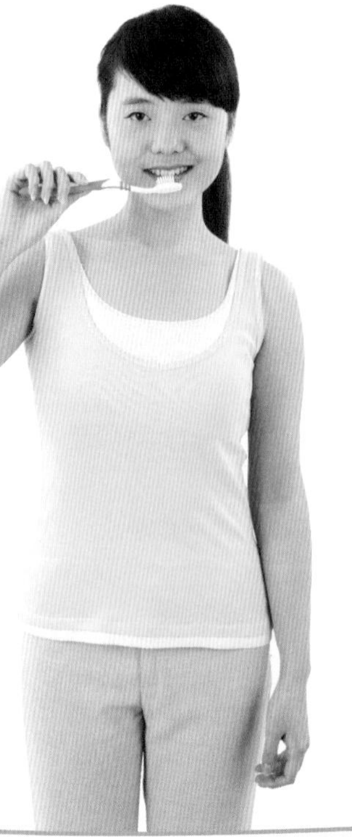

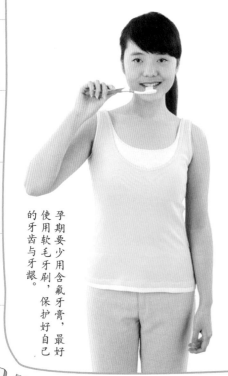

孕期要少用含氟牙膏，最好使用软毛牙刷，保护好自己的牙齿与牙龈。

口腔保健4条守则

1. 每次进餐后都要漱口，每天至少刷2次牙，早晚各1次。

2. 养成使用牙线作为辅助方式清洁牙齿的习惯。牙线可以进入牙缝间，清除使用牙刷无法去除的牙菌斑和食物残渣。

3. 如果你患有龋齿，可以选用抑制细菌的牙膏，或服用适量的维生素D，维生素D具有抗菌及限制釉质无机盐排出的作用。

4. 使用不含蔗糖的口香糖清洁牙齿，如木糖醇口香糖。每次饭后咀嚼1片，对于牙齿和牙龈健康很有帮助。

少用含氟牙膏

市售的牙膏多数都含氟。我国的华北、西北、东北和黄淮平原等地区的水源中含氟量较高，如果在这些地区使用含氟牙膏，会导致氟摄入过量，发生氟中毒。孕妈氟中毒，可能会影响胎宝宝大脑神经元的发育。为了避免氟中毒，每次使用牙膏的量控制在1克左右，即挤出的膏体约占牙刷头的1/3或1/4即可。

使用软毛牙刷

你的牙龈部位毛细血管较脆弱，不宜使用硬毛牙刷，以免损伤牙龈，引起疼痛、出血，严重的还会引发牙龈炎，影响进食。而软毛牙刷弹性好，既可以深入龈缘以下及邻面间隙去除牙菌斑，还可以减轻对你的牙龈伤害。

第90天

（第13周第6天）

孕中期游泳要注意什么

孕中期游泳，水的浮力可以帮助减轻身体负担和关节的负荷，让肌肉放松，而且游泳有消除水肿、缓解静脉曲张的功能。对胎宝宝来说也有好处，因为游泳能促进血液循环，以便于母体能为胎宝宝输送更多的营养物质，更顺利地帮助胎宝宝排出废物。事实证明，经常游泳的孕妈妈顺产的概率很高。不过孕中期游泳也不是肆无忌惮的，有很多需要注意的事。

◆ 游泳的环境要严格要求

如果孕妈妈体质较差，如果水质也差，则感染妇科炎症就麻烦了，所以要选择高水准的游泳馆，如果游泳馆有为孕妈妈辟出的专门区域，并配备有专业的陪护人员更好。游的时候，要保护肚子，不要被碰撞到，并尽量待在浅水池，少与别人接触。

◆ 游泳时间控制好

游泳的时段要合适，人少的时段去是最好的，另外游泳次数和时间要控制，每周1~2次，每次20~30分钟即可，游完之后不能感觉太劳累。

◆ 游泳的动作要平和

游泳时要注意不能压迫到腹部，姿势比较重要，蛙泳相对简单，比较适合孕妈妈，还有仰泳也比较适合，在水中漂浮、轻轻打水，可以缓解腰痛，激烈的动作像跳水、蝶泳在这个时候一定要避免。其实，即使不是正规游泳，只在水中做行走、划水、抬腿等动作，水流的按摩也可以让孕妈妈的身体充分放松，达到锻炼目的。

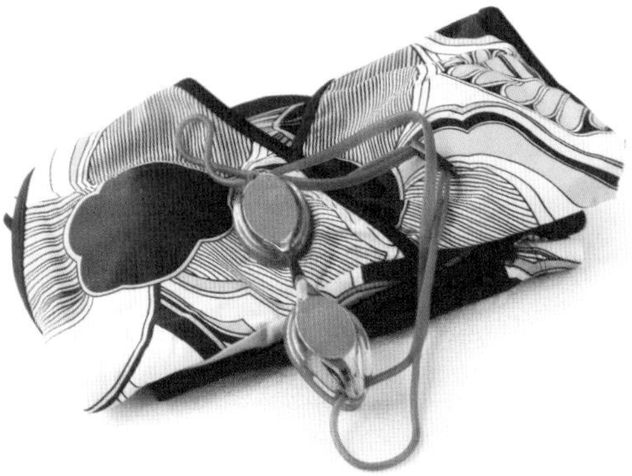

一句话提醒

游泳是最适合孕中期的运动，到了孕晚期就不能继续了，否则一旦羊水早破，很容易引起感染。

1个月 第1周 第2周 第3周 第4周 2个月 第5周 第6周 第7周 第8周 3个月 第9周 第10周 第11周 第12周 4个月 第13周 第14周 第15周 第16周 5个月 第17周 第18周 第19周 第20周 6个月 第21周 第22周 第23周 第24周 7个月 第25周 第26周 第27周 第28周 8个月 第29周 第30周 第31周 第32周 9个月 第33周 第34周 第35周 第36周 10个月 第37周 第38周 第39周 第40周

第 91 天

（第 13 周第 7 天）

孕中期甜蜜性事悄悄说

◆ 孕中期性生活优势多

这一时期胎宝宝已经在子宫中稳固地“安营扎寨”，子宫中有胎盘和羊水作为屏障，可以缓冲外界的刺激，使胎宝宝得到有效的保护，比较不容易流产。性生活带来的一定程度的子宫收缩，对胎宝宝也是一种锻炼。和谐的孕期性生活，可以让你心情愉快、情绪饱满，这对胎宝宝也是一种良好的情绪胎教。

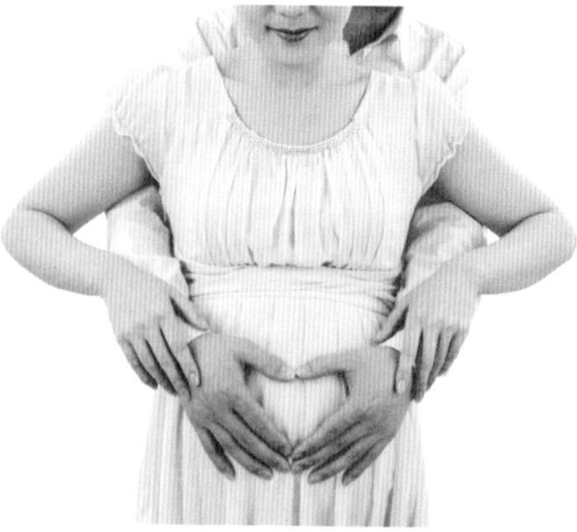

肚子里的小宝宝需要孕妈和准爸一起细心呵护。

◆ 选用安全性爱姿势

如女上男下式、侧入式、后入式等，都属于相对比较安全的性爱姿势。

◆ 4 点注意事项

1. 控制次数和时间。每周 1~2 次，每次最好不要超过 20 分钟。

2. 注意个人卫生。尤其是准爸，一定充分清洁双手和生殖器，以免使孕妈发生细菌感染。

3. 准爸的动作一定要温柔，不要压迫孕妈的腹部，前戏不能太激烈，还要避免过度刺激孕妈的乳房和阴道。

4. 不要勉强。在性爱的过程中，如果孕妈感到十分疼痛，就要暂停，等到肿胀感消失后再继续，但如果还是感到疼痛，就应停止，不可勉强为之。

◆ 这些情况下，严禁性生活

1. 孕妈有流产史，在本次妊娠流产危险期过去前，最好不要过性生活。

2. 准爸患有性病或孕妈阴道发炎，在彻底治愈前禁止性生活。

3. 子宫收缩太频繁或子宫闭锁不全，可能会导致流产或早产，应避免性生活。

4. 发生早期破水情况时，禁止性生活，以免病菌感染胎宝宝。

一句话提醒

孕期过性生活，虽然不用担心会怀孕，但也要使用避孕套。一是避免精液刺激子宫发生收缩，二是防止准爸生殖器上的细菌感染你的阴道。

第92天

（第14周第1天）

宝宝身上开始长胎毛了

看胎宝宝正在发生哪些变化

14周时胎宝宝头臀长达到85~92毫米，体重30~43克，他兴奋地宣布："妈妈，我又长大了！"

本周胎宝宝的所有基本构造（包括内部的和外部的）都已经形成，尽管仍然非常小，但"麻雀虽小，五脏俱全"。身体的生长速度超过了头部，"头重脚轻"的情况马上将要得到改善。胳膊和腿四兄弟好像出现了分歧，胳膊已经比较灵活，但腿的发育明显落后了，还要一段时间才能够比例协调。手指妹妹画上了指纹来装饰自己，别小看了细细的指纹，它可是皮肤的传感器呢。

胎宝宝的面部表情丰富起来，能够斜眼、皱眉和做鬼脸。手也能更灵活地抓握，还会把手指头放在嘴里吮吸。他是不是饿了呢？别误会，这是大脑指挥官在为正式传递命令做"练习"。如果胎宝宝是个女孩，她会最先将藏有约200万个卵子的卵巢展示给你，无声地宣布："我是个小公主哦！"

告诉你个秘密，本周胎宝宝的全身会长出非常细小的绒毛，叫做"胎毛"，这是胎宝宝独家拥有的，出生后胎毛就会逐渐消失。

本周要事提醒

如果你之前没有做过产检，现在开始第一次产检也不晚。

如果你想将宝宝出生后刮下来的胎毛做成胎毛笔，就提前咨询一下。

从本周开始你可以对胎宝宝按部就班地进行胎教了，抚摸胎教和音乐胎教都可以使用。

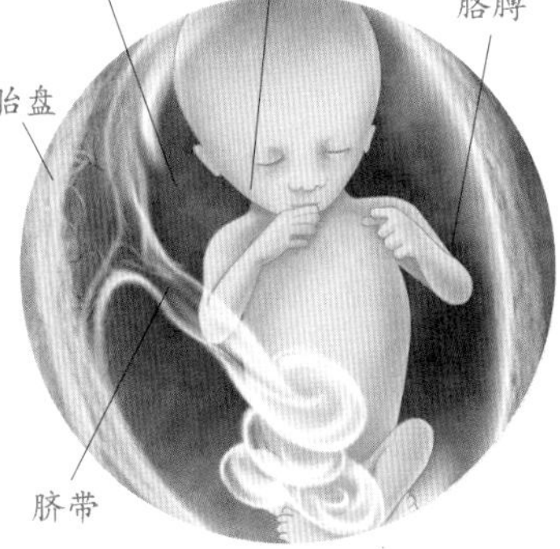

胎宝宝身上覆盖了一层细细的胎毛。

第93天

（第14周第2天）

孕事乐读：推算一下宝宝的血型

◆ ABO血型系统

人的血型可分为4种类型，分别为A型、B型、AB型和O型，统称为ABO血型系统。红细胞含A抗原和H抗原的血叫A型血；红细胞含B抗原和H抗原的血叫B型血；红细胞含A抗原、B抗原和H抗原的血叫AB型血；红细胞只有H抗原的血叫O型血。

◆ 血型遗传关系

血型是有一定遗传规律的，千百年来已经形成了一个固定的遗传模式。根据你和老公的血型，就可以推测出你们的宝宝是什么血型（见下表）。有关母婴血型不合引起溶血症的知识，请参考本书第98天的内容。

◆ 血型与性格

O型：善恶分明，喜欢洞悉全局，固执，有很强的团队精神。

A型：善于协调，具有牺牲奉献精神，喜欢掩饰自己的内心，不轻易相信人。

B型：乐观积极，个性爽朗，开门见山，行动力强，有同情心，善交际。

AB型：开朗乐观，能与人和睦相处，但有时又阴晴不定，尖锐犀利。

一句话提醒

AB型血的人可以接受任何血型的血液输入，被称作万能受血者；O型血可以输给任何血型的人，被称作万能输血者。

父母血型	子女可能有的血型	子女不可能有的血型
A+A	A,O	B,AB
A+B	A,B,AB,O	无
A+AB	A,B,AB	O
A+O	A,O	B,AB
B+B	B,O	A,AB
B+AB	A,B,AB	O
B+O	B,O	A,AB
AB+AB	A,B,AB	O
AB+O	A,B	AB,O
O+O	O	A,B,AB

第94天

（第14周第3天）

精油和香水，咨询清楚再用

香水是胎宝宝的“杀手”

香水中含有人工麝香等大量的化合物。人工麝香作为一种高级香料，具有扰乱人体内分泌及影响荷尔蒙正常发挥作用等副作用。怀孕后，你的体内激素发生变化，更容易对香水过敏，而且其中的化合物还有可能影响胎宝宝日后的生育能力，增加宝宝成年后患不孕不育症的危险。香水中的化学物质极容易通过皮肤被处在重要生长发育过程中的胎宝宝吸收，对胎宝宝造成极其不良的影响，严重的还有可能导致流产。

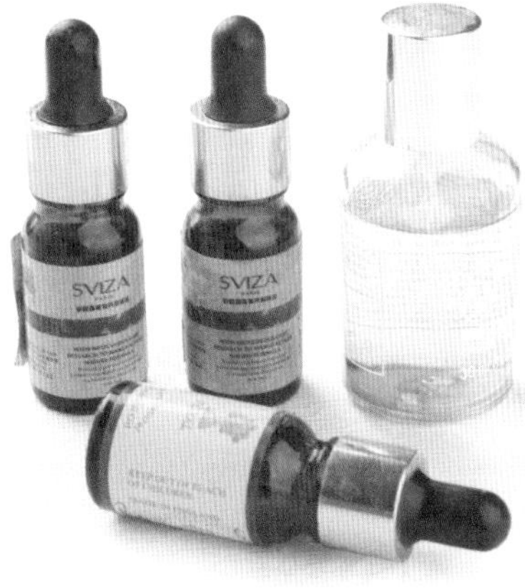

长期使用香水或精油，可能导致流产。

谨慎使用精油

高纯度的精油，分子极其微小且一般具有轻微的毒性，经皮肤渗入到体内，很容易伤害到代谢系统和吸收系统敏感的你和胎宝宝。而且有些精油具有活血通经的疗效，如果你使用了这类精油，很有可能导致流产。

因此，你最好不要使用精油，如果想要使用，最好向专业人士咨询各种精油的功效、使用禁忌及安全剂量，以免因使用有误而引起不良后果。

严禁使用的精油：鼠尾草、玫瑰、洋甘菊、茉莉、薄荷、迷迭香、马郁兰等。

可以使用的精油：橙花、橘子、柠檬、天竺葵、茶树、葡萄柚等。

你可以使用小麦胚芽油、酪梨油、杏仁油等来进行按摩，这些油里不含精油，相对比较安全。

一句话提醒

香水具有一定的挥发性，你要将家里的香水密封起来，放在平时不易接触到的地方，彻底杜绝香水“污染”。同时还要避免“二手香水”，尽量避开喷涂香水的人。

第95天

（第14周第4天）

孕妈眼睛易干涩，小窍门来帮忙

◆ 泪液减少致眼干

眼睛干涩的现象多发生在孕晚期，主要是因为你的眼睛水液层分泌不足，结膜杯状细胞受荷尔蒙的影响而减少，导致黏液素层分泌减少，破坏了泪液膜的均匀分布。另外，怀孕期间眼睑的水肿使眼睑容易发炎，使油脂层的分泌遭到破坏，导致泪液膜中的水液层更易蒸发。泪液膜量的减少以及质的不稳定，造成了眼睛干涩的症状。

◆ 隐形眼镜暂时别戴了

如果你的眼睛近视，那么在怀孕期间就不要配戴隐形眼镜了，因为隐形眼镜会增加角膜的缺氧程度，加重干涩症状。另外，由于泪液分泌减少，眼球表面的润滑度降低，长时间佩戴隐形眼镜，眼睛黑白交接处可能会产生新生血管，容易引发“眼球血管增生症”。

配戴框架眼镜的时间也不要过长，工作需要时和看电视时可以戴上，平时尽量不要戴眼镜。

◆ 眼药水不能随意用

普通的眼药水中一般都含有氯霉素、金霉素等化学物质，这些物质对胎宝宝存在潜在的危害，如氯霉素具有严重的骨髓抑制作用，使用后可能导致新生儿产生严重的不良反应。像润洁滴眼液就在说明书中标明了“孕妇忌用”的字样。

如果眼睛干涩得厉害，你可以选用相对比较安全的红霉素类眼药水，但一定要遵循医生的指导和建议。

◆ 以食护眼

富含维生素A和维生素C的食物是预防眼睛干涩的食补良方，你平时可以多吃一些胡萝卜、番茄、红枣，以及黄绿色蔬菜。

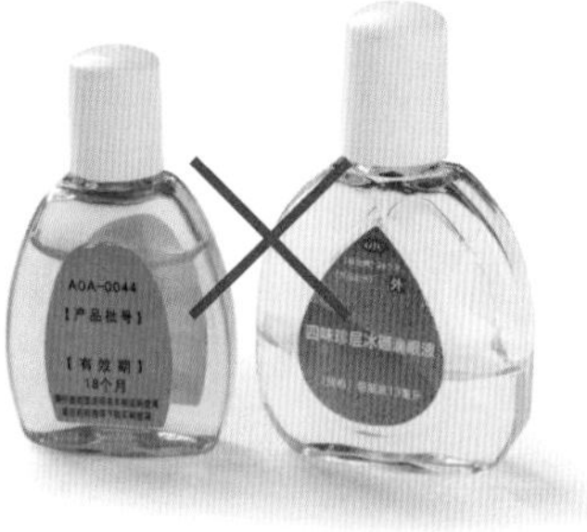

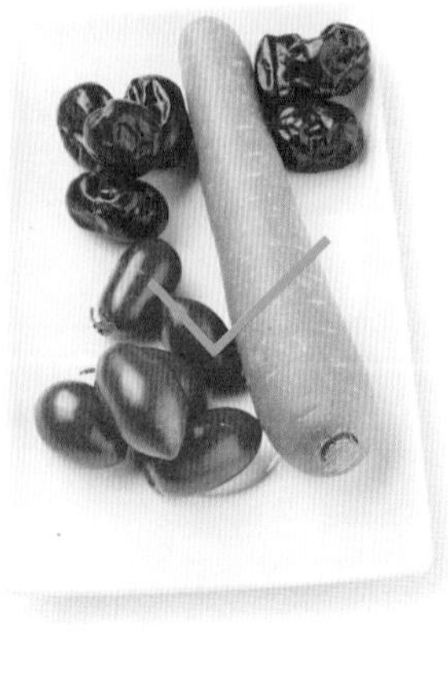

第96天

（第14周第5天）

关于生育保险你应该知道的

什么是生育保险

生育保险是国家通过社会保险立法，对生育职工给予经济、物质等方面帮助的一项社会政策。国家通过向生育女职工提供生育津贴、产假以及医疗服务等方面的待遇，保障她们因生育而暂时丧失劳动能力时的基本经济收入和医疗保健，帮助她们恢复劳动能力，重返工作岗位。生育保险及其相关规定体现了国家和社会对女性在生育这一特殊时期的支持和爱护。

生育保险的申领

如果你符合计划生育政策，属于计划内怀孕，就可以携带以下证件或资料到就近的社保中心申领生育保险待遇：

1. 你的身份证原件及复印件。

2. 你和准爸的结婚证原件及复印件。

3. 你和准爸的户口簿（集体户口的，携带户籍所在地公安部门出具的户籍证明）或《独生子女证》或《独生子女光荣证》原件及复印件。

4. 医疗机构出具的《生育医学证明》原件及复印件。

5. 带有转账功能的实名制活期存折原件及复印件。

如果你所在的单位负责交纳生育保险，你就不需要自己到社保中心申请了，会有专人负责办理生育保险的申领和报销等相关事宜，有什么具体问题你直接和他（她）交涉就可以。

参加生育保险可享受的待遇

1. 怀孕期间和分娩时所需的检查费、接生费、住院费、药费及出院后因生育引起的疾病的医疗费由生育保险基金支付，超出规定的医疗服务费和药费由本人承担。

2. 产假期间的工资、奖金及福利等待遇由社保中心按照核定的缴费基数以报销生育津贴的形式发放给你。

一句话提醒

只有符合生育保险规定的药品、诊疗项目和医疗服务设施项目才能够报销，所以你一定要提前向社保中心或医院咨询清楚。

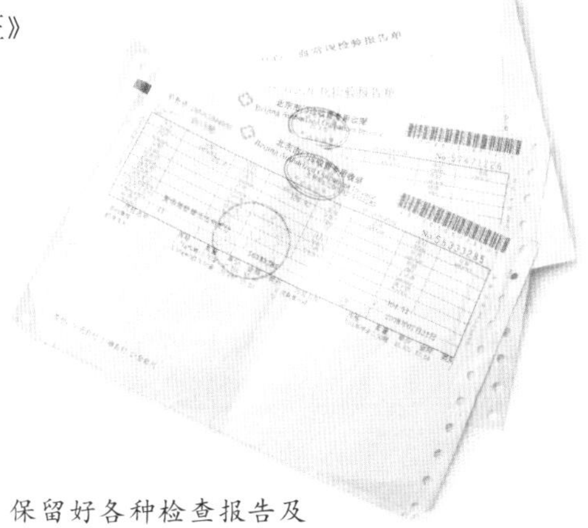

保留好各种检查报告及收据，以备报销之用。

第97天

（第14周第6天）

孕期生活影响宝宝习性

同样的十月怀胎，一朝分娩，出生的宝宝却天差地别，这有遗传因素的影响，其实孕期中孕妈妈的生活、情绪、环境等对胎宝宝将来的性格和习性也有很大的影响。

◆ 妈妈生活规律，宝宝更活泼健康

孕期生活规律、早睡早起的孕妈妈，生出的宝宝一般都比其他的宝宝更活泼、健康，这是有道理的。因为生活规律的孕妈妈比其他孕妈妈更能获得充分的、良好的休息，这样身体就能保持充分的活力。身体活力正常，对营养摄入、情绪稳定等能更有效，而营养摄入、情绪稳定则会影响到孕妈妈的激素和血液情况，而这正是胎宝宝感受妈妈、跟外界沟通的主要手段，所以好的生活习惯能给胎宝宝提供一个更好的生长环境，为他将来形成好的生活习惯打好基础。

◆ 营养合理的妈妈，宝宝更容易安抚

研究证明，在孕期营养摄入合理、充分，情绪稳定、乐观的孕妈妈生出的宝宝更好带，不是那么敏感，很容易安抚。宝宝好安抚，妈妈就不会累，也能保有个好情绪，从而更有耐心、更有热情对待宝宝，能让宝宝体会到更深的母爱。得到母爱越多的宝宝，将来的个性就会越好。这就形成了一个良性的循环。

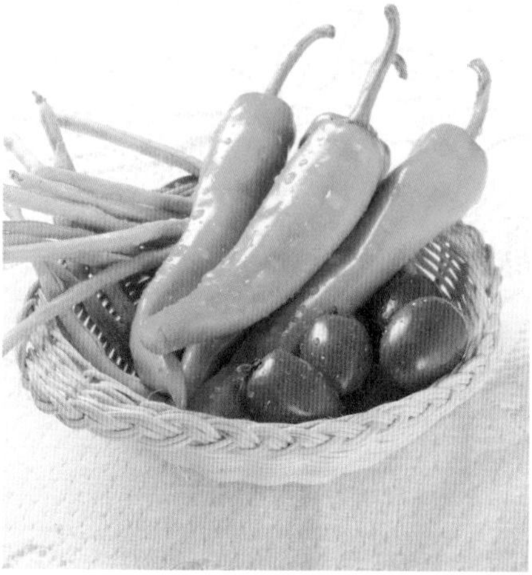

孕妈妈注意营养不偏食，宝宝出生后饮食习惯就好。

因此，要想让将来的宝宝好带，并且有个好个性和好习惯，最好先从自己的孕期着手，孕妈妈应尽量调整自己的孕期生活，让自己做个快快乐乐的孕妈妈。

一句话提醒

生活习惯的延续性较强，在孕期保持好，那么在宝宝出生后也就能坚持，潜移默化中，宝宝的好习惯、好性格也就形成了。

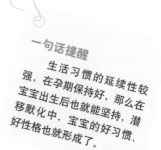

第98天

（第14周第7天）

关于新生儿溶血症

解读“新生儿溶血症”

新生儿溶血症是因为母婴血型不合而引起同族免疫性溶血，使胎宝宝在子宫内或出生后发生大量红细胞破坏，出现一系列溶血性贫血、黄疸以及其他多种疾病。症状轻的进展缓慢，全身状况影响小；严重的病情进展快，出现嗜睡、厌食，甚至发生胆红素脑病或死亡。

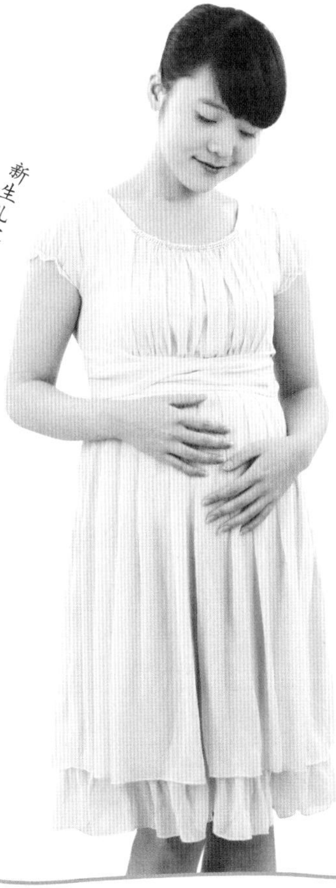

新生儿溶血症是可以控制的，孕妈妈不要太担心。

一般严重溶血主要发生在血型是Rh阴性孕妈的第二胎宝宝。ABO血型溶血一般症状轻，分娩后才能确诊。

为什么会发生ABO溶血症？

当胎宝宝由父方遗传所得的血型抗原与母亲不同时，进入母体后即会刺激母体产生相应的抗体，并通过胎盘进入胎宝宝体内，与胎宝宝红细胞发生抗原抗体反应，从而导致溶血。

ABO血型不合溶血症常发生在母亲血型为O型，父亲血型为A型、B型和AB型的情况下。举个例子来说，如果你的血型为O型，怀了由准爸遗传而来的A型血的胎宝宝，由于你的体内没有A抗原，当A型胎宝宝红细胞进入你的体内时，就会产生抗A抗体，抗A抗体进入胎宝宝体内，就会引起胎宝宝的红细胞破坏而发生溶血。

一句话提醒

ABO血型溶血症状一般很轻，只要及时对宝宝进行蓝光照射和药物治疗，病情都可以得到控制，准爸妈们不用太担心。

第99天

（第15周第1天）

在羊水中进行呼吸练习

◆ 看胎宝宝正在发生哪些变化

本周胎宝宝的发育远远超过了前几周，会经历一个小高峰。头臀长约10厘米，重约50克的小宝贝会得意地问你："妈妈，我很棒吧？"

胎宝宝的"化妆"技术进步了，会"画"出眉毛来装饰自己的眼睛了。眼睑仍然慵懒地闭合在一起，但能够感觉到光。如果你对着肚子打开手电筒，他很有可能会避开光源。躲在妈妈黑暗的肚子里这么久，他可能还一时无法适应光明的环境。腿不负众望，终于长得比胳膊长了。所有的关节已经能灵活地活动，动作范围也扩大了，会调皮地踢踢腿或把脚里外地转动。一层细细的胎毛覆盖了全身，等汗腺形成后，胎宝宝就会满头大汗地喊热了。

胎宝宝现在忙着吸入和吐出羊水，以帮助肺部气囊的发育。气管及覆盖在上面的纤毛上皮已经形成，胸部也和着节拍规律地收缩。最有意思的是胎宝宝会打嗝了，是因为吃饱了吗？当然不是，这说明他就要学会呼吸了。

本周要事提醒

1 检查血型是否为Rh阴性，如为Rh阳性则是正常的，不会出现严重的溶血反应。

2 从现在开始你会逐渐出现便秘情况，要多吃蔬菜、水果和粗粮，促进肠道蠕动，减轻便秘症状。

3 孕中期胎宝宝的营养需求增加，你可以喝一些孕妇奶粉来加强营养。

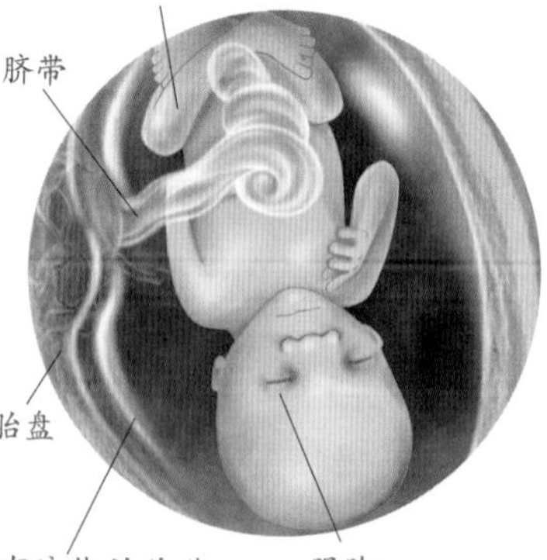

肺部功能变得强大，胎宝宝能够"呼吸了"。

第100天

（第15周第2天）

准爸支招：为孕妈把关家居健康度

适宜的居室温度

室内温度最好控制在20℃~22℃，超过25℃易使人感到烦躁不安、精神不振、头昏脑涨；低于10℃则会使你懒于活动，出现精神抑郁，不利于胎宝宝生长发育。

调节室内湿度

居室最适宜的湿度为50%左右。若相对湿度太低，你会口干舌燥、喉痛、流鼻血或便秘等；湿度太高则衣被易发潮，可引起皮肤过敏、肢体关节酸痛、水肿，甚至还会出现消化功能失调。在空气干燥的秋冬季节，可在室内放一盆水或不时在地上洒点水，也可使用空气加湿器。湿度太高时，可打开门窗通风换气以散发潮湿气体，并移去室内潮湿的东西。

给居室除螨灭蟑

蟑螂能携带的细菌病原体有40多种，螨虫的分泌物足以引起过敏性哮喘、过敏性鼻炎和虫咬性皮炎等变应性疾病，严重危害你和胎宝宝的健康。地毯、枕巾、浴室中的湿毛巾和屋子角落的灰尘中是螨虫栖息的良好场所，因此一定要注意这些日用品和卫生死角的打扫和清洗。

使用环保家具

劣质的家具中一般含有苯、甲醛、铅、汞等对人体有害的化学物质，会散发出一种刺鼻的味道，严重时会使人产生头晕、恶心、流泪、流涕等症状。如果家中有这类家具，最好不要使用。如果要购买新家具，则尽量购买真正的原木制品。另外也可在家具外面喷一层密封胶，以防甲醛气体的散发。

暂缓装修房屋

装修材料中的甲醛、苯、氨等有害物质无法在短时间内完全散发掉，会损害你和胎宝宝的健康。因此，孕期最好不要装修房子。如果要装修，则一定要选择环保、无污染的装修材料。装修之后至少要闲置3个月再入住。入住前最好能够请环保机构对新居内的空气质量进行检测，以确保达到安全标准。

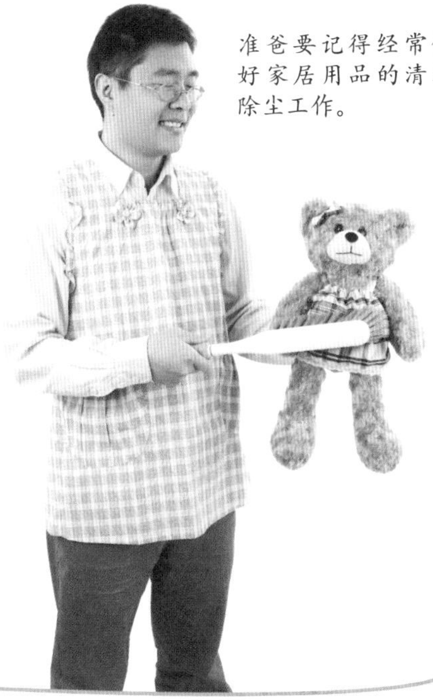

准爸要记得经常做好家居用品的清洁除尘工作。

第101天

（第15周第3天）

孕妇操：每天5分钟，孕期更轻松

◆ 做孕妇操前需要做准备吗

常做孕妇操能够增强你身体肌肉（尤其是骨盆底肌肉和会阴部肌肉）的弹性，有助于自然分娩的顺利进行，不过在做孕妇操之前，需要做一些小小的准备。

地点：可以是卧室的床上，也可以是客厅的地板上，只要安静、清洁、舒适就行。

服装：穿上宽大、舒适的衣服，以方便运动，并去除首饰等硬物，以免硌伤。

其他：旁边备好水，以便感到累时能够随时停下来休息和补充水分。注意不要在餐后马上开始进行，做操之前要排空小便。

◆ 骨盆底肌肉的锻炼

1. 平躺在床上，单膝屈起。

2. 膝盖慢慢向外侧打开，并尽量贴近床面，然后慢慢收回放下。

3. 左右腿轮流各做10次。

◆ 会阴部肌肉的锻炼

1. 直立，两腿并拢。

2. 像憋住大小便一样收缩会阴和肛门处的肌肉，保持5~10秒后放松。

3.10次为1组，每天做1~2组。

◆ 臀腿肌肉的锻炼

1. 坐在床上，两臂自然地放在身体两侧，手掌着地，面部朝两腿向前平伸，稍屈膝弓腿，脚跟着地，脚趾向上用力翘起，保持放松，小腿、脚踝、脚趾用力，深呼吸，保持10秒。

2. 保持刚才的姿势，两腿向前平伸，脚跟着地，脚趾下压向前伸进，默数10下，深呼吸，然后身体恢复原状。

一句话提醒

如果你有先兆流产、早产史、双胎妊娠、羊水过多、胎盘前置和严重的内科合并症，最好不要做孕妇操。

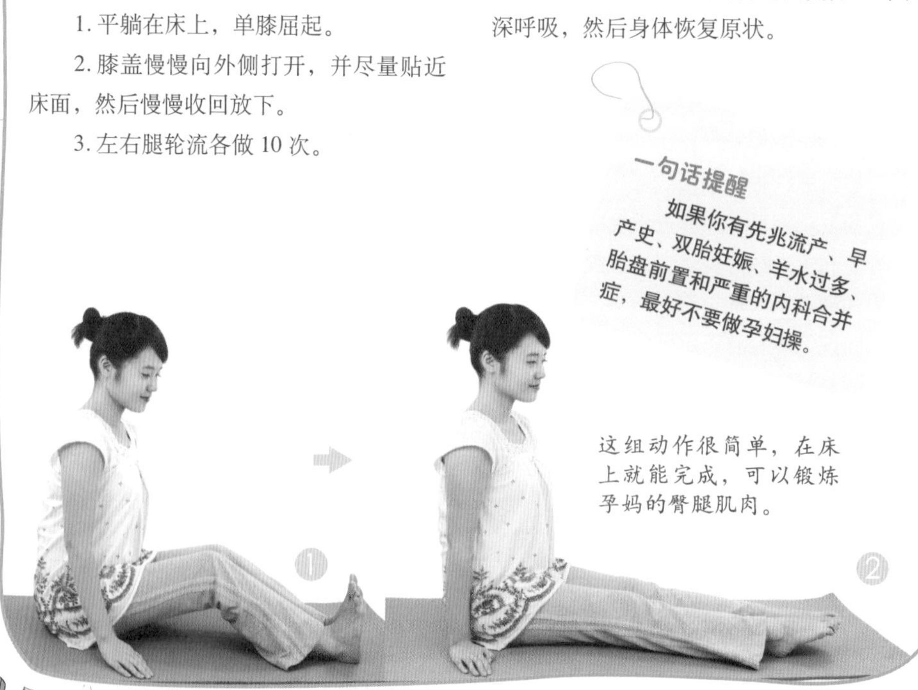

这组动作很简单，在床上就能完成，可以锻炼孕妈的臀腿肌肉。

第102天

（第15周第4天）

为什么孕妈易便秘

找找便秘原因

1. 怀孕之后，由于体内的激素水平发生变化，黄体酮分泌增加，使肠道的蠕动减慢；同时，随着子宫的逐渐增大，会慢慢压迫到排便肌肉，这些都会使你容易出现便秘的现象。

2. 如果你的饮食过于精细，含渣的食物太少，加上活动量不够，随着胎宝宝的发育，子宫不断增大继而开始压迫直肠，造成胃肠的蠕动频率减弱，也会出现排便困难。

注意培养便意

1. 养成一种习惯，就是没有便意也要去蹲一蹲，形成一种固定的程序，时间长了身体就会习惯并接受这种信号，便秘的情况可能就会好转。一旦有便意时要立即如厕，不要因为忙于做事而憋着，这样会使条件反射消失而加重便秘。

2. 每天选择固定的时间排便，如早晨或每次进餐后，因为这些情况下是最容易有便意的。

3. 排便时不要看报纸、听歌等，这样会因注意力转移而使便意消失。

搜罗“解秘”美食

种类	代表食物	作用
产气食物	洋葱、萝卜、蒜苗、大蒜	能够促进肠蠕动加快，有利于排便。但如果你的胃不好，就不要吃太多了
高纤维食物	粗粮、豆类、蔬菜、水果	在肠道中吸收水分，增加粪便的体积和重量，刺激肠道蠕动，协助粪便的推进与排出
高脂肪食物	花生、芝麻、核桃、杏仁、植物油	这些食物中的油脂能够润滑肠道，减少粪便与肠道的摩擦，使粪便容易排出。但不要吃太多，每日摄入量控制在60克左右为宜
高蛋白食物	瘦牛肉、瘦猪肉、蛋白粉、酸奶	其中的蛋白质能给肠胃蠕动提供充足的能量，帮助排便

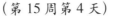

第103天

（第15周第5天）

鲜榨果蔬汁DIY，营养又通便

◆ 番茄胡萝卜汁

原材料：番茄1个，胡萝卜半根。

做法：

1. 番茄洗净，切成小块；胡萝卜洗净，切成小丁。

2. 将番茄块和胡萝卜丁一同放入榨汁机中，倒入适量的凉开水，搅拌成汁即可。

◆ 黄瓜猕猴桃汁

原材料：猕猴桃1个，黄瓜半根，蜂蜜适量。

做法：

1. 猕猴桃去皮切成块；黄瓜洗净切成丁。

2. 将猕猴桃块和黄瓜丁一同放入榨汁机中，倒入适量的凉开水，搅拌成汁。

3. 将搅拌好的汁液倒入杯中，调入蜂蜜即可。

◆ 芹菜苹果汁

原材料：芹菜300克，苹果1个。

做法：

1. 芹菜洗净，入沸水中汆烫，切成2厘米左右的小段；苹果洗净，切成小块。

2. 将芹菜段和苹果块一同放入榨汁机中，加入少量凉白开，搅拌成汁即可。

◆ 果蔬汁的好“助手”

凉白开（或纯净水）：对于水分较少的水果蔬菜，如胡萝卜、黄瓜，加水辅助榨汁是很有必要的。而且，如果你的消化能力较弱的话，就不适合喝太浓稠的果蔬汁。

蜂蜜：有些蔬菜水果的味道不太适口，如芹菜、胡萝卜，这时就需要蜂蜜来调节口味。蜂蜜既是营养丰富的养颜佳品，又不会像糖一样使人发胖。

柠檬汁：柠檬汁除了调节口味之外，还能够防止果蔬汁氧化变色。

◆ 果蔬汁宜忌对对碰

宜在早晨饮用，能够增加活力、帮助排便和稳定血压。

宜在两餐之间或饭前半小时饮用，能够更好地消化吸收。

宜在运动之后饮用，其中的果糖能够迅速补充体力，水分可以解渴提神。

忌加糖，否则会增加热量。

忌加热，否则会使果蔬的香气跑掉，还会破坏维生素。

忌加牛奶，否则果酸会和牛奶中的蛋白质结合，凝结成块，不易消化吸收。

一句话提醒

果蔬汁要随榨随饮，不能放置太久，否则空气中的氧会使果汁中的维生素C含量迅速降低。

第104天

（第15周第6天）

对胎宝宝大脑发育有害的食物

人类大脑发育在胎儿期完成大部分，一些对大脑发育有害的食物要尽量避免，以便给胎宝宝的大脑发育足够的保证。

过咸食物影响脑部供血供氧

咸菜、咸肉、咸鱼等要少吃，其中过高的盐分容易损伤脑部动脉血管的弹性和功能，导致脑细胞缺氧、缺血，进而影响进一步大脑发育。孕期经常食用过咸食物，宝宝出生后容易反应迟钝，记忆力低下。孕妈妈注意平时烹调少放盐，另外有些隐藏着的过咸食物，要慧眼识别，如豆瓣酱、酱油等，都含有一定的盐分，烹调用到这些的时候就要更少放盐。

含味精较多的食物使锌水平降低

味精摄入过多，会使人体中的锌水平降低，而锌是胎宝宝大脑发育必需的营养素，吃太多含味精食物自然会影响大脑发育。日常烹调要少放味精，另外，味道特别鲜美的加工食品如方便面、膨化食品等也都含有过量味精，要少吃。

含铅的食物直接损伤脑细胞

铅是能对大脑直接形成损害的一种重金属，在孕期一定要尽量少接触，含铅的食物如爆米花、松花蛋、罐头食品等不能多吃。另外，老式自来水管中也含有铅，在每次用水之前最好将先流出来的水倒掉，自来水管里的热水最好不要饮用或煮饭。

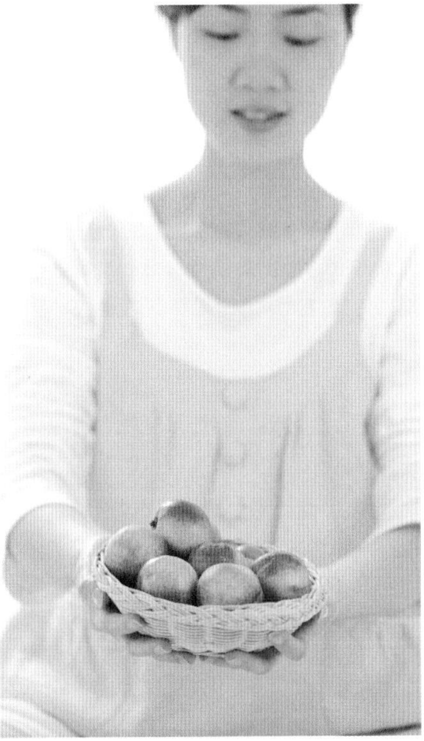

准妈妈要为了腹中的宝宝保证自己的饮食更健康。

此外，铝元素会导致大脑反应迟钝，过氧化脂质会导致大脑早衰，对胎宝宝的大脑发育也存在一定的威胁，因此，含有铝元素的油饼、油条，含有过氧化脂质的煎炸、烟熏食物如炸鸡块、烤羊肉串等也要少吃，最好不吃。

第105天

（第15周第7天）

远离妊娠牙龈炎的方法

◆ 看看你有没有牙龈炎

患牙龈炎后，牙龈会变得发红、肿胀、松软，龈缘变厚，牙间乳头变为钝圆，与牙面不紧贴，龈沟加深，严重时龈缘会发生糜烂或肉芽增生，龈袋溢脓或出血。

如果你在刷牙或咬硬物时发现有牙龈出血或牙齿触痛的情况，就要怀疑是否患上了牙龈炎。

◆ 孕期牙龈炎麻烦大

孕期你的雌激素分泌增加，免疫力低下，很容易患上牙龈炎等口腔疾病。你患有牙龈炎时，由于牙龈疼痛出血，会影响进食，进而影响到胎宝宝的生长发育；牙齿病菌还会通过血液传染给发育中的胎宝宝，使其将来发生口腔疾病的概率增加。

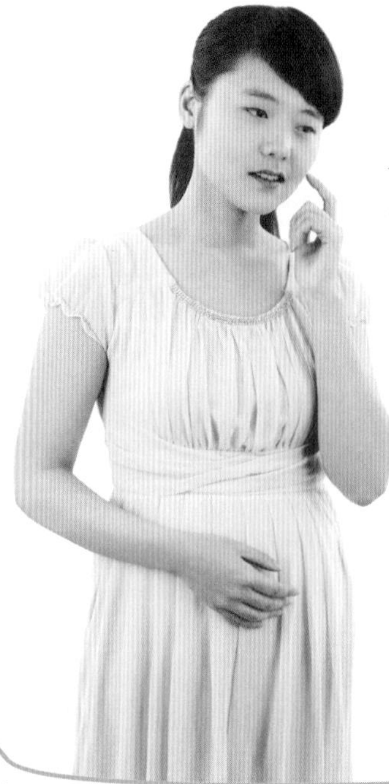

时常牙龈出血或牙齿触痛，多是牙龈炎在作祟。

◆ 科学防治牙龈炎

1. 不要吃过冷或过热的食物，以免对牙龈及牙齿造成刺激。

2. 少吃硬的食物，尽量挑选质软、不需要用牙齿用力咀嚼的食物，以减少对牙龈的损伤。

3. 多吃富含维生素C的蔬菜水果或口服维生素C制剂，以降低毛细血管的通透性，防止牙龈出血。

4. 每日三餐后要刷牙，并认真清理牙缝，不要让食物残渣嵌留；刷牙时要顺着牙缝刷，尽量不要碰伤牙龈。

5. 刷牙时不要忘记刷舌头，因为口腔中的细菌大部分是沉积在舌头上的，所以清洁舌头是口腔清洁的关键。

6. 到口腔医院进行洗牙治疗，去除牙齿表面的细菌、牙石、色素等牙垢，能够减轻牙龈炎的症状。

一句话提醒

如果你要矫正牙齿，最好避开孕期，因为口腔正畸的过程中很难保持良好的口腔卫生，牙套也可能会损伤牙龈。

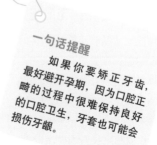

第106天

（第16周第1天）

身体比例越来越协调了

看胎宝宝正在发生哪些变化

时间过得好快，胎宝宝已经陪你度过了一百多个日夜。现在，他已经是一个从头到臀约12厘米长，约80克重的“梨子”了。

这个时期胎宝宝的头抬起来了，双眼移到了头部前方，距离也拉近了。虽然仍不愿睁开，但眼球已经能骨碌碌地转动了，好想知道他是在做梦还是打鬼主意呢？一直以来悄无声息的小耳朵也找到了自己的位置。腿真是当仁不让，长度超过了胳膊。手指甲完整地形成，等它变硬之后，就可以给妈妈挠痒痒了。硬骨开始发育，你要记得补钙，帮助它们长得更强壮。

小心脏以每分钟大约150次的频率有力地跳动着。如果你足够敏感的话，隐约可以感觉到胎动了，胎宝宝很乐意跟你玩这种“捉迷藏”的游戏呢。到下个月（孕5月）时，就能很容易地通过B超分辨出宝宝的性别了。你猜胎宝宝是小王子还是小公主呢？

本周要事提醒

当你能够感觉到胎动时，就要开始体会胎动情况了，一般在孕28周后才需要认真计数胎动，这对判断胎宝宝在子宫内的安危具有非常积极的意义。

14~20周这一段时间是做唐氏综合征筛查（参考本书第109天）的最好时机，千万不要错过。

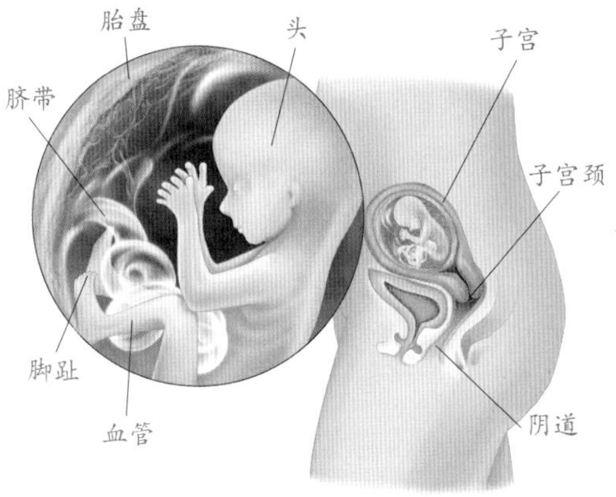

胎宝宝已经长到了梨子般大小，腿变长了，手指甲也完整地形成。

第107天

（第16周第2天）

保养乳房，护好宝宝的“粮袋”

◆ 佩戴合适的胸罩

孕期你的乳房会变得前所未有的丰满，过小、过紧的胸罩会妨碍乳房的充分发育，过大的胸罩又起不到承托乳房的作用，因此要选择合适的胸罩来保护增大的乳房，以防日后乳房下垂或乳腺发炎。

◆ 清洁乳房，呵护乳头

经常用温水擦洗整个乳房，并将乳晕和乳头的皮肤褶皱处擦洗干净。如果乳头上黏附有硬痂样的东西，不要强行搓洗去除，要先在上边涂抹植物油（豆油、花生油或橄榄油），待硬痂变软溶解后，再用柔软干净的毛巾轻轻擦掉。擦洗干净后，在乳房及乳头上涂抹润肤乳，防止干燥皲裂。

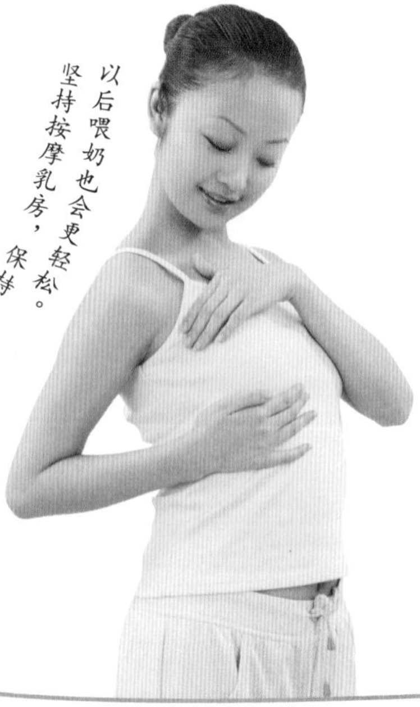

以后喂奶也会更轻松。坚持按摩乳房，保持乳腺畅通，

千万不要用香皂洗乳房，碱性清洁用品会洗去乳房上的角质层和油脂，使乳房表皮干燥、肿胀，不利于乳房的保健。

◆ 坚持按摩乳房

用合理的手法对乳房进行规律的按摩，可以促进乳房的血液循环，提高乳房和乳头的耐受性，使分娩后排乳通畅。乳房按摩可以在每天洗澡后或睡觉前进行。

★ 方法一：抓揉法

取坐位，将乳房擦洗干净后，涂上按摩油，用双手手掌在乳房周围轻轻按摩1~3分钟，然后用手指从乳房根部向乳头处轻轻抓揉10~20下。

★ 方法二：推揉法

1. 手掌覆在乳房外侧（腋下），用手心横着向里推3下。

2. 手掌放在乳房的侧下方，斜着往上用手心推3下。

3. 手掌放在乳房的下方，从下往上用手心推3下。

一句话提醒

在进行乳房按摩时，力度一定要轻柔，以不感觉疼痛为宜。如果在按摩时感到腹部抽搐或疼痛，应立即停止。

第108天

（第16周第3天）

孕事乐读：不怀孕的“七宗罪”

不会变得更“聪明”

怀孕可以使你的大脑发生正面的转变，生过宝宝后你的记忆力和学习能力都会有所加强。这是因为脑中的一种蛋白质与老年痴呆的发生有很大关系，而生过宝宝之后，这种蛋白质的含量会相对降低。生过宝宝的你会变得更“聪明”，而不怀孕则不会有这种变化。

感觉不会更灵敏

怀孕后你会有这样的体验，嗅觉和味觉变得比以前敏锐了，这是雌激素分泌变多所致。而不怀孕，体内的雌激素分泌不会有变化，自然也就不会更灵敏。

股骨头变脆弱

如果不怀孕，上年纪之后你的骨盆部位发生骨折的概率就会高一些。怀孕过程中，体位会发生自然改变，身体的施力点产生变化，影响到股骨支撑的力学结构，最终使股骨支撑得到强化。

继续痛经的困扰

生完宝宝后你也许会发现，孕前困扰着你的痛经竟然和你说“再见”了，这是因为顺产改善了子宫口紧闭的状况，使经血能够顺利通过。而没有怀孕生育过的女性，则无法享受到这种“优待”。

对生殖器疾病抵抗力弱

怀孕后体内高水平的孕激素会对你的生殖器官具有很好的保护作用，而怀孕期间暂停排卵，也能使身体各项机能得到调整和缓冲，从而预防各种生殖器疾病的发生，如子宫肌瘤、子宫内膜异位症、子宫内膜癌、卵巢癌等。不怀孕，机体则不能产生对这些疾病的抵抗力。

易患乳腺疾病

没有生过宝宝的女性发生乳腺增生和乳腺癌的概率要高于经历过怀孕、生产和哺乳的女性。这是因为怀孕期间乳腺上皮会发生一系列的变化，逐渐趋向成熟，这使得上皮细胞具有更强的抗基因突变能力。同时，体内产生的大量孕激素对乳房具有保护作用，能够有效预防各种乳腺疾病。而不怀孕的女性自然会失去这种增强乳房抗病能力的机会。

更早进入更年期

女性体内一定数量的卵子，排出一个便减少一个，完全排出时，更年期也就到了。怀孕和哺乳期内，激素的作用会使卵巢暂停排卵，这段时间可减少10~20个卵子的排出，更年期也就相应推迟。而不怀孕的女性，卵子会正常排出，自然要比怀孕生育过的女性提前进入更年期。

1个月
第1周
第2周
第3周
第4周
2个月
第5周
第6周
第7周
第8周
3个月
第9周
第10周
第11周
第12周
4个月
第13周
第14周
第15周
▶第16周
5个月
第17周
第18周
第19周
第20周
6个月
第21周
第22周
第23周
第24周
7个月
第25周
第26周
第27周
第28周
8个月
第29周
第30周
第31周
第32周
9个月
第33周
第34周
第35周
第36周
10个月
第37周
第38周
第39周
第40周

第109天

（第16周第4天）

唐氏综合征筛查，必须重视

◆ 唐氏综合征你了解吗

唐氏综合征又叫做“21三体综合征”，即患者的第21对染色体为3条，比正常人多出1条。唐氏综合征患儿有身体和发育畸形，运动、语言等发育迟缓，具有严重的智力发育障碍，生活不能自理，并伴有各种复杂的疾病，如心脏病、传染病、弱视、弱听等。

◆ 这些爸妈更要警惕唐氏综合征

1. 受孕时，孕妈或准爸染色体异常。
2. 孕妈或准爸长期在放射性或污染严重的环境中工作。
3. 孕妈在怀孕前后服用过致畸药物，如四环素等。
4. 孕妈有早产、死胎或习惯性流产史。

◆ 唐氏筛查别错过

唐氏筛查是通过化验你的血液，并结合你的年龄、体重、预产期和采血时的孕周等判断胎宝宝患有唐氏综合征的危险系数。一般抽血后1周内即可拿到筛查结果。

如果你怀孕时年龄已经超过35岁，则更要重视唐氏筛查。

◆ 看懂唐氏筛查报告

AFP	胚胎干细胞产生的一种特殊蛋白，作用是保护胎宝宝不受母体排斥，AFP浓度可判断胎宝宝发育有无重大异常
HCG	绒毛膜促性腺激素的浓度是预测唐氏综合征危险度的一个指标
危险度	一般数值均低于1:270，表示胎宝宝患唐氏综合征的危险度较低，概率不到1%
结果	“低危”——危险度较低 “高危”——需要进行羊水细胞染色体核型分析确诊

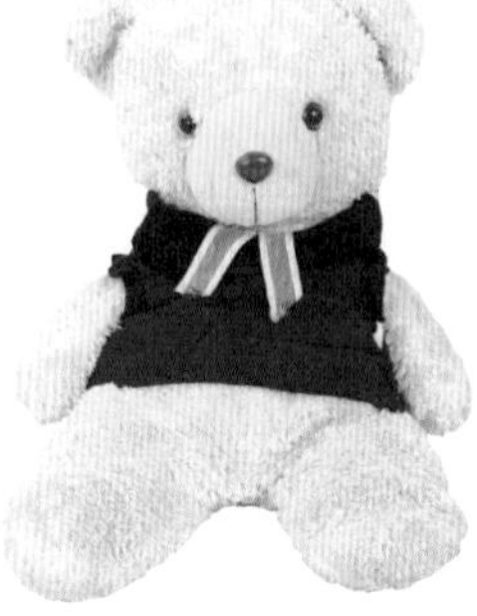

一句话提醒

唐氏筛查时间控制非常严格，如果错过了最佳检查时间段，会影响检查结果的准确性，且无法进行补检，只能进行羊膜腔穿刺检查。

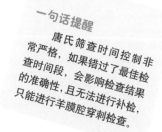

第110天

（第16周第5天）

学会看懂产检单的英文

BPD：指胎头双顶径，是头从左到右最长部分，在孕5月以后，这个值基本与怀孕月份相符，当孕满7月时，BPD值为7厘米，孕满8月为8厘米。孕8个月以后，平均每周增长0.2厘米为正常，足月时应达到9.3厘米或以上。

FL：指股骨长径，是大腿骨的长度，正常值比相应月份的BPD值小2~3厘米是正常的。FL值和BPD值综合，可判断胎儿大小，当两值相加大于17时，有巨大儿的可能。

S/D：指脐动脉收缩压与舒张压比值，与胎宝宝供血情况相关，随着孕周增加，S下降，D升高，比值下降，近足月妊娠时该值小于3。

GP：指胎盘的级别，分为0，Ⅰ，Ⅱ，Ⅲ级，到孕28周以后才会出现在产检单上，28周时多是0~Ⅰ级，到36周左右可以为Ⅰ~Ⅱ级，到40周左右为Ⅱ~Ⅲ级。Ⅱ级以上表示胎宝宝成熟了，达到Ⅲ级说明胎盘成熟并趋于老化了，需要尽快生产。

AI：指羊水指数，AI值小于8厘米为羊水过少，大于18厘米为羊水过多。AI值与GP值结合可以判断胎宝宝成熟度。

LOA，ROA；LOP，ROP；LSA，RSA：指胎位，每组的第一个字母代表先露的骨在左侧还是右侧，第二个字母代表先露的骨的名称，顶先露为O，臀先露为S，面先露M，肩先露为Sc，第三部分代表的是骨在骨盆之前、后或横。例如顶先露，枕骨在骨盆左侧，朝前，胎位即为LOA，是最常见的胎位。

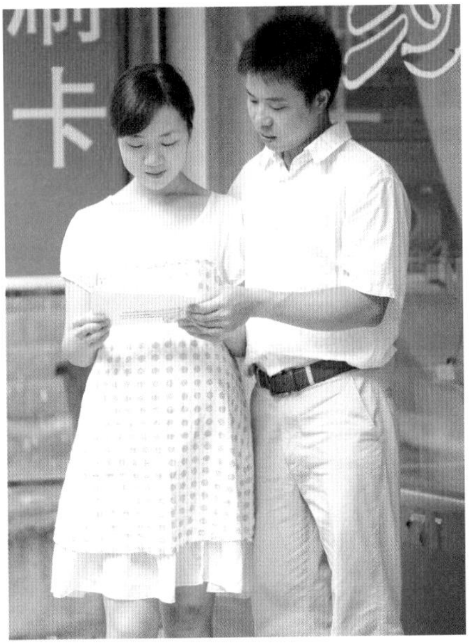

每次体检，最好能让准爸爸陪同。

一句话提醒

这个时期，你可能出现鼻子流血和鼻塞的情况，这是血量增加以及雌激素的作用而引起的，这时要记得压住鼻子两侧（大约在鼻梁中部），把头轻微后仰，可帮助止血，如果严重要及时就医。

第111天

（第16周第6天）

准爸支招：陪老婆购买孕妇装

孕妇装挑选基本要点

面料：怀孕期间，你的皮肤会非常敏感，因此一定要选择质地柔软、透气吸汗的面料，如纯棉、麻、真丝等都是不错的选择。化纤类的面料容易引起皮肤过敏，最好不要选择。

款式：要以宽松舒适为原则，不要太夸张，也不要太紧贴在身体上，胸部、腹部、袖口处要宽松，这样会使你感到舒适。上衣宜选择前开襟的开衫，比较方便穿脱。背带类的孕妇装既穿着方便又能够减轻腹部的压力，也是不错的选择。

颜色：柔和甜美、素雅清淡的颜色比较适合怀孕的你。因为怀孕期间，你的情绪不稳定，心情也会比较烦躁，太耀眼的颜色会加重刺激，而浅淡素雅的颜色则有利于平静心情，减少压抑感。

体型不同，选择不同

娇小型：你如果身材娇小，则适合选择轻巧、可爱的孕妇装。如果是两件式的套装，要注意上衣要稍短一些，这样会让身形看起来比较修长。

高大型：身材高大的你在购买孕妇装时一定要考量胸部、肩膀的宽度，可以选择连袖的孕妇装，布料上不要挑选蓬松感太强的衣服，以免看起来更臃肿。

瘦削型：身材瘦削的你可以多穿背心裙，注意领口不要太低，此外还要留意肩膀宽度是否合适。

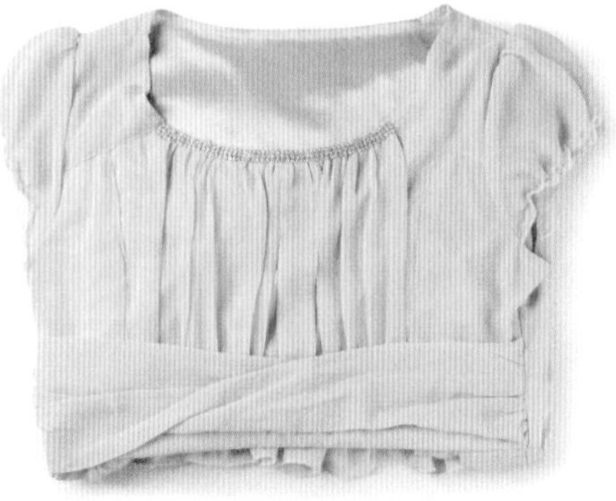

其实孕妈妈一样可以穿得很时尚、很漂亮。

丰满型：如果你比较丰满，最好不要穿细肩带的衣服或洋装，以免看起来不平衡，同时避免穿高腰或胸线突出的衣服，以免胸部显得更明显。

一句话提醒

韩版的衣服或娃娃装作为孕妇装既时尚又可爱，产后还可以继续穿着，无形中避免了浪费，是一个不错的选择。

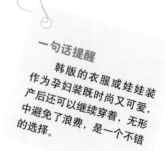

第112天

（第16周第7天）

开始控制体重增长速度

算算你超重了没有

一般情况下，整个孕期，你的体重增加值在12千克左右为宜，孕早期体重增加2千克，孕中期和孕晚期各增加5千克。

首先你要用体重指数(BMI)衡量出你孕前的身体状况，然后根据身体状况来决定孕期的体重应该增加多少。计算方法如下：

BMI=体重（千克）÷身高（米）^{2}

例如：你的体重是60千克，身高是1.6米，你的体重指数就是60÷2.56=23.43

BMI小于19.8，说明体重过轻，孕期体重需要增加12.5~18千克。

BMI在19.8~26.0之间，说明体重正常，孕期体重需要增加12千克左右。

BMI大于26.1，说明体重超重，孕期体重增加7~11.5千克为宜。

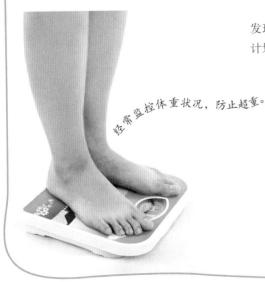

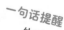

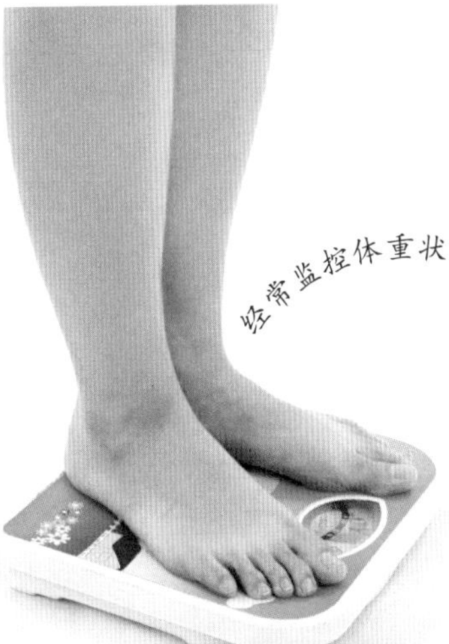

经常监控体重状况，防止超重。

孕妈超重弊多利少

体重过高或增长速度过快会使你患上高血压、糖尿病或怀上巨大儿的可能性增加。这样一来会增长产程，加大顺产或剖宫产的难度，不但会使你的阴道或会阴发生严重撕裂，还会导致胎宝宝“肩难产”，严重的会使新生儿窒息死亡。

科学控制体重增长

1. 饮食要科学合理，营养均衡。五谷杂粮、蔬菜水果都要摄取到，但不要过量，少吃或不吃糖果、蛋糕、冰淇淋等糖分和热量高，但没什么营养的食物。

2. 加强锻炼。在自己的身体能够承受的前提下，每天进行一定量的活动，减掉多余的体重。不要吃饱了就坐着或躺着，这对控制体重增长非常不利。

3. 买个体重秤。定期测量体重，一旦发现体重增长异常，就要调整饮食和锻炼计划，并在准爸的监督下实施。

一句话提醒

体重增长异常也可能提示某些疾病的出现，如果你的体重在一段时间内变化非常不合理，迅速增加或降低，就要到医院进行详细检查了。

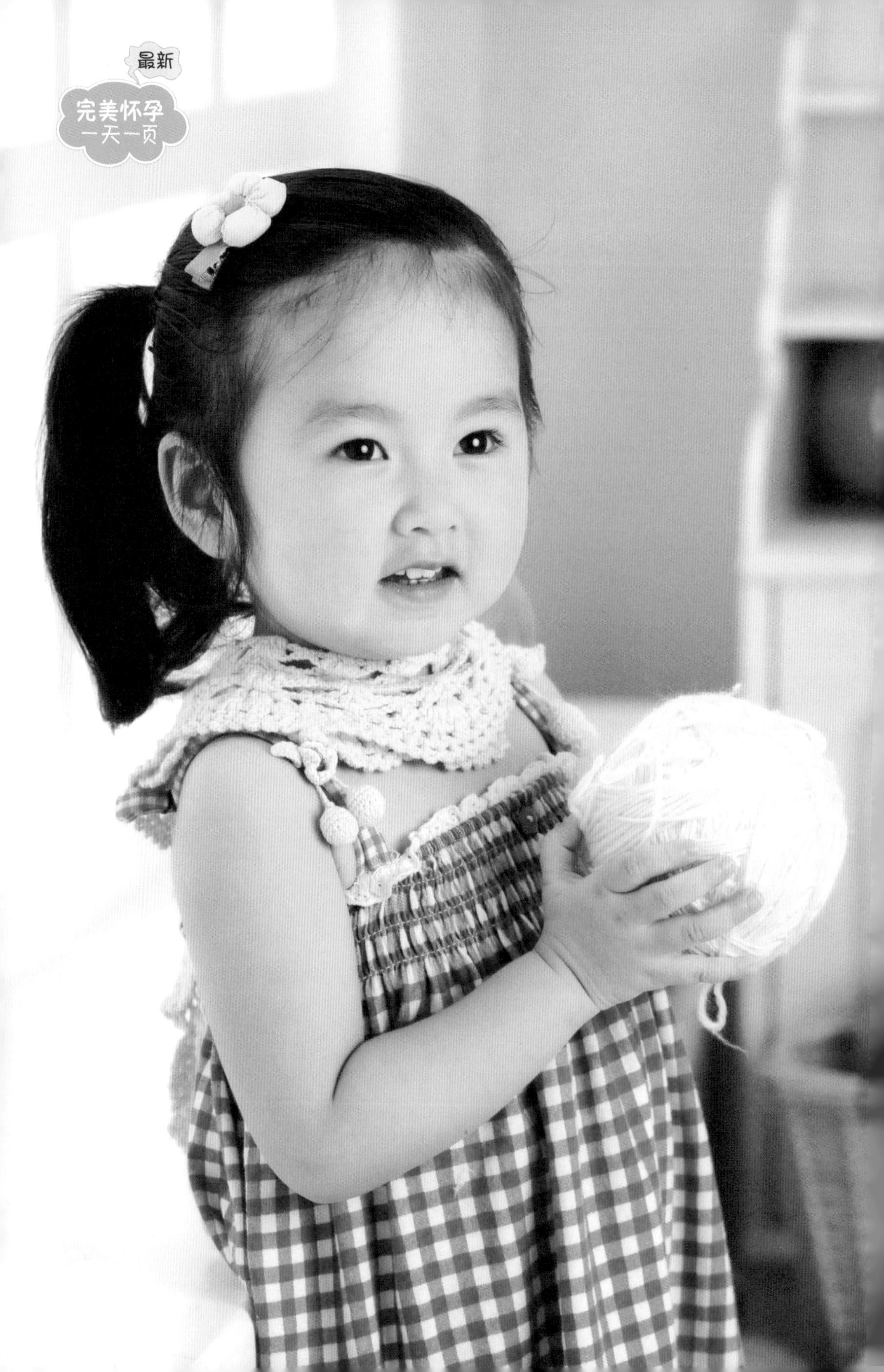

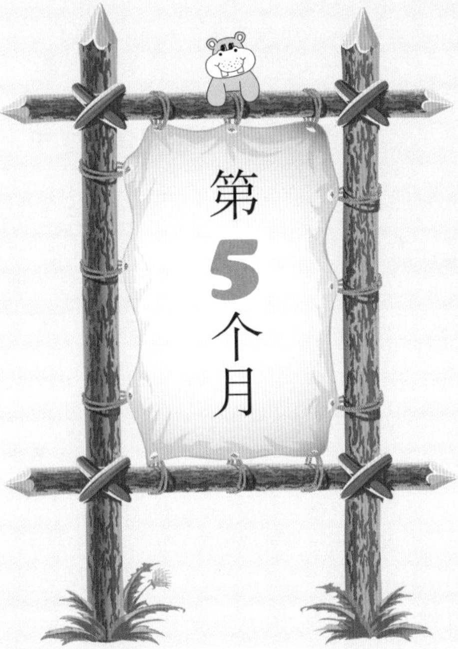

胎动，就像只小鱼在游泳

小宝贝学会调皮了，开始在你的肚子里不停地活动筋骨。你小心翼翼地感受着生命萌发的奇妙，像满怀惊喜地掬一颗明珠在掌心，它的光华、它的温润，像一股清泉滋润着你的心田。温暖的爱意从你的心里传递到腹中，你会变得如水般温柔，母性的光辉从你的周身自然地升腾。

你和他一起唱的歌、画的画、做的游戏，小宝贝都听到了、看到了、感觉到了，这颗爱的“小种子”将会在爱的浸润下长得枝繁叶茂、满树繁花……

第113天

（第17周第1天）

津津有味地品尝羊水

◆ 看胎宝宝正在发生哪些变化

胎宝宝可能是有点累了，这周个子没怎么长，头臀长大约有13厘米，体重约100克。不过在接下来的1个多月，他会大显身手，身长和体重都将增加1倍以上，特征也会更明显。

现在胎宝宝的皮肤变得红扑扑的，气色很好。皮脂腺已经发育，并且开始具有分泌功能。尽管舌头还很小，但整个舌面上已经分布的50万个味觉细胞，已经能帮助他辨别羊水的味道了。嗯，羊水好像有一点点咸呢。不过胎宝宝可能觉得这个味道还不赖，津津有味地品尝着。

在妈妈源源不断的营养供给下，胎宝宝的骨骼开始由软变硬，骨骼的保护膜“卵磷脂”开始慢慢地覆盖在骨髓上。胎宝宝肚脐上连接胎盘的生命纽带——脐带，长得更粗更壮了。他特别喜欢用手拉或抓住脐带玩儿，那是他的免费玩具呢。有时他会抓得特别紧，紧到只能有少量的氧气输送。不过不用担心，胎宝宝自有分寸，他不会玩儿过火的。

循环系统和尿道仍然在一丝不苟地履行自己的职责，肺也忙碌起来了，不断地吸入和呼出羊水。

本周要事提醒

1 此阶段早孕反应基本消失，食欲变好，是容易变胖的时候，因此饮食上要有所节制。

2 为了分娩时进程能够更顺利，建议你坚持做孕妇操，或做一些其他适合你的运动。

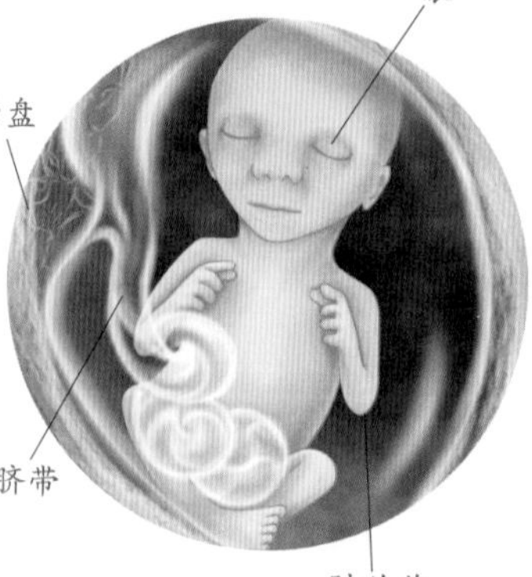

胎宝宝的骨骼变硬，脐带也长得更粗壮了。

第114天

（第17周第2天）

奇妙的胎动，你感觉到了吗

◆ 胎动——宝宝学会调皮了

胎动是胎宝宝在子宫腔里的活动冲击到子宫壁的动作。胎宝宝从第8周起就会开始运动，脊柱有了细微的小动作，但这时候你还无法察觉。一般情况下，从孕5月开始，你就可以明显感觉到胎宝宝的活动了。

◆ 奇妙的体验

对你来说，胎动将是一种令人兴奋的体验，会让你亲身感受到生命正在自己的腹中孕育。如果你是初次怀孕，在孕18~20周你会感觉到胎动，而有怀孕经历的孕妈可能在15~16周甚至更早就能感觉到胎动。

◆ 胎动时，胎宝宝都做了什么

1. **全身运动**：胎宝宝整个躯干的运动，如翻身。翻身时他会左右转动身体，你会觉得有翻滚、牵拉的感觉。力量较大，每一下动作持续时间也较长，一般为3~30秒。

2. **肢体运动**：胎宝宝进行四肢运动时会伸伸胳膊、踢踢腿，好像是在你的腹中跳动或踢动，一般会持续1~15秒。

3. **胸壁运动**：有时你会觉得胎宝宝像在打嗝、颤动或慢慢地蠕动，这种胎动短而弱，一般不太容易感觉得到。

◆ 胎宝宝这时最爱动

吃饭后：吃完饭后，你体内的血糖含量增加，胎宝宝也因为“吃饱”变得有力气了，胎动比饭前要频繁一些。

洗澡时：洗澡时你的血液循环比较通畅，身体也很放松，这种舒适的感觉会传达给胎宝宝，他就比较有精神。

睡觉前：胎宝宝在晚上比较有精神，动的最多，而且孕妈在晚上通常身心比较平静，所以会觉得胎动特别多。

听音乐时：受到音乐的刺激时，胎宝宝会用运动来表达自己的情绪。

对着肚子说话时：孕妈和准爸在和胎宝宝交流时，他会用胎动来回应，以传达自己的感受。

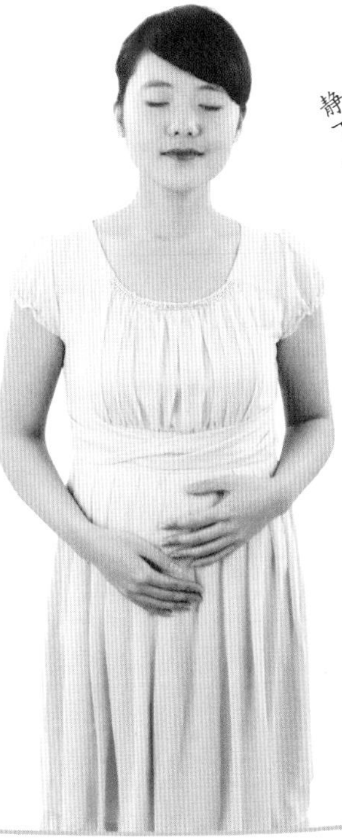

静下心来感受奇妙的胎动吧。

第115天

（第17周第3天）

找到胎动的规律

◆ 孕16~20周：胎动不明显

位置：此时胎动多发生在下腹中央，比较靠近肚脐眼的位置。

感觉：这段时间是你刚刚能够感觉到胎动的时期。此时胎宝宝的运动量很大，动作也不激烈，你对此的感觉不太明显，通常会觉得像鱼儿在游动或翅膀在挥舞，有时还会有"咕噜咕噜"吐泡泡的感觉。没有经验的孕妈常会误以为是消化不良、胀气或饥饿所致。

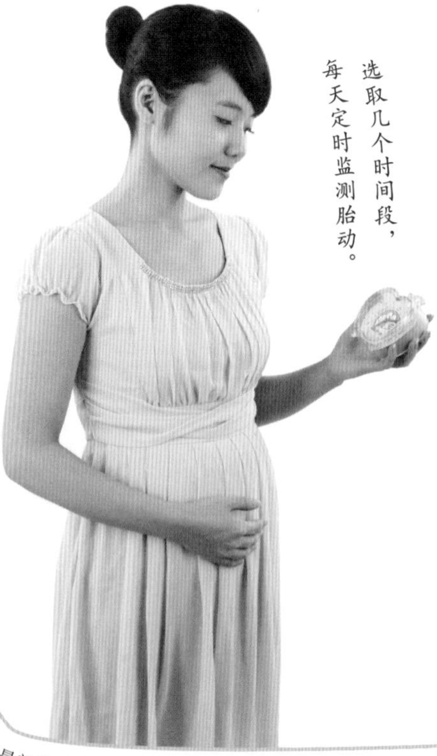

选取几个时间段，每天定时监测胎动。

◆ 孕20~35周：胎动最激烈

位置：此时胎动的位置升高，在靠近胃的地方，并向两侧扩大。

感觉：这一时期胎宝宝的各项机能充分发育，处于最活泼的时期，而且因为长得还不是很大，子宫内有足够可供活动的空间，所以胎动也最明显最频繁。你可以感觉到胎宝宝的翻滚、拳打脚踢等各种大幅度的动作，有时甚至还可以看到肚皮上某个位置突出的小手小脚。

◆ 孕37周后到临近分娩时：胎动有所减弱

位置：胎动遍布整个腹部，并随胎宝宝的升降而改变。

感觉：这时胎宝宝已经长得很大，几乎撑满了整个子宫，所以宫内可供活动的空间越来越小，胎宝宝的动作施展不开。而且临近分娩，胎头开始下降，胎宝宝也在为出生储存体力，所以胎动就会减弱一些，也没有以前那么频繁。

◆ 一天内的胎动规律

正常情况下，在一天之中，上午8~12点胎动比较均匀，下午2~3点胎动最少，傍晚6点以后开始逐渐增多，到晚上8~11点时最活跃。但每个宝宝都不尽相同。不过，等到满30周以后再开始监测胎动也不晚，因为那时最规律。

第116天

（第17周第4天）

大肚“潮妈”的扮靓小窍门

春季，以色彩取胜

春天是万物萌发的季节，经过了一个漫长严冬的“压迫”，各种植物都蓄势待发，准备萌芽了，到处都是一片生机勃勃的样子，你当然不能错过与百花争春的大好时机。春季的衣着宜色彩鲜艳、明快，与整个自然环境融为一体。比如，黑色的打底衫和打底裤，外加鲜红的短袖羊毛裙，活泼中透着干练。当然，保暖还是放在第一位的，所以别忘了披上一件米色的韩版风衣。

夏季，清爽简洁

夏天的衣着要以清爽为原则，颜色的选取宜使用冷色调或浅淡的暖色调，如湖蓝、水绿、纯白、鹅黄等。另外，你还可以大胆使用各种配饰来丰富自己的衣着，草编太阳帽、茶色太阳镜、糖果色透明手袋、水晶长珠链……但是不要太繁琐，还要兼顾衣着配饰间的协调性，这样才能打造出清爽简洁的时尚气息。

秋季，随环境而变

高而远的蓝天，轻淡的白云，迷人的黄叶，勾画出秋季独有的美景。孕妈秋季扮靓，整体不要太花哨，以大面积的素色为基础，宜在细节上下功夫，以突出亮点。驼色的净面薄呢大衣，胸前别一枚天鹅造型的水晶胸针；纯黑色的连衣裙，腰间系一条玫红色的蝴蝶结花扣腰带；淡灰色的开衫，边缘镶一圈乳白色的纱质蕾丝……让你的品位在这些细节中彰显。

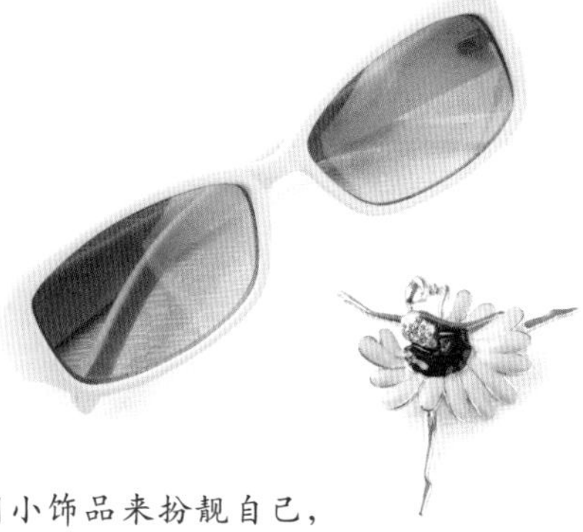

用小饰品来扮靓自己，轻松变成俏孕妈。

冬季，变换款式

冬季的服装颜色一般比较单调，无外乎蓝、白、红、黑几种，要穿出新意，就需要在衣服的款式上下功夫。你可以多准备几件外套，短款的羽绒服、修长的羊毛风衣，然后用亮色的帽子、围巾、手套做点缀，定会让你跳出平凡。

一句话提醒

建议你在孕期不要购置太多衣服，因为生完宝宝后很可能就穿不了了。要扮靓自己，关键是在搭配上多下功夫。

第117天

（第17周第5天）

根据胎动规律做抚摸胎教

◆ 抚摸胎教，惠及母子

1. 进行抚摸胎教时，胎宝宝可以通过触觉神经感受体外的刺激，提高皮肤触觉，促进大脑细胞的发育，加速智力的发展。

2. 抚摸胎教能够促进胎宝宝运动神经的发育，激发胎宝宝的活动积极性。经常受到抚摸的胎宝宝，对外界环境的刺激反应机敏，出生后翻身、抓握、爬行、坐立、行走等运动发育都明显提前。

3. 抚摸胎教还能使你身心放松、精神愉快，对稳定情绪很有好处。

◆ 准备工作做到位

1. 抚摸胎教要有规律，每天2~3次，并在固定的时间进行，这样胎宝宝才能心领神会地配合你。

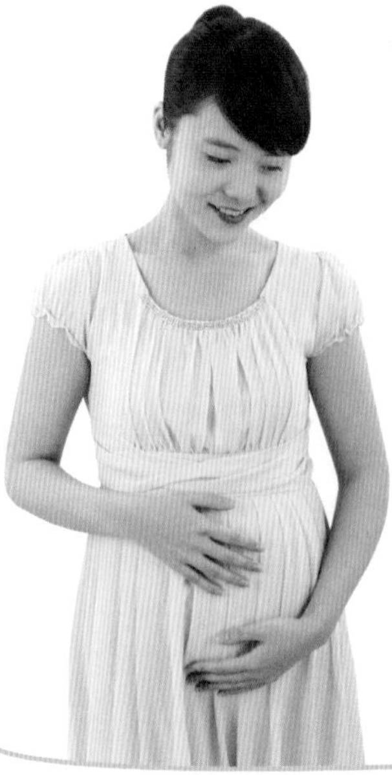

进行抚摸胎教时要保持轻松愉快的心情。

2. 在安静舒适的环境中进行抚摸胎教，保持室内空气新鲜，温度适宜。

3. 抚摸胎宝宝时，孕妈应保持轻松愉快的心态，情绪不佳时不要进行抚摸胎教。

4. 进行抚摸胎教前要换上宽松舒适的衣服，并排空小便，还要记住不要饿着肚子哦。

◆ 抚摸胎教之来回抚摸法

实施时间：孕3月以后。

具体方法：放松腹部，用手从上至下、从左到右来回抚摸。

注意事项：抚摸动作要轻柔，时间不要太长，3~5分钟为宜。

◆ 抚摸胎教之触压拍打法

实施时间：孕4月以后。

具体方法：平卧，放松腹部，先用手在腹部从上到下、从左到右来回抚摸，然后轻轻地按压和拍打。

注意事项：开始时每次5分钟，等胎宝宝有反应时可延长至10分钟。随时注意胎宝宝的反应，如果感觉他用力挣扎或蹬腿，则表明他不舒服，应立即停止。

◆ 这些情况不宜抚摸胎教

1. 孕早期和孕晚期临近预产期时不宜进行抚摸胎教。

2. 有流产、早产、产前出血等不良产史和不规则宫缩、先兆流产、先兆早产的孕妈也不适合经常抚摸腹部。

第118天

（第17周第6天）

可以根据需要使用托腹带了

是否需要托腹带是因人而异的，并非所有的孕妈妈都需要使用托腹带。

◆ 孕期托腹带的作用

1. 从下腹托起增大的子宫。托腹带具有帮助孕妈妈托起腹部的功效，可以从下腹部微微倾斜地托起增大的腹部，起到保护胎宝宝的作用。

2. 缓解腰部酸痛。孕期随着子宫的不断增大，孕妈妈的脊椎会承受越来越重的压力，几乎所有的孕妈妈都会被腰酸背痛困扰。而托腹带通过对腹部的托举可以对孕妈妈的背部起到支撑的作用。

3. 防止腹部受寒。孕育胎宝宝要经历10个月，所以所有的孕妈妈都会经历秋冬季节；孕妈妈十分怕凉，可以选择高腰的或者具有保暖功能的托腹带，就不用担心腹部受寒了。

◆ 哪些特殊情况，孕妈妈要使用托腹带

1. 胎位为臀位，经医生做外倒转术转为头位后，为防止其又回到原来的臀位，可以用托腹带来控制。

2. 连接骨盆的各条韧带发生松弛性疼痛的孕妈妈。

3. 多胞胎或者胎宝宝过大，站立时腹壁下垂比较剧烈的孕妈妈。

4. 有过生育史，腹壁非常松弛，成为悬垂腹的孕妈妈。

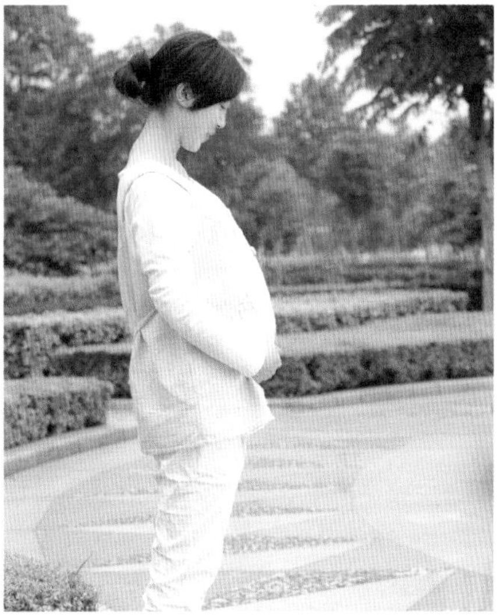

准妈妈可以根据自身的需求考虑是不是要选择托腹带。

◆ 选购托腹带要注意的事项

1. 应选用可随腹部的增大而增大，方便穿戴及拆下，透气性强不会闷热的托腹带。

2. 选择伸缩性强的托腹带，这样才可以从下腹部托起增大的腹部，从而阻止子宫下垂，保护胎位并减轻腰部的压力。

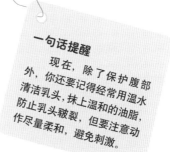

一句话提醒

现在，除了保护腹部外，你还要记得经常用温水清洁乳头，抹上温和的油脂，防止乳头皲裂，但要注意动作尽量柔和，避免刺激。

第119天

（第17周第7天）

营养摄入，并非越多越好

◆ 你的饮食是否相对营养过剩

相对营养过剩，是指人体摄入了过多的营养比如碳水化合物、蛋白质和脂肪等，但实际上许多微量元素却比之前获取的更少。这主要是由于饮食结构不合理造成的，最明显的表现就是偏好吃肉。

适当地食用肉类对你的身体健康和胎宝宝的生长发育都是必需的。不过，如果每天摄入的食物中肉类的比例超标，久而久之就会对身体造成一些负面的影响。一般而言，健康的孕妈每天肉类的摄取量在150~200克为宜，每周所摄入的肉类中最好能包括200~300克的鱼肉。

◆ 营养过剩隐患多

1. 营养过量会加大肠胃的负担，容易引起各种肠胃不适。

2. 营养摄入过多容易使吸收和消耗的不均衡，过剩的营养物质在体内堆积，导致超重。超重会使你患上糖尿病、高血压等妊娠疾病的概率增加，还有可能使胎宝宝变成“巨大儿”，增加分娩的难度。

一句话提醒

除了合理的饮食结构，适当的运动也很重要。建议你平时做一些强度不大的家务活，促使体内的新陈代谢消耗多余的脂肪。

◆ 把体重作为营养风向标

营养过剩的一个重要表现就是体重快速增长。所以，你不妨把体重的增加状况当成衡量自己营养状况的标准之一。整个孕中期合理的体重增幅应为5~6公斤，进入孕晚期之后，每周的体重增幅不宜大于0.5公斤。如果出现超重或体重增加过多，应请医生检查、诊断，并在医生指导下根据情况调节治疗方案，适当减少动物脂肪与碳水化合物的摄入量。

合理安排饮食，避免营养过剩。

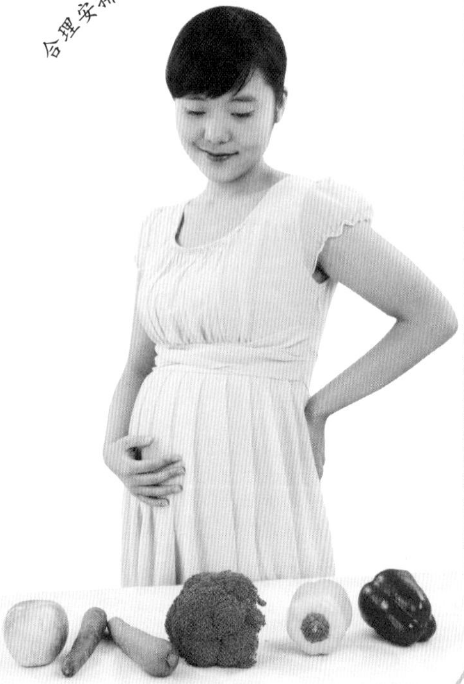

第 120 天

（第 18 周第 1 天）

在子宫内不停玩耍

看胎宝宝正在发生哪些变化

“报告妈妈，我现在头臀长约 14 厘米，重约 150 克，一切正常。妈妈每天都要带着我，会不会很辛苦呀？等我出去了，一定好好报答妈妈！”瞧，多乖的宝宝啊！

现在，胎宝宝的小脖子已经越来越有模有样了。皮肤依然很薄，血管清晰可见，看起来好脆弱，好像一碰就会破似的。

肺泡虽然还没发育成熟，但胎宝宝的胸脯会不时地鼓起来、陷下去，这是他在呼吸，只不过他的口腔里流动的是羊水而不是空气。骨髓中造血细胞一个个忙不迭地冒出来了，肝内造血功能下降。原来，肝脏一直在替骨髓做造血的工作啊，那一定要好好谢谢它。心脏的心情似乎不错，在欢快地跳动着。大脑开始出现褶皱，褶皱越多，宝宝就越聪明哦。

胎宝宝如果是个小公主，她的子宫和输卵管已经形成，并且各就各位。此时你可以明显感觉到胎动，胎宝宝会经常戳、踢、扭动和翻转。如果他把你踢疼了，你可不要怪他，那是因为他玩得太高兴了。

本周要事提醒

1 高龄孕妈（大于 35 岁）可以去做羊膜腔穿刺了，用以检查胎宝宝是否患有染色体异常、神经管缺陷等疾病，还能用来确诊唐氏综合征筛查结果。

2 你的肚子明显隆起，可以使用专业的腹带或腹部防护套了，不但可以保暖，还能防止腹部松弛。

3 现在身心相对比较稳定，如果要搬家或是旅行，最好趁此时进行。

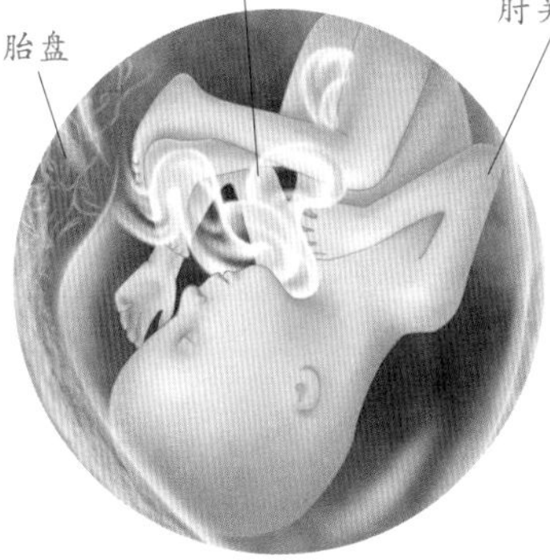

胎宝宝的皮肤很薄，血管清晰可见。

第121天

（第18周第2天）

计划一次轻松又甜蜜的孕期旅行

◆ 旅行地的选择

不要太远：最好选择离家不是太远，开车3个小时之内就可以到达的地方，有什么紧急情况也能够及时返回。需要长时间坐飞机或火车的旅行就不要选择了，长时间的颠簸会使你和胎宝宝感到很劳累，而且飞机场、火车站人多拥挤，空气也不好。

不要太偏：太偏僻的地方交通不发达，各类设施也很不完善，会为旅途徒增许多麻烦。

时间不要太长：旅行的时间不要太长，控制在3天之内为宜，不然你和胎宝宝都会吃不消，而且对一个陌生地的新鲜感过去之后，剩下的只能是不适应和焦虑了。

◆ 出发前的准备

1. 服饰：薄、厚衣物各带几件，根据天气增减衣物；鞋子要结实、舒适、随脚。

2. 食物：带点适口的零食，以备到达目的地后吃不惯那里的食物时应急。

3. 其他：如果要住旅馆，可以带上自己的床单、被罩；旅途中用水不方便，记得带上消毒湿巾、卫生纸、护垫。

◆ 行程安排

寻找医院：到达目的地后的第一件事就是先找到当地的医院，并了解周边的路况，最好能够选择医院附近的旅馆住宿，如果出现什么意外情况，能够第一时间就医。

放慢节奏：景点安排不要太密集，如果像转场一样匆匆忙忙，势必会让自己紧张、劳累。

注意饮食卫生：尽量选择高级一点的饭店就餐，不要吃路边摊，饮水最好也能自备。

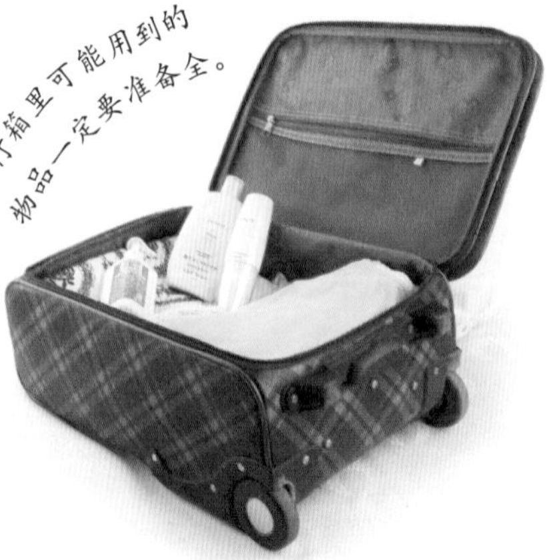

旅行箱里可能用到的物品一定要准备全。

一句话提醒

如果你的身体状况不是太好，最好先向你的产检医生咨询能否去旅行。另外，旅行时间的安排要避开你的产检期。

第122天
（第18周第3天）

四两拨千斤，化解工作压力

◆ 合理安排工作

1. 将你的工作内容进行分类，挑选其中比较重要的尽力做好，对于那些无关紧要的内容，不必苛求完美。

2. 状态好时抓紧时间多做一些工作，提高工作效率。

3. 和老板、同事建立良好的关系，愉快的办公室氛围也会让你心情轻松一些，必要时还可以请同事帮你分担一些工作。

4. 减少你所关注的琐事的数量，对自己无法控制的事情就由它去，别给自己增添无谓的压力。

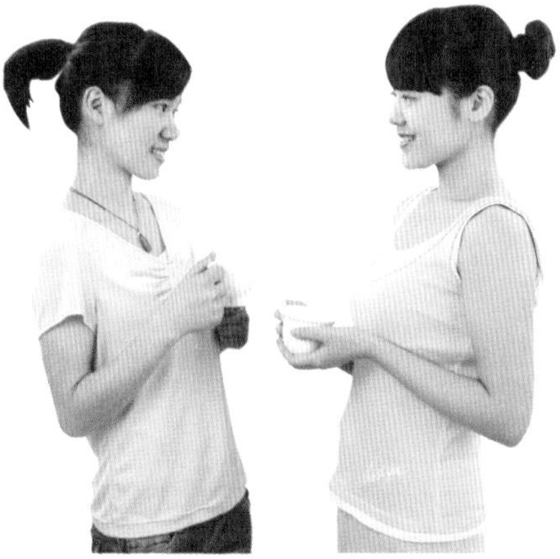

和好朋友聊聊天，也能减轻工作压力。

◆ 适当地活动

不要连续地坐在那里工作，抽空起来走动一下，即使上厕所、喝水也会让你暂时得到放松。如果可能，吃完午饭后在单位附近散散步、晒晒太阳当然更好。

◆ 饮食减压

钾、维生素C、B族维生素、DHA等微量元素都是舒缓压力、愉悦心情的好帮手，你可以在饮食上多下点功夫。不如将香蕉、橙子、鱼油等带入办公室，作为你的零食，既营养又减压。

◆ 写日记减压

记孕期日记绝对是个可以抚平心绪的好方法，边想象宝宝的模样边记录下孕期的趣事和自己内心的感受，偶尔也可以将自己的小烦恼说给胎宝宝听，让他做你小小的“后援团”，相信你的压力瞬间就会烟消云散，心情变得轻松愉快起来。这件事情你可以利用午休的时间或晚上睡觉前来做。

◆ 倾诉减压法

心理压力大时可以找你的好朋友聊聊天，发发牢骚，或偶尔向准爸发发脾气、大哭一场，这些至亲的人会体谅、包容你。但不要动不动就这么做，否则只能让人觉得你是个讨人嫌的“祥林嫂”。

◆ “暴力”宣泄法

买一个可以减压的发泄玩具球随身携带，烦躁时就捏一捏或摔一摔它，让压力在“暴力”中得到释放，这比将你的坏情绪带给身边的人要强许多。

第123天

（第18周第4天）

对付小腿水肿的办公室小妙招

◆ 把脚垫高

准备一个小凳子或小木箱放在办公桌下，每天上班时将双脚放在上面垫高，这样可以帮助腿部的体液回流，减少小腿发生水肿的可能性。

◆ 颤一颤腿

坐在办公桌前工作时，可以将双脚脚尖踮起来，然后上下或左右颤动双腿，这种方法也可以在一定程度上加速体液循环，不过在办公室里做这样的动作可能不太雅观。

◆ 按摩双腿

忙活半天了，小腿又出现了水肿的迹象，那么停下来休息一下，趁此机会也试试以下几种对付小腿水肿的按摩方法吧！

1. 用两只手捏住小腿肚子上的肌肉，一边捏一边从中间向上下按摩，不断改变按捏的位置，重复做5次。

2. 两手一上一下握住小腿，像拧抹布一样左右拧小腿肚上的肌肉，从脚踝开始往膝盖处拧，重复做5次。

3. 两手握住小腿，大拇指按住小腿前面的腿骨，从上往下按摩，重复3次。

4. 两手握住大腿，拇指放在膝盖上面，边按压边按摩，重复5次。

考虑到孕妈腹部突出，不方便屈身弯腰，按摩时可以将腿搁在另一把椅子上垫高，保持上身挺直，这样在按摩时就不会太吃力。

◆ 站起来走动

想要活动双腿，减轻水肿现象，最好的办法莫过于走动走动了。你可以利用工作的空隙站起来来回走动一下，放松腿部的同时也能让僵直的背部得到舒缓。你也可以故意多上几趟厕所或多打几次水，趁此机会活动双腿，这更是一举两得的好办法。如果由于环境限制，不方便在办公室里到处走动，那也可以站在座位旁边做一会儿原地踏步的动作，也能起到不错的放松效果。

◆ 利用道具捶腿

捶捶腿，让腿部血液随着肌肉的颤动流动起来，加快循环，减少体液淤积，也能够有效地减轻水肿。至于捶腿的道具，你可以随意选取，可以是卷起来的杂志，也可以是手纸卷，或者干脆就用自己的拳头，只要方便舒适就行。

一句话提醒

不要穿袜口收紧的袜子，否则容易阻碍血液循环，使小腿水肿加重。

第124天

（第18周第5天）

孕中期关键营养素

钙	作用	帮助胎宝宝骨骼、牙齿和肌肉正常发育
	每日需求量	孕中期孕妈对钙的需求量为每日 1000~1200 毫克
	补充方法	可通过食用牛奶、蛋类、海产品、动物骨头或口服钙制剂进行补充
铁	作用	预防贫血并保证胎盘氧气充足
	每日需求量	孕妈对铁的需求量为每日 25~35 毫克
	补充方法	可以通过食用瘦肉、动物血和肝脏，或口服铁制剂来补充
锌	作用	提高免疫力并促进胎宝宝心脏、大脑等组织器官的正常发育
	每日需求量	孕妈对锌的需求量为每日 11.5~16.5 毫克
	补充方法	可通过食用海产品、红色肉类（猪肉、牛肉、羊肉等）、小米、萝卜、苹果等进行补充
碘	作用	有益胎宝宝中枢神经系统和大脑的发育
	每日需求量	孕妈对碘的需求量为每日 16.5 毫克
	补充方法	可通过食用各种海产品，如海带、紫菜、海鱼等来补充。另外，食用碘盐也是补碘的主要方法
维生素 D	作用	促进钙质吸收，保证钙的正常代谢
	每日需求量	孕妈维生素 D 的需求量为每日 10 微克
	补充方法	可通过食用乳类、蛋类、瘦肉、海鱼、动物肝脏、干香菇等来补充；多晒太阳，接受紫外线照射，也可以补充维生素 D

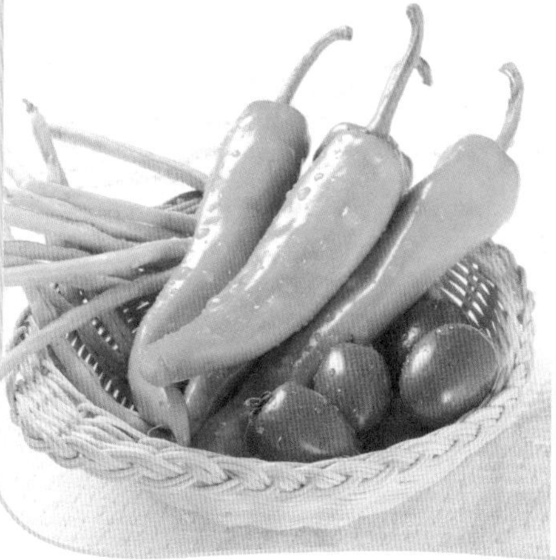

多吃新鲜果蔬能够补充准妈妈每日所需维生素。

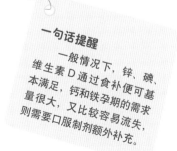

一句话提醒

一般情况下，锌、碘、维生素 D 通过食补便可基本满足，钙和铁孕期的需求量很大，又比较容易流失，则需要口服制剂额外补充。

1个月
第1周
第2周
第3周
第4周
2个月
第5周
第6周
第7周
第8周
3个月
第9周
第10周
第11周
第12周
4个月
第13周
第14周
第15周
第16周
5个月
第17周
▶第18周
第19周
第20周
6个月
第21周
第22周
第23周
第24周
7个月
第25周
第26周
第27周
第28周
8个月
第29周
第30周
第31周
第32周
9个月
第33周
第34周
第35周
第36周
10个月
第37周
第38周
第39周
第40周

第125天

（第18周第6天）

补足钙质，预防小腿抽筋

◆ 小腿抽筋——缺钙信号

小腿抽筋常常发生在孕中期和孕晚期，这是因为这一时期胎宝宝对钙的需求量迅速增加，如果你没有摄入充足的钙，胎宝宝就会从你的骨骼中吸收钙质，使血液中的钙水平下降，神经、肌肉的兴奋性增加，引起腓肠肌痉挛（小腿抽筋）。加上孕期体重逐渐增加，双腿负担加重，腿部的肌肉经常处于疲劳状态，夜间血钙水平比日间要低，所以小腿抽筋常常在夜间发作。

◆ 孕妈需要多少钙

一个普通的成年人每天需要摄入钙800毫克，而孕妈的需求量就更多了，每天需要1000~1200毫克，到孕晚期更要足量补充。但是也不要补过量了，否则容易使胎宝宝的头骨长得太硬，自然分娩时不容易通过产道。

◆ 孕妈缺钙怎么补

钙质无法在体内储存，因此一定要每天进行补充。有效补钙通常采用以下几种方法。

1. 饮食：牛奶、鱼类、虾皮、海带、紫菜、鸡蛋、豆制品、动物骨头等食物中都含有丰富的钙质，要想通过饮食来补钙，这些食物是不容错过的。

2. 营养剂：每天通过膳食摄入的钙大概只有400~600毫克，远远达不到孕妈的需求量，这就需要额外补充钙制剂。市面上的钙制剂琳琅满目，有单剂也有复合剂，服用前你最好先向医生咨询，看哪类制剂更适合自己。

3. 晒太阳：晒太阳也有一定程度的补钙效果，但时间不要太长，每天20~30分钟为宜，以免晒伤。还要避开11:00~15:00紫外线特别强烈的时段。

经常吃这些含钙食物，
可以减少腿抽筋的发生。

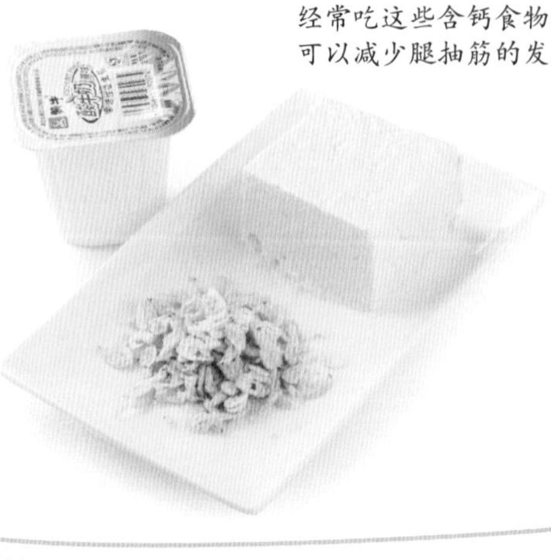

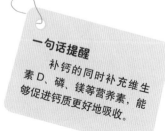

一句话提醒

补钙的同时补充维生素D、磷、镁等营养素，能够促进钙质更好地吸收。

第126天

（第18周第7天）

补钙后小腿仍抽筋怎么办

有些孕妈妈不停补钙，却仍然有小腿抽筋等缺钙现象，就要检讨一下补钙方式是否正确。

◆ 正确选择钙剂

就种类来说，碳酸钙补钙效果最好，其中的钙元素含量在所有钙制剂中是最高的，葡萄糖酸钙的钙元素含量最低，可不选，而有些钙制剂是用贝壳烧制的，属劣质产品，含有有害重金属，要注意剔除，不要购买那些非正规厂家的产品。另外，有些复方钙制剂含有维生素D，吸收效率较高，可以购买。

◆ 补钙的方式很重要

有效补钙要注意：第一，少量多次补充效果好，比如每天喝牛奶500毫升，分成2~3次喝，补钙效果比1次性服用效果好，若是钙制剂，可以选择剂量小、每天需多次服用的品种；第二，选择最佳的补钙时间，血钙浓度在后半夜和早晨最低，在睡前30分钟补充，吸收效率最高。

◆ 防止钙与酸结合形成钙化物

钙容易与食物中的植酸和草酸相结合形成难以吸收的钙化物，如果补钙的同时食用了这些食物，钙的吸收率就会受影响，所以在饭前、饭后不要立即服用钙制剂或喝牛奶，一般在两餐之间补钙最合适。脂肪酸和钙结合也可形成钙化物，孕妈妈也不能吃太多油脂类的食物。

小腿抽筋时，准爸爸可以帮助孕妈妈按摩缓解。

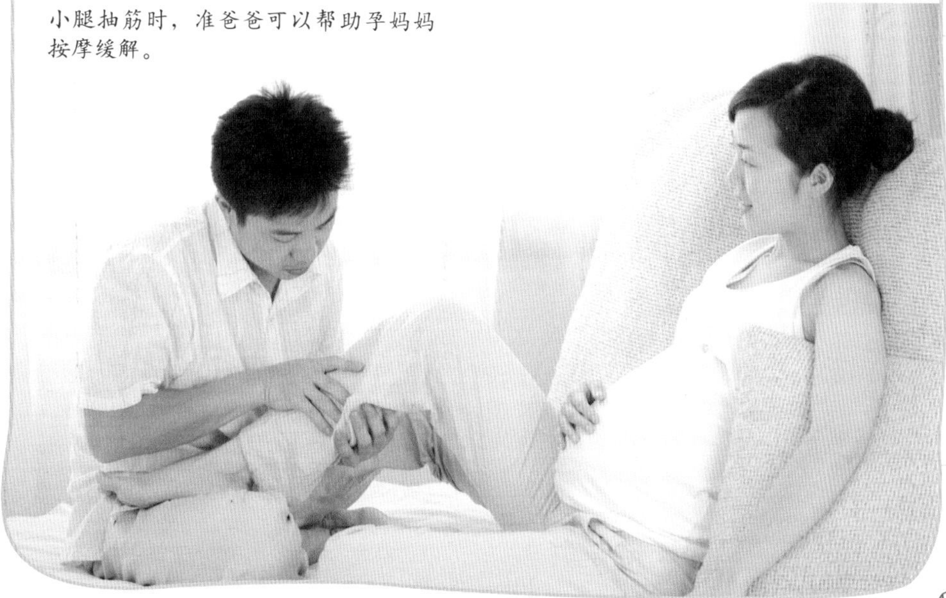

第127天

（第19周第1天）

宝宝能听到周围的声音了

◆ 看胎宝宝正在发生哪些变化

本周胎宝宝的头臀长约15厘米，重量约200克，从妈妈那里获取的营养一点也没有浪费，已经长得像个小南瓜了。

胳膊和腿四兄弟“齐头并进”，已经与身体的其他部分成比例了，看起来协调了许多。咦？胎宝宝的身体怎么长“霜”了呢？原来，那是腺体分泌出一种黏稠的白色油脂状“胎脂”，作用是防水，能够防止胎宝宝的皮肤长期浸泡在羊水中被腐蚀。

这时候感官闹着要“分家”了，“吵”得不可开交。大脑指挥官没办法，就划分出嗅觉、味觉、听觉、视觉和触觉等几个专门区域，实行分区负责制。听力有了大展拳脚的机会，逐渐发达起来，已经能听到声音了。它不停地捕捉着周围的声音，血液在血管中奔跑的声音、胃部忙碌工作的杂音、肠道鸣叫的声音……感到新奇又兴奋。你快和肚子里的胎宝宝说说话吧，他最喜欢妈妈温柔的语调了！

本周要事提醒

1 每次去产检时医生都会听胎心音并为你测量腹围和宫底高，同时你也要学习自己在家测量，随时监测胎宝宝的宫内发育情况。

2 胎宝宝的听觉形成，现在开始你就要对他进行有规律的声音胎教，促进他的听力发育。

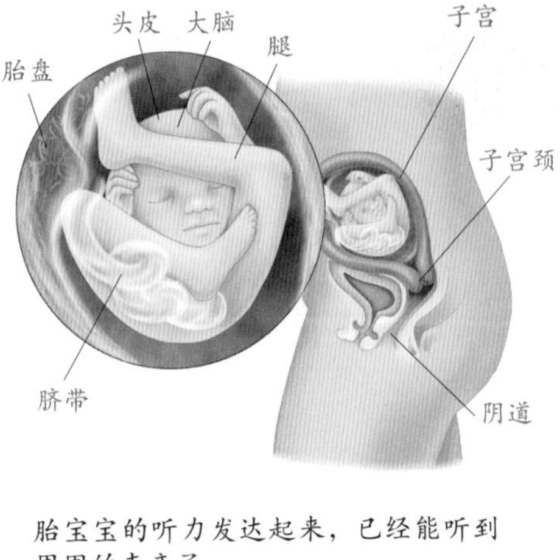

胎宝宝的听力发达起来，已经能听到周围的声音了。

第128天

（第19周第2天）

失眠烦心，都是激素在作怪

◆ 雌激素和孕激素升高

怀孕后雌激素和孕激素的水平都会大幅上升，这就会导致内分泌发生紊乱，而身体一时承受不了这些变化，就会发生一系列的问题，如失眠、烦心、头痛等。孕早期，孕激素水平的升高会使你产生困倦感，夜尿次数也随之增加，睡眠紊乱问题开始发生；孕中期，孕激素上升减缓，睡眠质量得到改善，但仍比孕前要差；孕晚期由于激素变化的影响，你经常会感到身体不适，如胃痛、腿抽筋、鼻窦出血，这些又成为睡眠的影响因素。

◆ 平常心对待

激素变化引发的一系列身体问题都是正常现象，你不必过于担心，但也不能听之任之。虽然不能从根本上解决问题，但还是有一些小方法来缓解这些不适症状。

1. 当出现失眠问题时，不要过分焦虑，这样会使情绪变得更焦躁，更不要擅自服用镇静安神类的药物，而是做深呼吸，用意念来控制自己的情绪，或者使用一些助眠方法（参考第129天的内容）。

2. 头晕头痛时可以躺下来休息，按摩头部或在头上敷热毛巾，能够有效地缓解不适。

3. 烦躁时要用正确的方法及时缓解不良情绪，如和老公或朋友聊天、外出散心、购物等，不要将烦心的感觉憋在心中或毫无节制地乱发脾气，让它发展成为孕期抑郁症。

4. 如果失眠、烦心的情况很严重，已经影响到了正常的生活，这时就应该就医，用科学的方法来治疗了。

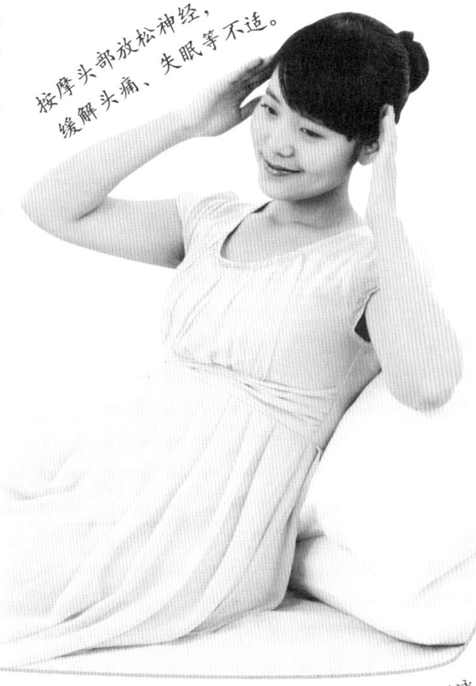

按摩头部放松神经，缓解头痛、失眠等不适。

一句话提醒

若非身体不允许，不要在家做全职孕妈，无所事事会使激素变化对你的身体产生更大的影响。

第129天

（第19周第3天）

睡前小方法，让孕妈轻松入睡

◆ 创造良好的睡眠氛围

选择家里比较安静的房间作为卧室，并将卧室布置得温馨舒适，创造良好的睡眠氛围。如果卧室的灯光太亮，可以适当地调暗一些；如果噪声太大，则可以挂上厚厚的窗帘或贴上隔音壁纸来隔绝噪声。另外，不要在卧室里放置电视，或者在床上看书、工作，这些都将成为入睡困难的影响因素。

◆ 睡前不要吃东西

睡前2小时内也不要再吃一些难以消化的食物，否则肠胃消化食物产生的气体会滞留在体内，影响睡眠，而且睡前饱食容易使脂肪囤积，造成肥胖。晚饭最好安排在睡前4个小时左右，不要吃得太饱。

◆ 喝杯牛奶助眠

睡前半小时喝一杯温牛奶。牛奶具有很好的安眠作用，它含有色氨酸和肽类两种催眠物质，能够促进大脑细胞分泌出使人昏昏欲睡的神经递质——五羟色胺，并能调节人体生理功能，使人感到全身舒适，而且还能解除疲劳。

◆ 睡前精神保持平静

睡前精神要平稳、镇静。可以适当听听音乐、散散步，但不要做剧烈运动，也不要看惊悚、悲伤或搞笑类的影视剧或图书，这会刺激脑细胞，使你变得兴奋，不易入睡。缩短每晚看电视的时间，并定时上床睡觉。

◆ 放松身体，解除疲劳

每天晚上洗个温水澡或用热水泡泡脚，还可以让老公为你按摩，身体得到放松，自然就能轻松入眠。另外，睡觉时要注意调整睡姿，养成侧卧的习惯，以促进血液回流，减轻心脏负担，从而提高睡眠质量。

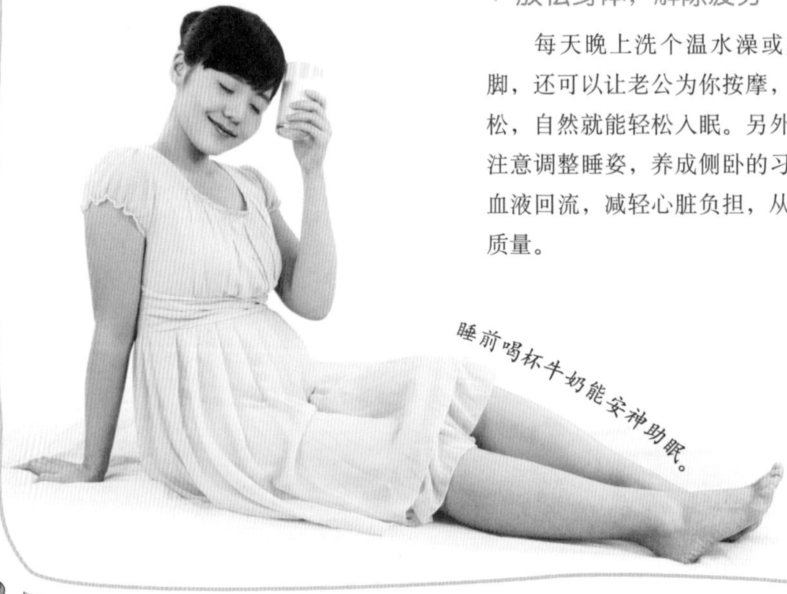

睡前喝杯牛奶能安神助眠。

第130天

（第19周第4天）

别让自己成为引爆“家庭战争”的导火线

◆ 在吵架之前，先冷静一下

在吵架前30秒先冷静一下头脑，问自己3个问题：我到底为什么生气？这件事情是否已经严重到了需要通过吵架来解决的地步？吵架能解决这个问题吗？如果你们不是出现矛盾就立即开吵，而是能够打一个时间差，你也许会发现有些事情其实根本不值得去争吵。

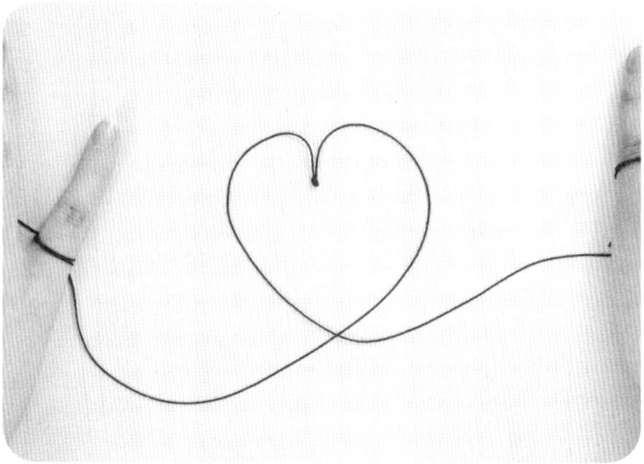

爱情和家庭都需要彼此呵护与守护。

◆ 不要伤及无辜

发生口角时，要就事论事，不要伤及无辜，牵扯出一大堆陈年旧事，将对方的父母、朋友、同事挨个数落一遍，这样不论青红皂白地无限扩大战场，逞一时口舌之快，只会激化矛盾，对解决问题毫无益处。

◆ “讲情”不“讲理”

夫妻间发生争执往往没有固定的答案，多数是看待事情的角度问题，而不是是非问题，因此吵架只要点到即可，不要过分较真，如果非要分出是非对错，拼命抓住对方语言上的漏洞，据理力争，极力驳倒对方，一定要吵赢，结果往往会伤了感情。

◆ 不打消耗型冷战

冷战往往是不明智的选择，不但不能解决问题，反而会冷掉彼此的感情。因为吵过之后如果不及时沟通，通过理智的方法解决你们之间的矛盾，往往会使问题就此“结冰”，要想再打破坚冰，则不是一件容易的事，长此以往，彼此间的隔阂会越来越深。因此，千万不要用这种方式惩罚对方，因为与此同时自己也受到了伤害。夫妻没有隔夜仇，吵架后一定要主动打破僵局，寻求和解，做好“善后”工作。

一句话提醒

准爸要理解孕妈怀孕后的特殊心理状态，多多忍让，孕妈也要体谅准爸，不要无事生非，这样才会使彼此的关系得到良性发展。

第131天

（第19周第5天）

高龄孕妈，要不要做羊膜腔穿刺

◆ 了解羊膜腔穿刺术

羊膜腔穿刺是目前最常用的一种产前诊断技术。穿刺时，医生在超声波探头的引导下，用一根细长的穿刺针穿过腹壁、子宫肌层及羊膜进入羊膜腔，抽取20~30毫升羊水，通过检查其中胎宝宝细胞的染色体、DNA、生化成分等，以确诊胎宝宝是否有染色体异常以及某些能在羊水中反映出来的遗传性代谢疾病。

◆ 这些孕妈最好做羊膜腔穿刺

1. 年龄在35岁以上的孕妈。

2. 本人或直系亲属曾生育先天缺陷儿。

3. 母血筛查唐氏综合征结果异常的孕妈。

4. 家族中有遗传性疾病的孕妈。

5. 本人或配偶有遗传性疾病的孕妈。

6. 本人或配偶有染色体异常的孕妈。

7. 本次怀孕疑似有染色体异常的孕妈。

8. 习惯性流产的孕妈。

看来，高龄孕妈做羊膜腔穿刺还是很有必要哦。

◆ 羊膜腔穿刺时间和流程

如果你需要做羊膜腔穿刺术，最好在孕18~23周时进行，这个时期的羊水量等指标比较方便检查。

在正式抽取羊水前，医生会用超声波为你检查，确定怀孕周数和胎宝宝的大小、位置、数目等。然后找出最合适下针的位置，在皮肤上进行消毒，并盖上无菌单。接着医生就会用穿刺针刺入羊膜腔内，抽取适量的羊水。抽完后你需要稍坐休息一会儿，如果没有不适就可以回家了。

◆ 关于羊膜腔穿刺你需要知道的

1. 事先了解羊膜腔穿刺的目的和安全性，你和准爸同意后，在门诊预约检查时间。

2. 先天畸形儿的成因很多，染色体异常只是其中的一部分。因此，染色体正常并不能保证胎宝宝一定正常，其他该做的产前检查仍需按医生的指示进行。

3. 羊膜腔穿刺作为一种创伤性检查。其最主要的风险就是有可能造成流产或早产，这个概率约为0.5%~1%。所以如果你决定做羊膜腔穿刺，一定要事先了解医院的实力和医生的技术。

一句话提醒

做完羊膜腔穿刺术当天不要洗澡，还要好好休息2~3天。检查结果一般会在2周左右出来，但医院不同，时间可能也不一样。

第132天

（第19周第6天）

孕期取暖和消暑的注意事项

孕妈妈冬天要注意保暖，过度的寒冷刺激可引起血管收缩，并导致大脑、胎盘供氧不足，对胎宝宝的发育不利。

◆ 孕妈妈冬天取暖注意事项

1. 在特别寒冷的时候要减少外出，外出时要加衣服，进入温暖的房间里，要适当减少衣服，避免冷热交替引起感冒。

2. 电热毯和人体之间可产生电磁波，会危害胎宝宝和孕妈妈的健康，最好不用，如果要用，在人体与电热毯接触之前就要切断电源。

3. 自供暖的家庭，建议不要在出门时将暖气关掉，可将温度调低，避免房间基础温度太低，要重新升高整体温度，人体消耗的能量将大大增加。

4. 使用电暖气，要定期用干布擦拭网面和加热棒，去掉上面的灰尘和脏东西，以免造成室内微尘浓度上升，另外电暖气不要靠人太近，长时间局部加热，会降低人体免疫能力，影响呼吸系统。

5. 使用空调的房间，室内湿度下降严重，静电会增加，最好配合使用有净化作用的加湿器。

◆ 孕妈妈夏天消暑注意事项

孕妈妈新陈代谢速度较常人快，夏天更容易热，要注意消暑，避免中暑。消暑时不能肆无忌惮。

1. 最好的消暑用品是凉开水，孕妈妈要常备一瓶在身边，及时补充流失的水分。

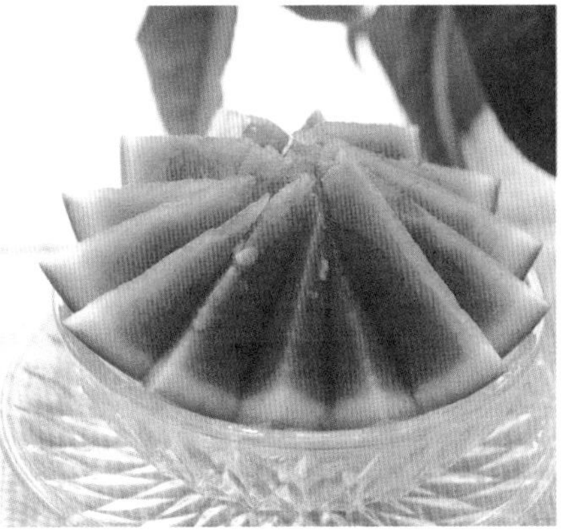

孕期可以吃西瓜消暑，但一定不要吃冰镇西瓜，而且不要过量食用。

2. 消暑不要吃大量的水果如西瓜，也不要太频繁地吃凉拌菜。水果含糖量高，容易引发糖尿病，凉拌菜中残留的微生物、细菌等较多，容易引发肠胃炎，威胁宝宝稳定。

3. 不要吃太凉的东西，比如刚从冰箱里拿出来的东西不能吃，以免刺激子宫收缩或者伤及脾胃，影响消化。

一句话提醒

出门的时候，记得不要将东西挎在胳膊上，因为这样会增加身体前方的重量，不容易保持平衡，应该把东西放在身体下方，还可以用行李架，或者干脆让老公陪同也不错。

第133天

（第19周第7天）

给小家伙取个名字吧

◆ 先来取个乳名吧

乳名区别于正式的姓名，是长辈对孩子的一种亲切称呼。宝宝没出生时就为他取好乳名，然后就可以经常对着肚子叫他，胎宝宝经常听到就会形成条件反射，出生以后你再叫，他听到熟悉的字音就会对你有所回应，这也是一种很好的胎教方式。

乳名可以不拘一格，顺手拈来，只要活泼、悦耳就行。一般为叠音字，叫起来比较顺口，比如说，女孩子叫“丫丫”、“朵朵”，男孩子叫“天天”、“川川”，自然又亲切。

◆ 取名讲究多

1. 寓意明确：首先要保证你取的名字能表达一定的意思，即含义明朗、通俗易懂，如毛泽东就有“泽被东方”的意思。不要将几个毫不相干的字拼凑在一起，看起来很奇怪，而且也只有你自己明白是什么意思。

2. 字形搭配和谐：名字的几个字笔画数要差不多，不要一少一多，如丁啸、戴一川，看起来很不平衡。也不要取笔画太多的字，如“繁”、“曦”，写起来很费劲，孩子将来上学时学写自己的名字就会遇到麻烦。

3. 不要取生僻字：垚、翮、燊等生僻字，估计没几个人认识，更读不出来，无形中为孩子的人际交往带来了障碍。

4. 读音响亮上口：字音之间讲究平仄，也就是要有抑扬顿挫，几个字音调一样读出来就不洪亮。

5. 庄重大气：给宝宝取名字时不要只注重幼小阶段，要从长远考虑。

宝宝的名字值得你好好下功夫“研究”一番。

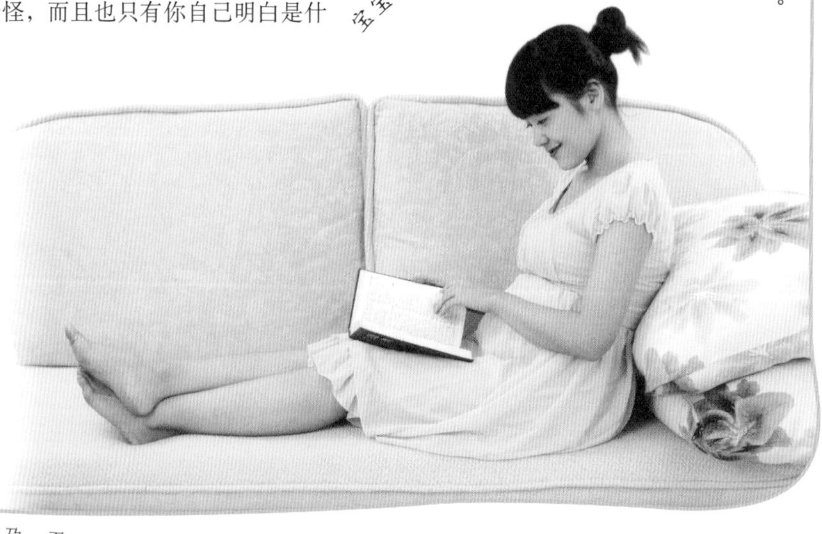

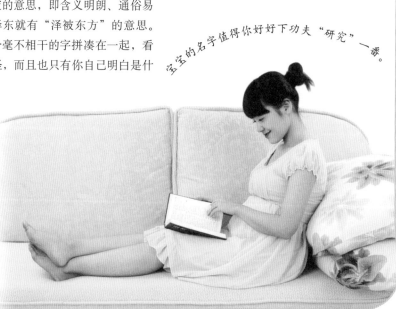

第134天

（第20周第1天）

你的免疫抗体在传送给宝宝

◆ 看胎宝宝正在发生哪些变化

本周胎宝宝比上周大了许多，头臀长约16厘米，体重约250克，进步挺大，赞一个！

此时四肢兄弟正在稳步的成长中。嘴巴在频繁地张合，眼珠也不停地转动，它们两个好忙啊，到底在密谋什么呢？

大脑还在不断地“武装”着自己，它将皮层结构“建造”完成，又在表面“开掘”了许多沟回。作为“领袖”，它可是要表现得与众不同呢！现阶段它很注重“关系网”的建设，所以减缓了神经元这一“硬件设施”的增长速度，加强了神经元之间的相互联通，形成记忆与思维功能的神经联系也在增加。

胎宝宝现在变得不老实了，频繁地做着各种动作，有时候摇摇头，有时候摸摸自己的脸。现在胎宝宝又多了一项本领——能像新生儿一样时睡时醒了。如果你感觉某段时间胎动减少了，那很有可能是胎宝宝睡着了。嘘，不要吵醒他！

对了，胎宝宝还会通过血液“邮递员”收到你的一件“礼物”——免疫抗体，它会帮助宝宝在出生后的最初一段时间内抵抗疾病。

本周要事提醒

1 准爸在胎教中的作用是不可忽视的，因为胎宝宝最爱听爸爸低沉、宽厚的声音，所以准爸也要积极参与到胎教中来。

2 你的腹部会更加隆起，进一步增加了行动的困难，因此出行时要特别小心。

3 密切监测胎动仍是本周一项非常重要的工作。

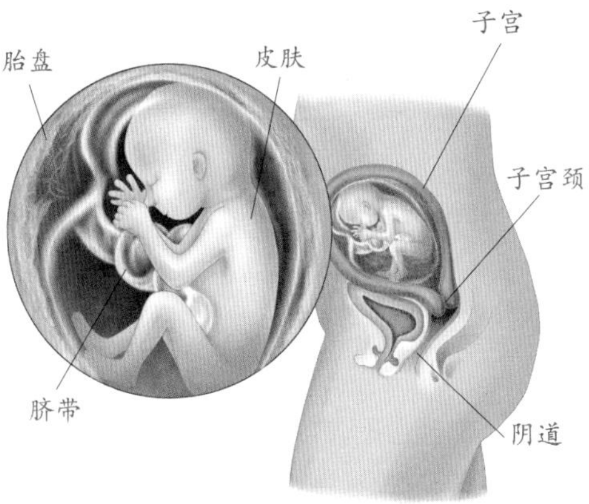

胎宝宝大脑皮层的沟回不断增多，而且还能像新生儿一样时睡时醒。

第135天

（第20周第2天）

学会测量宫底高了吗

◆ 让准爸帮你测量宫底高

自测宫底高这项工作你可以请准爸来协助完成，将测量结果记录下来，以方便观察胎宝宝发育与孕周是否相符。具体测量方法如下：

1. 排空小便，平卧或半卧于床上。

2. 用一根皮尺测量从耻骨联合上缘处中点至宫底的距离。

耻骨联合的位置：通俗地来说，就是阴毛覆盖区域的那部分骨头。

一般从怀孕20周开始，每4周测量1次；怀孕28~36周每2周测量1次；怀孕36周后每周测量1次。如果发现异常，间隔的时间可以缩短些。

◆ 宫底高的变化规律

孕16~36周，宫底高平均每周增加0.8~0.9厘米；36周后减慢，每周增加0.4~0.5厘米。下表是各孕周宫底的大概位置：

孕周	宫底位置
12周	约在耻骨联合上缘以上2~3横指
16周	位于耻骨联合上缘和肚脐之间
20周	在肚脐下约1横指
24周	在肚脐上约1横指
28周	在肚脐以上约3横指
32周	约在肚脐与胸骨下端剑突之间
36周	宫底最高，其中央部位在胸骨剑突下2横指
40周	胎头下降到骨盆，宫底恢复到孕32周时的高度

特别提示：宫底高增长过快或过慢时，应警惕是否有异常情况出现，需及时入院就医。

→如果宫底高低于正常值、增长速度减慢或生长停滞，则提示胎宝宝宫内生长受限、畸形、羊水过少、横位、子宫畸形、死胎等。

→如果宫底高高于正常值或增长过快，则提示多胎、羊水过多、巨大儿、畸胎、臀位等。

一句话提醒

宫底高一般会和腹围一起测量，因为每个孕妈的胖瘦都不一样，与腹围对照，才能使测得的宫底高更可靠。

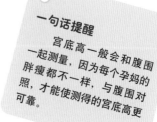

第136天

（第20周第3天）

内外用药都需要谨小慎微

◆ 孕妈需慎用的外用药

风油精：风油精中所含的樟脑被皮肤吸收入血液后，会通过胎盘屏障进入羊膜腔作用于胎宝宝，严重时会导致流产或死胎。

皮质激素类药：如皮炎平等，这类药具有消炎、抗过敏的作用，多用于治疗皮肤病，如荨麻疹、湿疹、药疹、接触性皮炎等。如果长期大面积使用，会造成胎宝宝肾上腺皮质功能减退。

百多邦软膏：一种抗生素外用软膏，广泛应用于皮肤感染。妊娠期最好不要使用，因为药膏中的聚乙二醇会被全身吸收、蓄积，引起一系列不良反应。

阿昔洛韦软膏：抗病毒外用药，对人体细胞的DNA聚合酶有抑制作用，会影响人体DNA的复制。

◆ 哪些中药孕妈不能吃

活血化瘀、行气祛风、苦寒清热、凉血解毒类的中药容易引起流产或早产，孕妈不宜服用。具体禁服的中药和中成药可参考下表。

中药	巴豆、牵牛、芫花、甘遂、商陆、大戟、水蛭、虻虫、莪术、三棱、大黄、黄芪、芒硝、冬葵子、木通、桃仁、蒲黄、五灵脂、没药、苏木、皂角刺、牛膝、枳实、附子、肉桂、干姜、人参、鹿茸等
中成药	十枣丸、舟车丸、麻仁丸、润肠丸、槟榔四消丸、九制大黄丸、清胃和中丸、香砂养胃丸、大山楂丸、虎骨大瓜丸、活络丸、天麻丸、虎骨追风酒、华佗再造丸、伤湿止痛膏、囊虫丸、驱虫片、化虫丸、利胆排石片、胆石通、结石通、七厘散、小金丹、虎杖片、脑血栓片、云南白药、三七片、六神丸、牛黄解毒丸、败毒膏、消炎解毒丸、祛腐生肌散、疮疡膏、百毒膏、消核膏、白降丹等

一句话提醒

在用药问题上，你应该分清主次矛盾。当出现危急情况必须用药时，还是应该把生命安全放在第一位，不要一味拒绝用药。

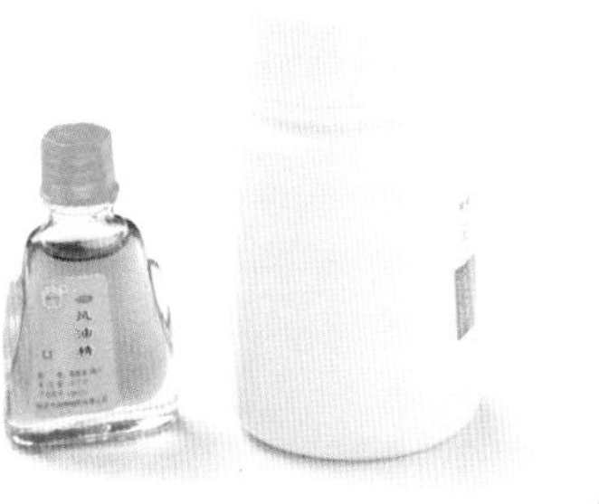

风油精会对胎宝宝产生很大的不良影响。

第137天

（第20周第4天）

孕期怎样健康吃鱼

◆ 超级慧眼选购美味鱼

水域污染区域，鱼类体内多多少少都含有汞。汞是一种对身体危害极其严重的重金属，你如果吃了太多含汞的鱼，就会使血液内的汞含量超标，并通过胎盘聚集到胎宝宝脑部，导致胎宝宝出现小头畸形、大脑麻痹及智力发育迟缓等，严重时会导致胎宝宝死亡，造成不可逆转的损害。孕妈妈该吃哪些鱼，不该吃哪些鱼呢？

常吃：带鱼、平鱼、黄花鱼等体积小的深海鱼，以及鲫鱼、鲤鱼、鲢鱼等淡水鱼。

少吃：鲨鱼、剑鱼、方头鱼等体积较大的深海鱼，这些鱼体内汞含量较高。

建议买鱼时，要看鱼体颜色是否鲜亮，鱼鳃是否鲜红而清晰，肉质是否结实有弹性以及有无异味等，以免买到变质鱼。如果鱼肉在烹调好后吃起来有股煤油味，说明是受了污染的鱼肉。最好经常变换鱼的品种，不要在一段时间内只吃一种鱼。

◆ 每周350克

你可以根据自己的饮食结构将鱼合理地安排到自己的食谱当中。一般情况下，每周吃1次鱼，每次350克左右即可满足营养需求。

◆ 合理烹调

1. 鱼和豆腐搭配可以使两者的氨基酸互补，还可以使钙的吸收率提高20多倍。

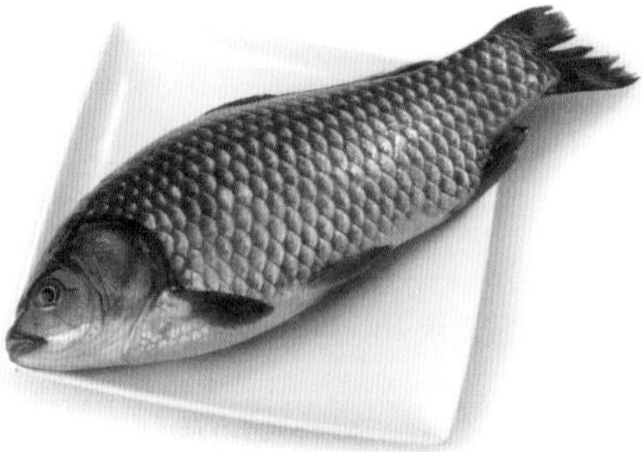

孕期吃鱼，可以种类丰富些，换着吃。

2. 做鱼时加入大蒜和醋，可以杀死鱼皮上的嗜盐菌，并可软化骨刺，促进钙、磷的吸收。

3. 刚刚死去的鱼不要马上烹制。刚死去的鱼，其肌肉组织中的蛋白质还没有完全分解产生氨基酸，这时所烹调的鱼吃起来不仅感到肉质发硬，同时也不利于人体消化吸收。

一句话提醒

如果你对鱼肉过敏，不妨改吃孕妇专用的营养配方食品，以减少胎宝宝过敏体质的产生。千万不要因为鱼肉营养高就勉强摄取，从而造成身体不适。

第138天

（第20周第5天）

在办公室舒适午睡的妙招

◆ 避免“伏案而睡”

伏案睡眠并不能使身体得到彻底放松，身体的某些肌肉群、汗腺、皮肤仍处于紧张状态，导致醒后不但没有精神饱满的感觉，反而会感到更加疲惫。另外，趴着睡觉时头部长时间枕在手臂上，手臂的血液循环和神经传导受影响，容易使手臂麻木、酸痛。而且伏案会压迫眼球，使眼压升高，醒后往往会出现短暂的视力模糊。

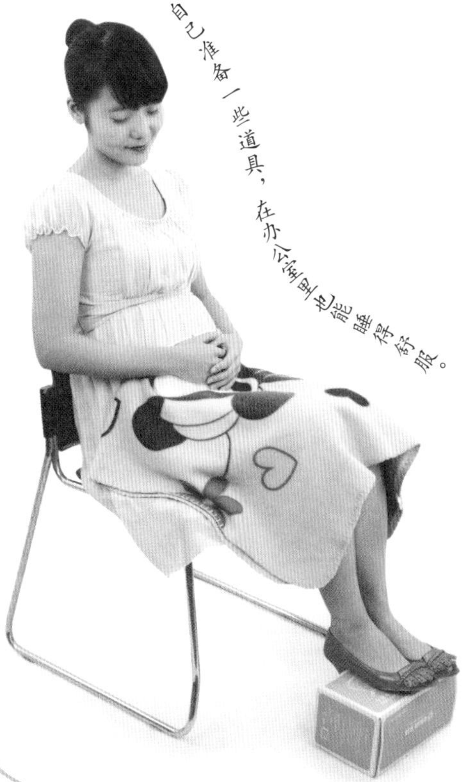

自己准备一些道具，在办公室里也能睡得舒服。

◆ 充分利用座椅

如果你的椅子靠背可以向后倾倒，那你可以尽量向后靠，使身体放平，然后用纸箱或另外一张椅子将双腿垫高，这样就可以避免腿部水肿。如果你的椅子是普通的硬质椅子，那也没关系，可以将几张椅子拼起来躺在上面。当然，如果你的办公室里有沙发，那就再好不过了。

◆ 自带折叠床

往办公室里带一个可以折叠的钢丝床，中午睡觉时铺开，不用时就收起来藏在桌下，什么都不影响，而且还是你专人专用，你就安心地午睡吧。

◆ 注意保暖

人在睡熟之后，全身基础代谢减慢，体温调节功能也随之下降，全身毛孔处于开放状态，如果不注意保暖，醒来后往往容易受凉，出现鼻塞、头晕等症状。因此，午睡时最好盖上大衣或者毯子，即使在夏天，也要这么做。

◆ 备齐道具，让午睡更舒服

自己带个褥子铺在椅子（沙发）上面，然后用靠垫当枕头，这样就舒服多了。最好再准备一个眼罩和耳塞，用来降低亮度和噪声，会使你更快地入睡。

第139天

（第20周第6天）

孕事乐读：肚子大小、形状的秘密

怀孕这个词让人最先想到的就是大肚子，肚子大小每个孕妈妈都不同，有的孕6月的时候，肚子已经像要临盆了，有的则在孕6月的时候还看不出怀孕的样子或者像刚刚怀孕，好像每个孕妈妈肚子的形状和大小都各不相同，就是因为这个差异，孕妈妈们之间总喜欢互相比较肚子大小，而且会根据大小和形状猜测胎宝宝的性别和大小，在孕妈妈界也流行着很多关于肚子的传言，不过这些说法不一定靠谱，孕妈妈不必当真。

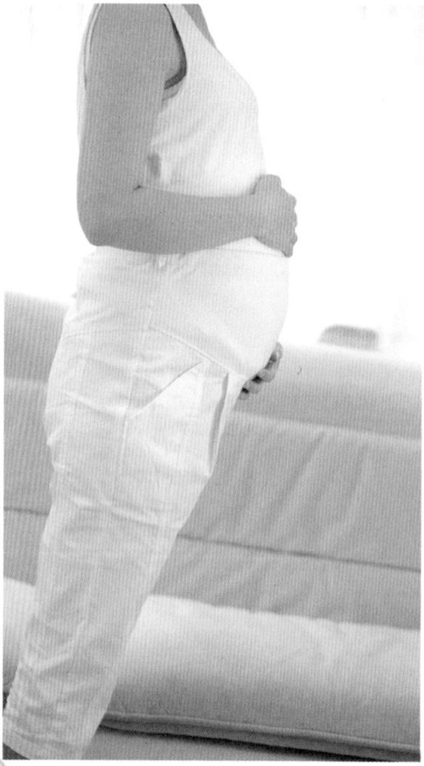

民间传说肚子大小、形状和胎宝宝性别有关，这些猜测能为孕期生活增添很多乐趣。

◆ 缠腹带能防止胎宝宝过大，腹肌多肚子就不会长那么大

这些说法都没有什么科学依据，腹带可以托住肚子、缓解腰部疼痛，但防止胎宝宝发育过大是不可能的，如果真起到了作用，那也只是副作用，束缚了胎宝宝的发育，而腹肌在激素的影响下会变得松弛，以便给胎宝宝足够的发展空间，所以也不可能让肚子小。

◆ 肚子越大胎宝宝就越大

事实证明这不是绝对的，肚子大的孕妈妈生出的宝宝不如肚子小的孕妈妈生出的宝宝大，这种事屡见不鲜。

◆ 肚子大是羊水太多了

这也是不靠谱的说法，羊水多少对胎儿来说很重要，多还是少有医学上的界限，不是能看出来的，只要医生说没问题，就不必在意。

◆ 肚子尖的是儿子，肚子圆的是女儿

事实证明也不是必然，不必太看重，顶多拿来当个闲聊话题就足够了。

第140天

（第20周第7天）

孕妈鼻出血的护理方法

◆ 孕期容易鼻出血

流鼻血是孕期较为常见的一种现象。怀孕后体内会分泌出大量的孕激素，这使得血管扩张、充血，加上鼻腔黏膜血管丰富，血管壁薄，孕妈的血容量又较高，所以十分容易破裂、出血。

◆ 鼻出血后的护理

当你发生鼻出血时，按照以下步骤来止血：

1. 先试着将血块擤出。堵在血管内的血块会使血管无法闭合，当你去除血块后，血管内的弹性纤维才能够收缩，使流血的开口关闭。

2. 坐在椅子上，用手指捏紧鼻子，身体向前倾，不要躺下或仰头，否则会使血液流到喉咙里。

3. 在两只鼻孔里各塞入一小团干净的湿棉花，然后捏住鼻孔，持续压紧5~7分钟。假如仍未止血，再重复塞棉花和捏鼻子的动作。

4. 用毛巾包裹住冰块，冷敷鼻子、脸颊和颈部，促使血管收缩，减少流血。（如果第3步可以止血，此步可省略）

5. 鼻血止住后，在鼻孔内涂抹一些维生素E软膏，以促进伤口愈合。

6. 做好上述处理后，最好躺下来休息一会儿。一周之内不要挖鼻孔，否则容易剥落结痂，使鼻出血复发。

◆ 如何预防鼻出血

1. **增加空气湿度**：干燥的环境容易使鼻黏膜血管受到损伤，建议使用加湿器来增加空气湿度。

2. **不要挖鼻孔**：坚硬的指甲很容易损伤鼻腔黏膜和毛细血管，引起鼻出血。如果鼻孔内有鼻屎，可以先用水打湿，然后用棉签轻轻擦出。

3. **补充维生素C**：维生素C是合成胶原蛋白所必需的物质，而胶原蛋白能帮助上呼吸道里的黏液附着，使你的鼻窦和鼻腔内产生一层湿润的保护膜。

4. **补充维生素K**：维生素K在人体中起到促进凝血的作用，它广泛存在于海带、菠菜、甘蓝、香菜、花椰菜、酸奶等食物中。

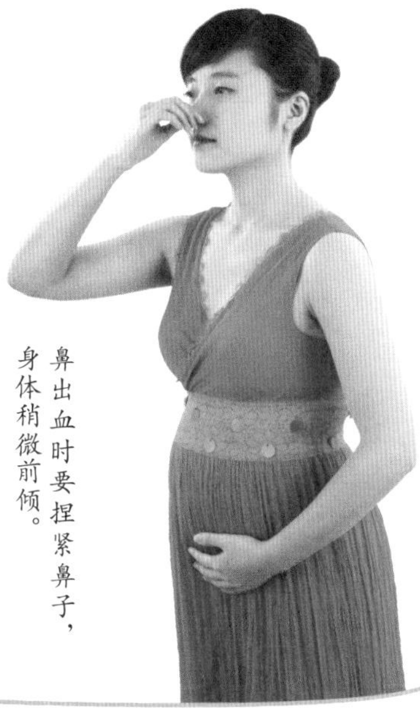

鼻出血时要捏紧鼻子，身体稍微前倾。

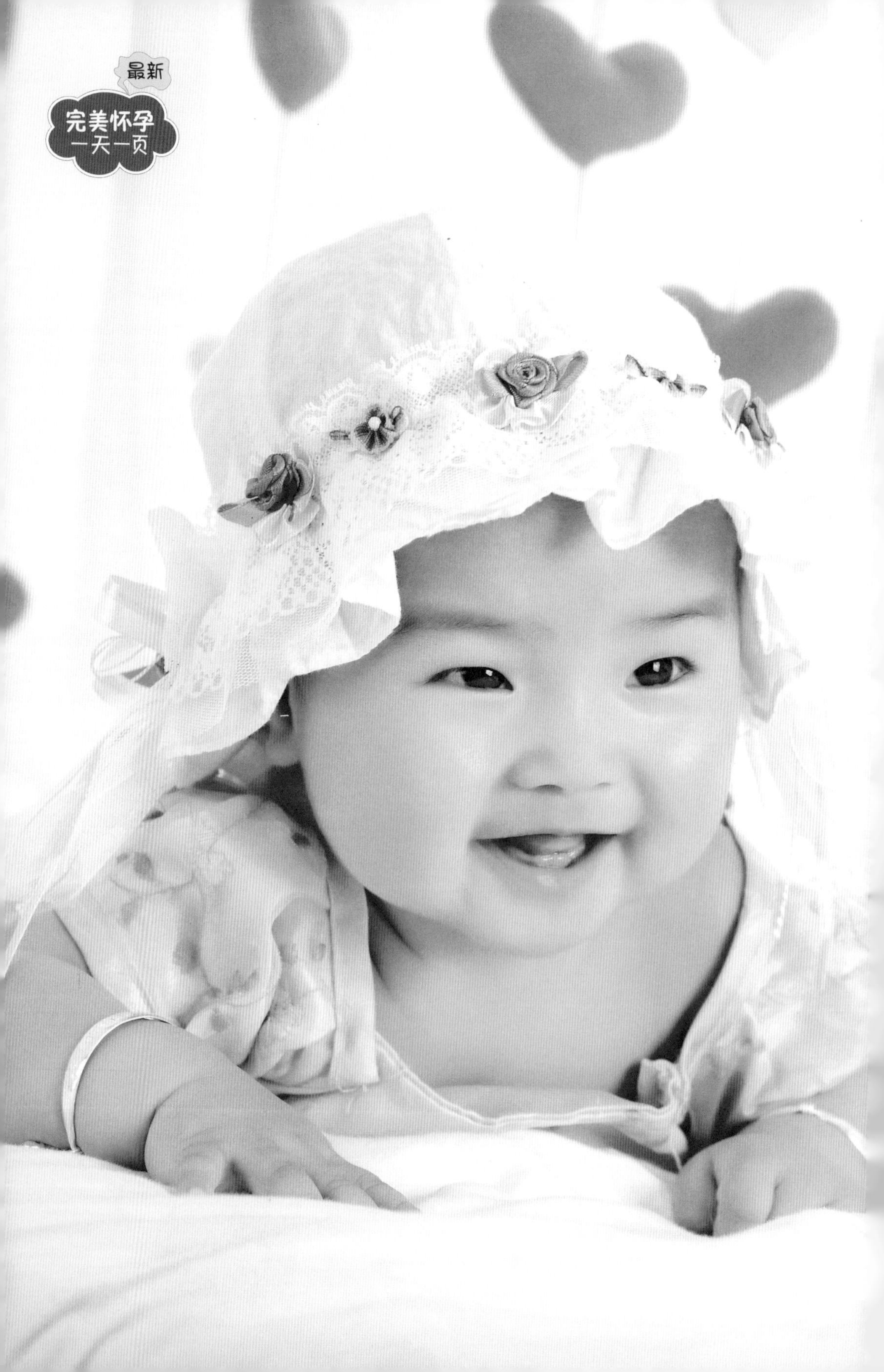

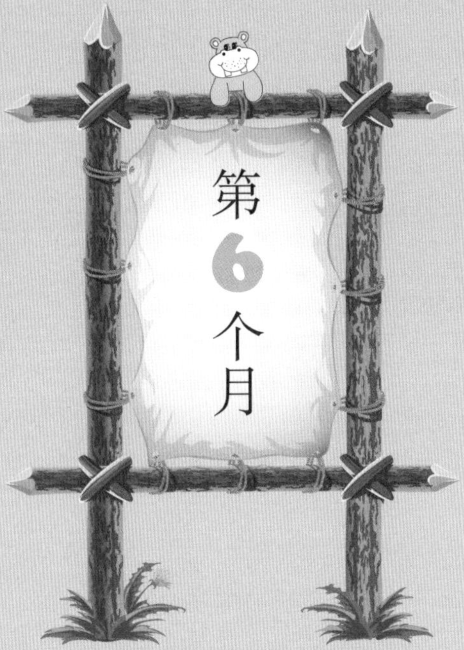

他爸，宝宝能听见你说话了

整日被将为人母的幸福和喜悦包围着，你的内心一定充满了柔情，觉得世界变得前所未有地美好：清晨的雾霭不再灰沉、阴郁，而是有一种诗意的朦胧之美；隔壁家小孩子的打闹也不再吵人，而是充满了活泼和朝气；就连夏日树荫中知了的鸣叫声，你也不再觉得讨厌，而是像一首悦耳动听的奏鸣曲……将这种愉悦的情绪保持下去吧，用你的眼睛和耳朵为小宝贝收集和传递生活中的美好。当周围的人惊讶于你的变化时，只有你自己知道：是小宝贝给了你爱、希望，还有改变的力量！

第141天

（第21周第1天）

可以听到妈妈的声音了

◆ 看胎宝宝正在发生哪些变化

胎宝宝好乖哦，已经陪妈妈安全度过40周孕程的一半了，表扬一下吧。他现在头臀长有16~18厘米，体重约300克了，变得你都认不出了吧。

现在的胎宝宝出落得越发标致了：眉清目秀，小鼻子也更挺起，脖子变长了，浓密的头发代替了原来稀疏柔软的胎毛。长大了一定是个小帅哥或小美女呢！薄薄的胎脂覆盖了他的全身，看上去滑溜溜的，像一个抓不住的小泥鳅。

为了使声音能够被更好地传导，胎宝宝的中耳耳骨开始硬化。现在他的听力已经达到一定的水平了，不信来做个测试吧。那是汽车发动的声音，这是洗衣机脱水的震动声……太吵了，还是妈妈的歌声好听。

有了强壮的肌肉做后盾，胎宝宝的精力特别旺盛，变得非常爱动。尤其是在夜深人静的时候，他会动得特别欢，那是要吵着和你做游戏呢。宝贝不要闹了，让妈妈好好休息吧。

本周要事提醒

1 除了继续做例行的产检外，最好能够做一下微量元素的测定，看看你是否缺钙或其他微量元素。

2 包围着宝宝的羊水每3~4小时就会通过你的身体完全地置换一次。因此你需要多喝水来帮助羊水更换，让胎宝宝生活得更舒适。

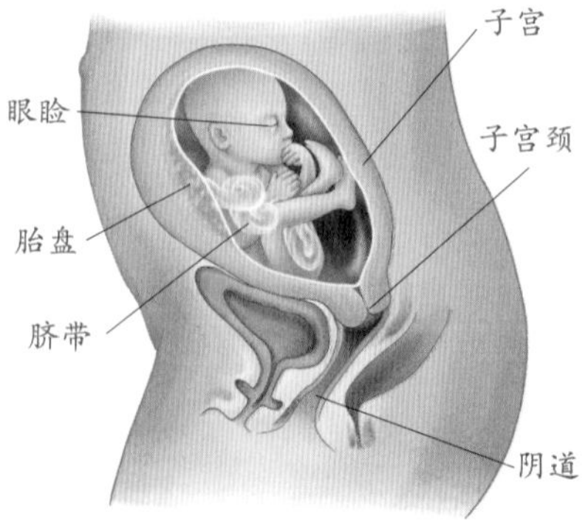

白色的胎脂覆盖了胎宝宝的全身，看上去滑溜溜的。

第142天

（第21周第2天）

营养素补充剂别随意吃

复合营养素，单剂营养素，选哪种？

营养补充剂分为复合剂与单剂两类。复合营养素补充剂含有三种以上（含三种）维生素、矿物质，一般而言，复合剂适用于多种营养素不足或膳食不平衡的孕妈；单剂则适用于膳食比较平衡而个别营养素不足的孕妈，比如没有吃奶制品习惯的孕妈可考虑补充钙剂。

营养补充剂一定要选择权威部门认可、物有所值的产品，不要片面追求高价格，购买时认真阅读标签和说明书。

参考这些营养素的补充量

营养素	最低量	最高量
钙 (Ca)	300 毫克 / 天	1000 毫克 / 天
维生素 B_6	1 毫克 / 天	10 毫克 / 天
镁 (Mg)	100 毫克 / 天	300 毫克 / 天
维生素 B_{12}	2.6 微克 / 天	10 微克 / 天
钾 (K)	1000 毫克 / 天	3000 毫克 / 天
维生素 D	2.5 微克 / 天	10 微克 / 天
铁 (Fe)	5 毫克 / 天	20 毫克 / 天
维生素 E	10 总 α - 生育酚当量 / 天	300 总 α - 生育酚当量 / 天
锌 (Zn)	5 毫克 / 天	20 毫克 / 天
维生素 K	40 微克 / 天	100 微克 / 天
硒 (Se)	20 微克 / 天	100 微克 / 天
维生素 PP	5 毫克 / 天	15 毫克 / 天
铬 (Cr^{3+})	50 微克 / 天	150 微克 / 天
视黄醇当量	400 微克当量 / 天	800 微克当量 / 天
铜 (Cu)	0.5 毫克 / 天	1.5 毫克 / 天
烟酰胺	5 毫克 / 天	50 毫克 / 天
维生素 B_1	1 毫克 / 天	20 毫克 / 天
叶酸	100 微克 / 天	800 微克 / 天
维生素 B_2	1 毫克 / 天	20 毫克 / 天
泛酸	2 毫克 / 天	20 毫克 / 天

注：视黄醇当量表示包括视黄醇和 β - 胡萝卜素在内的具有维生素 A 活性的物质，相当于视黄醇的量。

一句话提醒

无论营养素补充剂的营养价值如何，它永远都无法取代天然食物，在两者都可以使用的情况下，应优先选择天然食物。

1个月 第1周 第2周 第3周 第4周
2个月 第5周 第6周 第7周 第8周
3个月 第9周 第10周 第11周 第12周
4个月 第13周 第14周 第15周 第16周
5个月 第17周 第18周 第19周 第20周
6个月 ▶第21周 第22周 第23周 第24周
7个月 第25周 第26周 第27周 第28周
8个月 第29周 第30周 第31周 第32周
9个月 第33周 第34周 第35周 第36周
10个月 第37周 第38周 第39周 第40周

第143天

（第21周第3天）

坚持锻炼你的骨盆底肌肉

为什么要锻炼骨盆底肌肉

1. 骨盆底肌肉的锻炼能够增加你阴道肌肉的弹性，缩短分娩时第二产程的时间，还能加快会阴侧切后或会阴撕裂伤口的愈合。

2. 骨盆底肌肉练习能促进你直肠和阴道区域的血液循环，加强你对膀胱的控制，预防痔疮和压力性尿失禁。

找到你的骨盆底肌肉

紧闭并提拉阴道和肛门，感觉到收紧的那部分肌肉就是骨盆底肌肉。你可以想象一下，当你忍住放屁或在小便时突然中断尿流是一种什么感觉。如果你觉得这种想象不形象，无法让你明确骨盆底肌肉的位置，那么你可以将一根干净的手指放入阴道，然后收紧阴道和肛门，如果你的手指能感觉到受挤压的话，那就说明你找的位置是正确的。

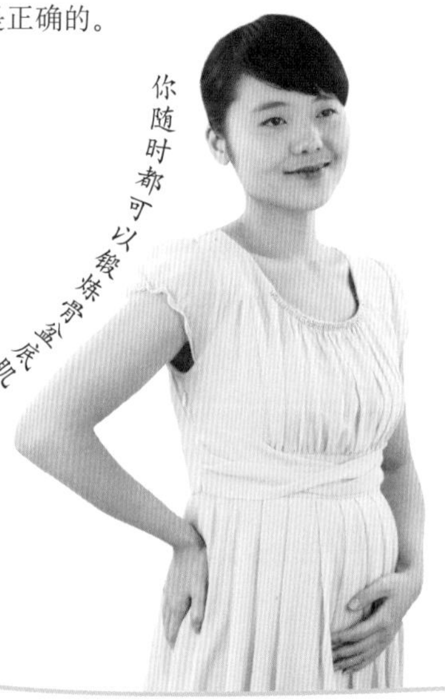

你随时都可以锻炼骨盆底肌肉。

开始练习吧

取站姿或坐姿，只要你觉得舒服，躺着都可以。收紧你的骨盆底肌肉，数8~10秒，放松几秒，然后再收紧，就这样反复重复同样的动作。

在练习的过程中，你要注意保持身体其他部位的放松，不要收紧腹部、大腿和臀部。你可以将手放在肚子上，这样可以帮你确认腹部肌肉是否处于放松状态。

多长时间练习一次

锻炼骨盆底肌肉不需要借助任何道具，也没有大的肢体动作，练习起来非常方便，可以随时随地进行。你可以在一天中分多次来进行练习，比如每天做3次，每次3~4组，每组10次。但刚开始时不要急于做太多，随着你肌肉弹性的不断增强，你可以逐渐增加每天练习的次数，并延长每次收紧骨盆底肌肉的时间。

一句话提醒

你应该养成习惯，让骨盆底肌肉锻炼成为你生活中的一部分，比如早晨醒来时、坐车时、工作中或看电视时，你都可以有意识地进行一下练习。

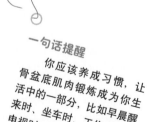

第144天

（第21周第4天）

音乐胎教正是好时机

音乐胎教促生天才宝宝

音乐胎教是通过生理和心理共同起作用来达到效果的，对于促进胎宝宝的身体健康和智力发育影响颇深。美好的音乐能使你改善不良的情绪，产生美好的心境，并把这种信息传递给胎宝宝。优美动听的乐曲还可以刺激你和胎宝宝的听觉神经器官，使你体内分泌出一些有益于健康的激素，促进胎宝宝健康发育。

澳大利亚一家医院曾进行胎教追踪试验，让35名孕妈在妊娠期间每天欣赏优美的轻音乐，结果她们所生子女中有7人成为音乐家，2人成为优秀舞蹈演员，其余智力均普遍高于一般水平。可见，音乐胎教的确是一个增进身体和智力健康发育的好方法。

什么时候开始音乐胎教

怀孕16周后胎宝宝就有了听力，孕20周时胎宝宝的听觉功能完全建立，尤其是孕24周后，其听力几乎和成人接近。因此，从孕16周开始，你便可以有计划地对胎宝宝实施音乐胎教。

音乐胎教实施方法

选择合适的乐曲，通过收录机或CD播放机直接播放，你和胎宝宝共同聆听。每天听1~2次，每次15~20分钟。选择在胎宝宝觉醒有胎动时进行，晚上临睡前比较合适。听的时候播放机应距离你1米左右，音量强度在65~70分贝为度。也可以使用胎教传声器，直接放在孕妈腹壁胎宝宝头部的相应部位，音量的大小可以根据你隔着手掌听到传声器中的音响强度来调试。

用胎教专用的传声器给胎宝宝听音乐。

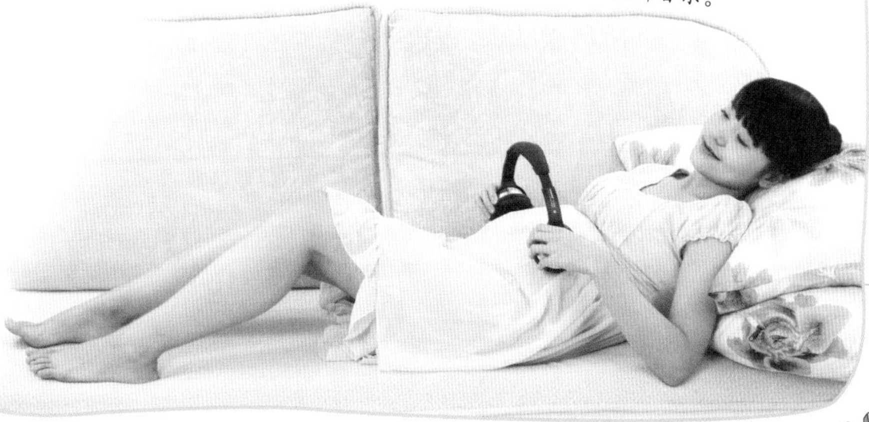

第145天

（第21周第5天）

刻录一张美妙的胎教音乐大碟

哪些音乐适合做胎教

胎教音乐有两种，一种是给孕妈听的，优美、安静，以E调和C调为主；另一种是给胎宝宝听的，轻松、活泼、明快，以C调为主。一般情况下，世界名曲中的一些舒缓、轻柔、欢快的乐段适合拿来做胎教音乐，而悲壮、激烈、亢奋的乐段则不适合做胎教，否则会影响胎宝宝的正常发育，严重的会造成宝宝心理自闭。

用来作为胎教音乐的乐曲应该在频率、节奏、力度和混响分贝范围等方面尽可能与胎心音合拍、共振，音频应该保持在2000赫兹以下，声音不要超过85分贝。最好选择经过医学界优生学会审定的胎教音乐，这样的音乐可以将对胎宝宝的伤害控制到最低。

胎教音乐选取注意

选购胎教音乐时要选择专门用于胎教的，并且其效果已经得到验证的CD，如《莫扎特效应全集》。如果是自己选择乐曲刻录光盘，也要注意相邻两首乐曲的风格要统一，过渡要平稳，变化不要太快、太突然。

胎教音乐示例

乐曲：《月光》，作者：德彪西。

德彪西是19世纪末20世纪初法国浪漫主义作曲家，他的作品独具风格。他的钢琴曲《月光》描绘了一个月光如水的温柔之夜，舒缓轻柔的曲调听后让人心情安详平静。

刻录美妙的音乐献给最亲爱的老婆和宝宝。

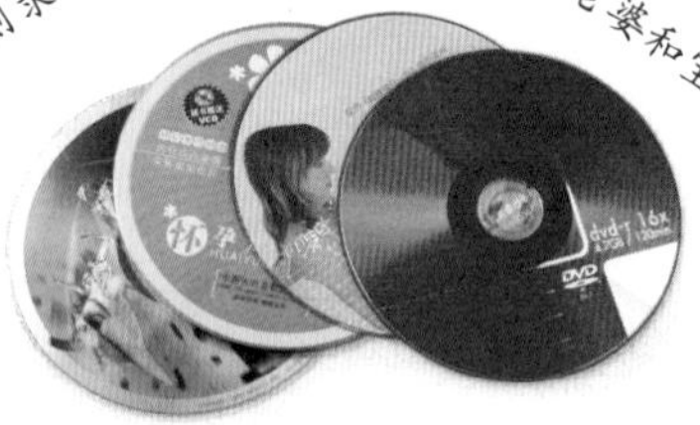

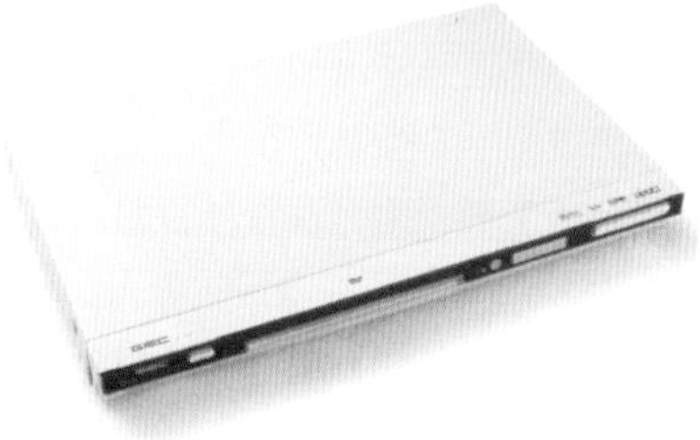

在聆听这首曲子时，你可以想象自己漫步在一条铺满鲜花的小径上，四溢的花香在你的身边萦绕，夜空中满是宛如水晶般闪烁的繁星，月亮温柔地浅笑着，将周身的银辉洒向大地，天地间顷刻如山间的小溪般清冽、银亮，你仿佛还听到了银铃的脆响……在如纱般轻柔的月光的爱抚中，你和胎宝宝渐渐地进入了梦乡，甜甜地睡去了……

一句话提醒

你和准爸可以学唱一些好听的儿歌，自己唱给胎宝宝听，这样也可以达到音乐胎教的效果。

第146天

（第21周第6天）

音乐胎教的禁忌

音乐胎教就是听音乐

音乐胎教是一门综合的学科知识，是由音乐贯穿起来的系统而综合的胎教方式，包含聆听、律动、冥想、歌唱等不同形式，并不只是听音乐那么简单。

太早开始音乐胎教

在孕16周时，胎宝宝的听力逐渐形成，到孕20周时才能基本建立，如果太早进行音乐胎教，胎宝宝的听觉器官发育还不成熟，各个组织还比较脆弱，不但达不到预期的效果，反而可能损伤胎宝宝的听觉系统，适得其反。

任何音乐都可做胎教音乐

不是任何音乐都可以作为胎教音乐，如摇滚乐、迷幻音乐等，乐曲风格消极、颓废，容易引起人神经紊乱，甚至内分泌失调，这样的音乐对胎宝宝的伤害可是巨大的。

乐曲音量过大

有些孕妈唯恐胎宝宝听不到音乐声，就把播放器的音量调得很大或将播放设备贴在肚皮上，殊不知这样会对胎宝宝的听觉系统造成直接的伤害。因为这种传导方式会使声波直接进入体内，强烈刺激胎宝宝耳基底膜上的短纤维，加上胎宝宝的听觉器官还很娇嫩，耳蜗底很容易会遭到破坏，严重时会造成耳聋。

总是听相同的曲子

音乐的内容、节奏、旋律应当视情况不同而做出相应的选择。如胎动频繁、剧烈时，最好听一些节奏缓慢、旋律柔和的音乐，以免胎动更剧烈；如果胎宝宝文静安定，则可以听一些节奏明快、跳跃性强的乐曲，但不宜过于强烈、杂乱，以免引起胎宝宝体能消耗过大。

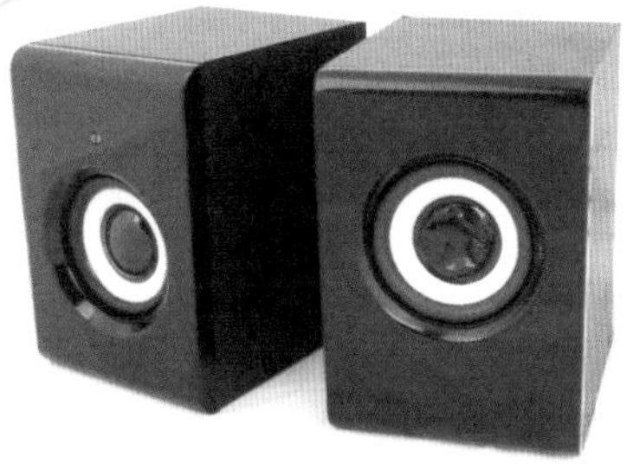

音量过大会损害胎宝宝的听力。

一句话提醒

孕妈的品德与性情等对促进胎宝宝智力、情绪、品质等方面的良好发育尤其重要，因此你要注意提高自己的修养和素质，不要一味依靠音乐胎教。

第147天

（第21周第7天）

孕期看电视的注意事项

看电视是方便的休闲方法，但孕妈妈看电视有很多方面的事情需要注意。

看电视不要离电视机太近

电视机的显像管可放出X射线，有一部分还可能会溢出电视机外边，对胎宝宝产生影响。经常近距离看电视的孕妈妈，流产、早产、胎儿畸形的几率更高一些。孕妈妈要看电视，最少保持2米以上的距离。

看电视的时间不要太长

一般一次看电视不宜超过2小时，避免过度用眼和长时间不活动，有妊娠高血压的孕妈妈更要避免长时间看电视。

电视节目要选择轻松、平和的

不要看恐怖、紧张、悲剧性的节目，以免孕妈妈情绪紧张或悲伤，让胎宝宝感到不安。

保持室内空气流通

这样电视发散出来的辐射、引起的微尘等都能及时流通出户外，对健康影响较小。

刚刚吃饱的时候不要看电视

饭后食物需要血液消化，如果此时看电视，就会有大量的血液被调集到大脑，从而影响消化，长期如此，胎宝宝的营养供给容易出问题。一般饭后休息30分钟，外出散步30分钟，回来后再看电视比较好。

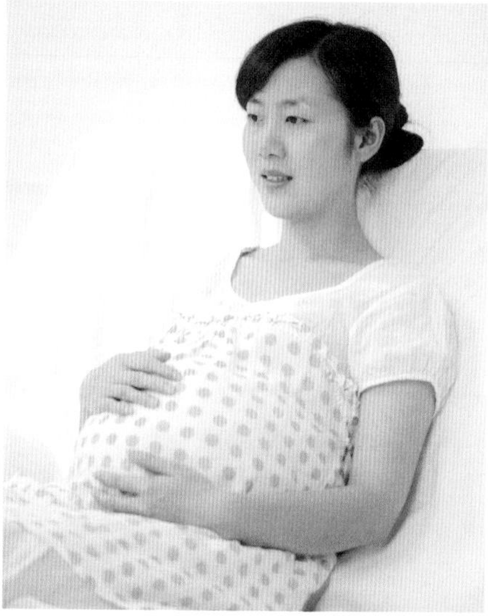

看电视时，跟电视保持2米以上的距离对胎宝宝的影响会更小。

不要边看电视边吃零食

也不要蜷着身体窝在沙发里，这样不利于食物的消化吸收，而且腹腔压力过大，胆汁排泄会受影响，易发生胆道疾病。

一句话提醒

由于支撑子宫的韧带和肌肉拉长，你的腹部时常会疼痛，在你准备站立或下床时，感觉会更加明显，这是正常的，如果没有伴随其他病症，可不必惊慌。

第148天

（第22周第1天）

皱巴巴的红色“小老头”

看胎宝宝正在发生哪些变化

宝贝醒醒，妈妈来看你了！嗬，胎宝宝又长大了，头臀长约有19厘米，体重也差不多350克，看上去已经很有新生宝宝的样子了。

嘴唇越来越清晰秀气，牙胚正在“苏醒”，牙齿也想要来凑热闹，但是直到宝宝出生后的4~7个月，它才有“出场”的机会。骨关节伸了个懒腰，告诉大家：“我也要开始发育了。” 只有皮肤仍然是皱皱的、红红的，像个饱经沧桑的“小老头”。大家都在偷偷地取笑它的丑样子，可是它们哪里知道，皮肤自有长远的打算：等到主人体重增加到一定程度，皮下脂肪“住”进来时，我就会变得饱满又光洁了，到时候你们就羡慕去吧！

内脏器官总是那么令人放心，井然有序地各自忙碌着。“隐居”在腹膜后的胰腺正在稳步发育之中，别看它小，它可是肩负着内分泌功能和外分泌功能重任的主要角色呢。

本周要事提醒

从本周开始到24周结束，你可以去做B超排畸检查了，胎儿从头到脚，包括内脏都可以看得很清楚了。

此时胎动变得频繁且有规律起来，请继续严密监测胎动状况，以便出现异常情况时可以及时发现。

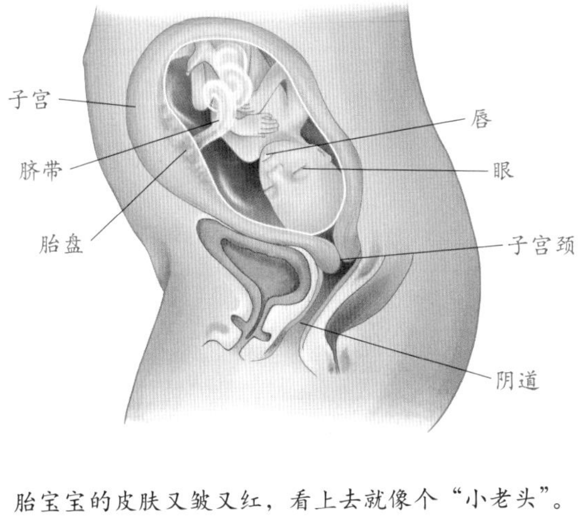

胎宝宝的皮肤又皱又红，看上去就像个“小老头”。

第149天

（第22周第2天）

大肚孕妈的洗发妙招

根据发质洗头

中性发质：2~3天洗一次头即可，洗的太勤反而对头发不好。购买洗发护发用品时也不需要特别挑选去油或滋润配方的。可以使用婴幼儿专用的洗发水，这类洗发水性质比较温和，对皮肤和头发的刺激相对较小。

干性发质：头发的吸水和保水能力差，摸起来粗粗的、干干的，甚至一折就断。建议使用温和的洗发水，并使用护发素进行润发。另外，还要拉长洗发时间间隔，3~5天洗一次头即可，否则容易使头发变得更加干燥。

油性发质：头发容易出油，脏得很快，因此要经常洗头，1~2天洗一次。洗头时不要将洗发水直接倒在头发上，而是要在手中揉出泡沫后再用来清洗头发，护发素也不要涂抹在发根部位。

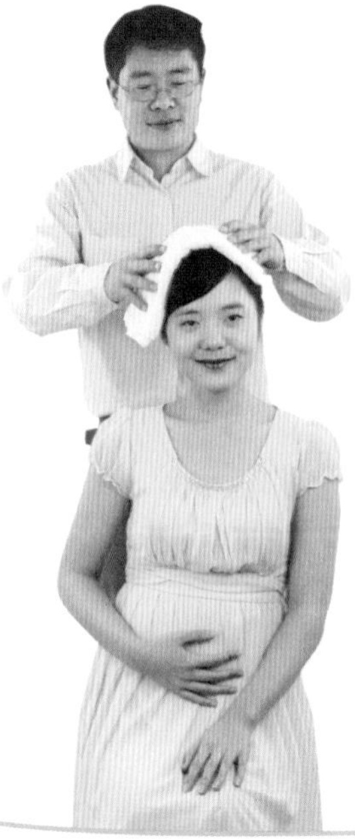

体贴的准爸，帮行动不便的老婆洗头发吧。

省力的洗发姿势

随着肚子的逐渐变大，孕妈就不适合再弯着腰洗头了。这时可以坐在带有靠背且坐下来后膝盖可以弯成90度的椅子上，头往前倾，用喷头慢慢地冲洗头发。如果自己动作不便，可以让老公帮你洗。

洗发步骤和动作

先倒着把头发梳通，梳理时切忌用力拉扯，然后用清水冲洗头发上的灰尘、污垢。洗发时将适量洗发水倒在手上，加水揉搓出泡沫，均匀涂抹在头发上，用指腹轻轻按摩头皮，不要用指尖抓挠，按摩后停留5分钟，然后用温水冲洗干净。

去理发店洗头

去理发店洗头的好处是可以躺在那里，而且不用自己动手，可以省不少力气。最好自己携带洗发护发用品。

一句话提醒

洗完头后不要用吹风机吹干，而要用毛巾尽量擦干头发，若是在理发店洗的，则要等头发全部晾干后再走。

第150天

（第22周第3天）

头发浓密了，保养头发有妙招

头发变浓密

怀孕后许多孕妈的头发都会变得更浓密，长头发的变化会更明显。这不是因为你长出了更多新头发，而是头发脱落的速度比平时变慢了。正常情况下，5%~15%的头发处于休眠期，休眠期一过，这些头发常常就会在你梳头或洗头时脱落，被新长出的头发所代替。怀孕期间，由于你体内的雌激素水平上升，延长了头发的生长期，处于休眠期的头发少了，每天掉的也就少了，于是你的头发就变得更浓密、更有光泽。

护理发丝

洗发后用橄榄油或护发素进行护发，以供给头皮营养，油性发质可以适当减少使用量。洗发后最好让头发自然晾干。夏季外出时使用遮阳帽或遮阳伞，避免头发直接暴露在阳光下，受到紫外线的伤害。

修剪发梢

头发生长到一定长度时，发梢就会产生分叉、易断的现象，定期修剪可避免这种现象的产生，使发丝保持健康亮泽的状态，还能刺激毛发细胞的新陈代谢，刺激头发的生长。这项工作自己在家便可完成，不一定非去理发店。

按摩头皮

每天用指腹按摩头部10~15分钟，改善血液循环，促进皮脂腺、汗腺的分泌。准备一把质量好的木梳或牛角梳，每天早晚按照从前向后的顺序各梳头100次，能够刺激头皮，改善发质，防止脱发和头皮屑的产生。

以食护发

常吃核桃、黑芝麻、瓜子等坚果，海带、紫菜等含碘丰富的食物，以及绿色蔬菜等，能够保持头发浓密、乌黑、柔顺。

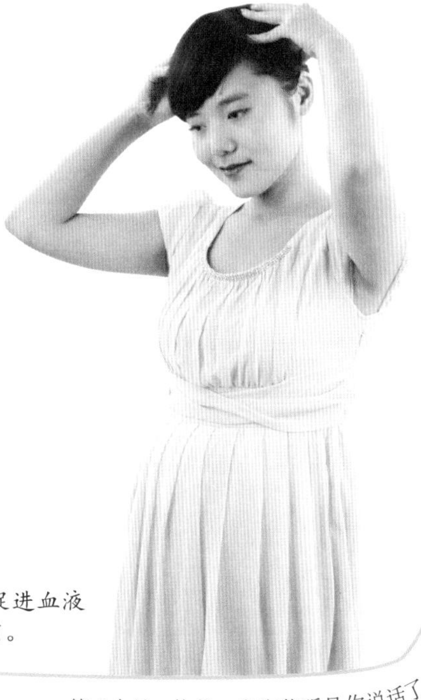

按摩头皮能够促进血液循环，改善发质。

第151天

（第22周第4天）

血容量迅速增加，注意补铁

缺铁会贫血

怀孕后，你的血容量会逐渐增加，到了孕晚期，血容量可以增加1300毫升左右，比孕前多30%~45%，其中血浆增加量是红细胞的3倍多，由于红细胞的增加跟不上血液总量的增加，血液被稀释，就会出现“生理性贫血”。这虽然是正常现象，但如果放任不管，就会使你感到疲倦、眩晕，还会出现脑力和体力下降的情况，严重时会导致胎盘供氧不足，使胎宝宝宫内发育迟缓或引起早产。

食补补铁最好

孕早期，你对铁的需求量为15毫克/天，孕中期为25毫克/天，孕晚期为35毫克/天。要补充足够的铁，你可以将以下几种方法搭配使用。

多吃含铁食物：瘦肉、动物肝脏和血都是铁的很好来源，你可以每周吃1次猪肝（50克），2次动物血（每次100克）。

用铁锅、铁铲做饭：铁制厨具脱落下来的铁分子能与食物结合，从而增加铁的摄入和吸收率。在用铁锅炒菜时，可适当加些醋，使铁成为二价铁，可以提高铁的吸收利用率。

口服铁制剂：如果你缺铁比较严重，日常饮食又满足不了你对铁的需求，那就有必要通过服用专门的铁制剂来补铁了。如果每月查血红蛋白不贫血，则不必服补铁剂。

动物血是铁的良好来源。

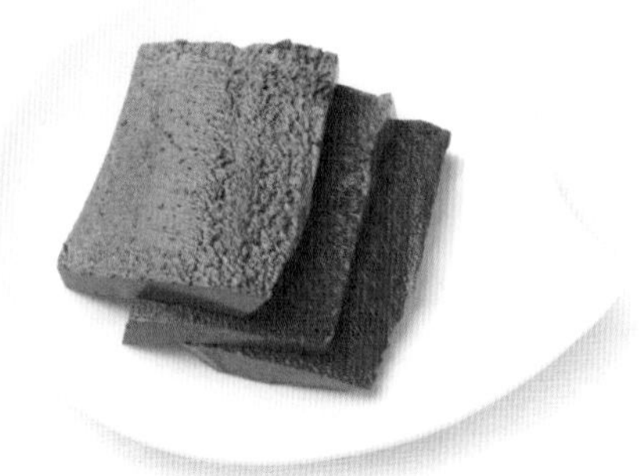

营养好搭档：维生素C与铁

维生素C能与铁形成螯合物，促进铁的溶解，利于铁的吸收。因此，你在补铁的同时要注意多进食维生素C含量丰富的新鲜蔬菜和水果，如西兰花、青椒、番茄、橙子、草莓、猕猴桃、大枣等。

另外，还要摄入充足的维生素B_{12}和叶酸，因为这两者是合成血红蛋白的必需物质，能够保证红细胞的正常增长。

一句话提醒

蛋黄中的卵磷脂会干扰铁的吸收，因此补铁期间不要吃太多鸡蛋，或者错开食用补铁食物和鸡蛋的时间。

第152天

（第22周第5天）

别让腰酸背痛影响孕期生活

腰背痛是妊娠中晚期的正常现象

约50%~75%的孕妈会在孕期出现腰背疼痛的现象，多数是在怀孕中晚期，也有的在早期就被腰背疼痛所困扰。腰背疼痛容易在下午、晚上或长时间站立之后发作或加重，疼痛部位甚至会从腰椎部位向下蔓延至臀部及尾椎骨，严重时给行走或睡觉翻身都带来困难，给孕期生活增添了诸多不便。

激素变化和腹部重量是诱因

孕期发生腰背疼痛的原因可能是多方面的，但最常见的原因有两个：

1. 怀孕后内分泌系统发生很大的变化，特别是孕激素水平的增加，刺激连接骨盆关节的韧带，使其变得松弛，以适应胎宝宝生长以及日后分娩的需要。这种情况下，腰部的韧带、筋膜也会相应变得松弛，弹性下降，从而因为劳损而引起腰背疼痛。

2. 随着孕程的增加，子宫变得越来越大，胎宝宝及附属的胎盘、羊水也一天天增多，腹部就会变得沉重。为了保持平衡，孕妈在站立时必须用力收缩腰背部的肌肉，向前挺腰，使骨盆前倾以承托腹部的重量。这种姿势会导致腰背肌肉持续收缩，久而久之就会因疲劳而引起疼痛。

及早进行预防

如果你还没有受到腰背疼痛的“骚扰”，也不能高兴得太早，还是要进行积极的预防。首先要坚持进行体育锻炼，有研究证明，经常锻炼能够有效降低孕妈妈腰背疼痛的概率。其次就是要注意日常姿势，不要提重物，不要久站久坐。比如长时间走路之后一定要停下来休息，坐在办公室工作时每隔1个小时就站起来活动一下腰和腿。

用一些物理方法缓解

已经有腰背疼痛的孕妈妈也不必担心，可以使用以下方法来缓解。

1. 不要睡太软、容易使腰部下陷的床，并在侧卧时在腰后垫个枕头或靠垫。

2. 疼痛发作时可以用热毛巾或热水袋进行热敷，或者冲个热水澡也能缓解疼痛。

3. 经常在家中让老公为你做一下简单的腰背部按摩，以放松紧张、疲劳的肌肉。

4. 使用托腹带分担腹部重量，缓解对腹肌和背部造成的压力。

5. 注意充分休息，不要过度劳累，尤其注意保护腰部。

一句话提醒

如果腰部痛得比较厉害，最好请医生诊治，以排除慢性肾盂肾炎、泌尿系感染的可能。

第153天

（第22周第6天）

孕中期讨巧的走姿和站姿

孕期很多孕妈妈用猫腰或过分挺胸的姿势行走，这不但不好看，而且会感到劳累。行走姿势得当，会使人不感觉劳累，而且还显得精神抖擞，也有利于安全。

◆ 孕期正确的走姿

孕妈妈应选择正确的行走姿势：抬头，伸直脖子，挺直后背，绷紧臀部，使身体重心稍有前移，并能使较大的腹部抬起来，保持全身的平衡向前行走，眼睛既能远步眺前方又能平视脚前。这样一步一步踩实了再往前走，既可防止摔跤，又能轻松不累。

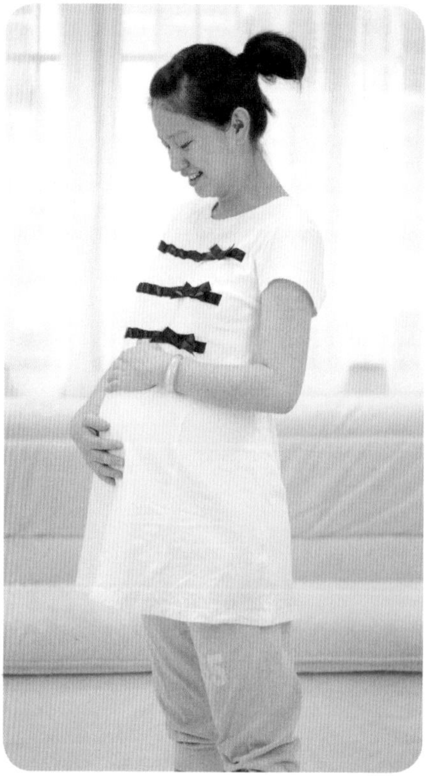

孕期保持正确的站立姿势有利于安全。

孕妈妈在上楼梯时，应按照先脚尖、后脚跟的顺序，将一只脚置于台阶上，同时挺直腰部，将重心前移，用后脚向前推进。

◆ 孕期正确的站姿

孕期很多孕妈妈在站立时不讲究姿势，或两脚并立，直挺身子，或歪腰斜脖，站不正，立不稳。合理的站姿会让孕妈妈站得更轻松，减少“大腹便便”带来的疲劳感。

孕妈妈因为身体负担较重，必须有一个正确的站立姿势，既有利于稳定安全，人也显得精神有力。站立时放松肩部，将两腿平行，两脚稍微分开，距离略小于肩宽，双脚平直。这样站立，身体重心落在两脚之中，不易疲劳。如长时间站立时，则将两脚一前一后站立，并每隔几分钟变换前后位置，使体重落在伸出的前腿上，这也可以减少疲劳。

一句话提醒

在以后的孕期里，你需要注意衣服和鞋子应尽量宽松，便于行走和呼吸，因为体重的增加和子宫的增大会让你的行走和呼吸相对困难。

第154天

(第22周第7天)

录制胎心音，和准爸一起听

☺ 胎宝宝强劲有力的心跳

胎心音就是胎宝宝的心跳声。最早在孕6周时，胚胎的心脏就开始有规律地自主跳动和供血了，但只有通过B超才能查到。到孕18周时，通过听诊器在腹部就能听到胎心音。24周前，胎心的位置在肚脐与耻骨联合之间，24周以后胎心随胎位的不同而不同。

正常的胎心音应为每分钟120~160次。低于120次或高于160次，都应警惕胎宝宝缺氧。

奇特的胎心音

正常情况下，不论在医院里还是自己在家里用胎心仪听，都能听到“咚咚咚”的声音，和我们大人的心跳声差不多，只不过速度要快很多。另外，胎宝宝睡着的时候，胎心音就会小一点，而醒着的时候则要大一点，而且怀孕月份越大，胎心的声音也越大、越清晰。

快来录制胎心音吧

从能够听到胎心音开始，以后的每次产检，听胎心就是一项重要的检查内容了。在检查时，医生也会特意让你听听哦，你要抓住这个绝好的机会，用手机将胎心音录下来，这样就可以和老公一起分享胎宝宝美妙的“歌声”了。

不过为了避免电磁波辐射影响仪器的正常工作，医院一般是不允许你将手机带进检查室的。这时你可以向医生求求情，如果碰上好说话的医生，也许他就答应了呢。如果不允许，那也没关系，你可以在家自己录制胎心音。

在家录制胎心音比较麻烦一些，你需要准备电脑、胎心仪、耳机，并下载一个录音软件。准备好之后，先用胎心仪找到胎心的位置，然后取下插在上面的耳机线，将胎心仪配的录音线一头接在原耳机的位置，另一头插在电脑“mic”的接口上，打开录音软件，就可以开始录制胎心音了。如果录好的胎心音有杂音，可以点菜单中的“效果”→“滤波器”→“降噪”,这样，你就可以听到纯净的胎心音了。

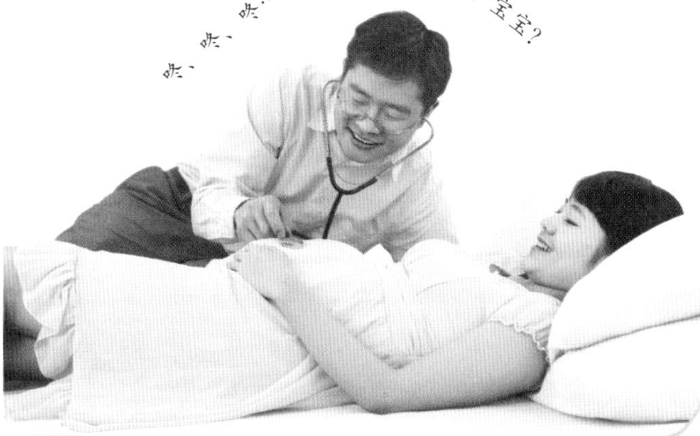

第155天

（第23周第1天）

视网膜形成了

◆ 看胎宝宝正在发生哪些变化

胎宝宝没有骗妈妈，现在他的头臀长约20厘米，体重达到了450克左右，和1个多月之前相比，已经大了1倍，已经是个很健壮的宝宝了。

胎宝宝的皮肤还是布满了与年龄不相符的褶皱，皱巴巴的，皮下血管的颜色透过皮肤使其变红。真正的肤色要到宝宝出生后的头一年才会表现出来。看来，骄傲的皮肤只能继续“忍辱负重”了。值得一提的是，眼睛的视网膜已经形成，并具备了微弱的视觉。眼睛弟弟要继续加油哦，耳朵哥哥一直在等着你快快长大，到时候“双剑合璧”，让主人耳聪目明！

小小的胰腺继续不断地“吐”出荷尔蒙。这时候的胎宝宝会不断地吞咽，但还不能排便。“只进不出”会不会撑坏小宝贝？放心，他自有办法处理。胎宝宝已经把自己的外生殖器“造”好了，通过超声波很容易就能判断出他的性别。不过你还是不要太好奇了，就让它作为一件神秘礼物，等宝宝出生时再拆开看吧！

本周要事提醒

1 这个阶段体重增长较快，大约每周增重300克。要注意饮食和加强锻炼，不要使体重增加太多、太快（参考本书第112天内容）。

2 这时胎宝宝的胎动次数增加，也更加明显，你可以和他做做游戏，当胎动出现时，一边说话一边抚摸他。

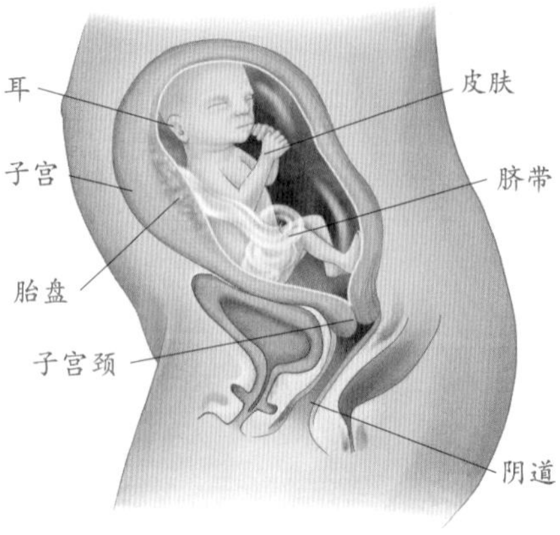

胎宝宝眼睛的视网膜形成，具备了微弱的视觉。

第156天

（第23周第2天）

做家务时，注意姿势和动作

不必和家务“Say Bye Bye”

1. 家务运动能促进新陈代谢和血液循环，有助于消化。

2. 能够增强肌肉力量，提高腰腹盆底肌肉的柔韧性，有利于自然分娩。

3. 还能减轻或消除怀孕带来的不适症状，如腰酸背痛、下肢静脉曲张等。

“挑三拣四”做家务

在做家务时，你也要有所选择，那些需要伸展肢体及弯腰、下蹲等容易压迫到肚子的家务，你还是不做为好，如搬运提拿重物、擦玻璃等。

而像买菜、洗菜、做饭、用洗衣机洗衣服、叠衣被之类的家务，不需要太大的肢体动作，也不用多大的力气，不会太累，可以适当做一点。

小心谨慎做家务

1. 做家务时最好不要弯腰，打扫时要避免蹲下或跪在地上，到孕晚期更不可弯腰干活。还要防止滑倒。

2. 不要勉强踮着脚或登高从高处拿取物件，晾衣时也不可勉强伸长胳膊，最好使用可以升降的晾衣架，或者请准爸代劳。

3. 洗衣服时不要压迫腹部，不要把手直接浸入冷水中，尤其是在冬春季节更应注意。孕妈着凉、受寒有诱发流产的危险。

4. 将放在地上的东西拿起或放下时，要屈膝落腰，完全下蹲，单腿跪下，然后侧身拿住东西，伸直双膝站起。

这些孕妈不宜做家务

1. 体态臃肿，灵活度不够的孕妈。

2. 有活动性出血的孕妈。

3. 医生告知有流产或早产的危险，建议卧床休息的孕妈。

4. 做家务时出现呼吸急促（每分钟超过30次）或心跳加快（每分钟超过100次）的孕妈。

5. 有子宫肌瘤的孕妈。

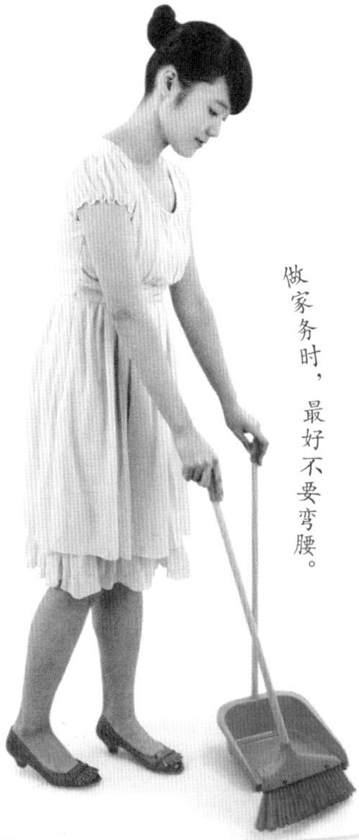

做家务时，最好不要弯腰。

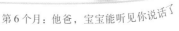

第157天

（第23周第3天）

趁身体还轻便，买宝宝用品去

宝宝用品购买宗旨

市场上宝宝用品的品牌很多，价格也参差不齐，可能同一种商品，品牌不同，价格也会相差悬殊。其实贵的东西不见得好用，所以选购时要多比较几家，宗旨就是“只选对的，不选贵的”。另外，还可以趁一些大的妇婴品牌打折时多采购一些，这样既能保证质量，又能节省开支。

向过来人取经

过来人都比较有经验，如果你有刚生过宝宝的朋友或同事，可以向她们取经，问问她们在准备宝宝用品时，哪些东西是要多准备的，哪些东西是暂时用不到的，哪些东西是买了根本没用的，然后再根据她们的建议进行购置。

给宝宝买东西的原则是“只买对的，不买贵的”。

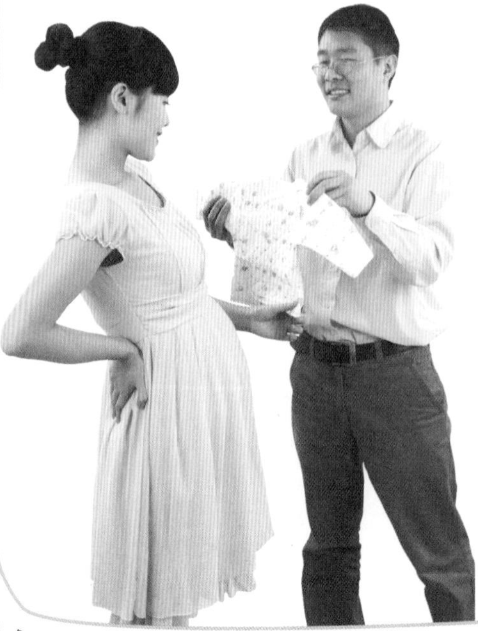

暂时用不上的不要买

因为你和宝宝的需求是不断变化的，所以不要想着在孕期就把宝宝出生后很长时间需要用到的东西都预备齐了，只要把月子里需用的物品买齐了就行。而且，宝宝出生后你会收到好多亲朋好友赠送的宝宝套装、洗护用品，所以这类东西你可以暂时不买或者少买。

同一商品不要买太多

宝宝出生后会迅速地生长，小婴儿装很快就穿不上了。小号的奶嘴、纸尿裤也会很快过渡到中号或大号，加上季节的更替，同一类用品如果买得太多，很有可能会还没来得及用就已经被淘汰了。

一句话提醒

家里可以常备一些婴儿用品销售类的杂志，缺什么就可以随时订购什么，还能送货上门，很方便。

第158天

（第23周第4天）

孕妈逛街5条安全守则

准备工作要做好

衣着：逛街需要长时间走动，因此要穿着宽松舒适的衣服和弹性好的运动鞋，不要穿拖鞋，否则容易滑脱绊倒。

防护：如果是在夏天，出门前要涂抹防晒霜，戴上太阳镜或遮阳帽（遮阳伞）；如果是冬天，就要穿上保暖的衣物，戴好帽子、围巾、手套等。

安全乘坐交通工具

最好不要选择在人流高峰时乘车，以免受到拥挤。上车后提醒售票员请别人给自己让座，不要觉得不好意思。必要时可以改乘出租车。

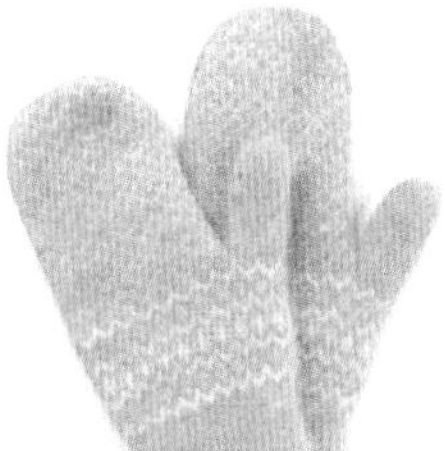

做好防护工作。逛街时记得要看天出门，

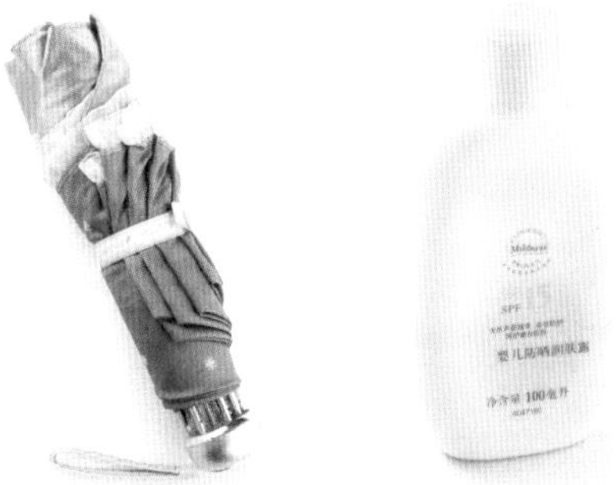

商场、超市少逗留

商场、超市人多嘈杂，空气流通也不好，在里边停留时间太长会造成身体不适、头晕等症状。因此，最好先列个购物清单，直奔主题，买完就走，在商场、超市逗留的时间越短越好。另外，一次不要买太多东西，否则拎太重的东西会给身体造成负担。

注意饮食卫生

逛街时免不了要在外就餐，这时要选择高档一点的餐厅，基本能保证食物的质量和卫生，不要在街边摊乱吃东西。可以自己带一些零食、饮料，这样就可以减少在外就餐的机会。

回家后立刻消毒

逛完街回到家中后，要及时洗手、洗脸，将外衣换下，清洗消毒。然后吃点东西或喝点水，休息一下，待体力恢复后再去整理买回来的东西或做其他事情。

一句话提醒

孕晚期随时都有可能破水、阵痛而分娩，最好不要再去逛街、单独外出或长时间在外。

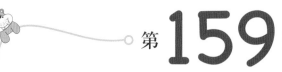

第159天

（第23周第5天）

记忆力下降了？吃点坚果吧

◆ 怎么变“笨”了

怀孕后，你的记忆力有可能会变差，不是丢三落四就是很快忘记一些事情。这可能和怀孕后内分泌的改变有关，孕期需要操心和考虑的事情比较多，再加上睡眠质量不如以前，所以脑力跟不上，记忆力就会有所下降。

◆ 核桃——补脑的“长寿果”

核桃仁富含蛋白质和多种人体必需的不饱和脂肪酸，这些成分都是大脑组织细胞代谢的重要物质，能滋养脑细胞，增强脑功能，是公认的补脑佳果。另外，核桃仁还可以防止动脉硬化、降低胆固醇和保护肝脏。其中所含的大量维生素E还具有养颜润发的作用。

◆ 葵花子——安胎小零食

葵花子含有丰富的铁、钾、镁、锌等微量元素，具有预防贫血的作用；内含的亚油酸可以促进大脑发育；其中的维生素E能够增强孕酮的作用，可以养颜安胎。

◆ 榛子——开胃通便的“山珍”

榛子含有多种不饱和脂肪酸、磷、铁、钾、维生素B_1、胡萝卜素等营养元素，经常吃可以明目健脑，丰富的纤维素还有帮助消化和防治便秘的作用。

◆ 腰果——补充体力、抗疲劳

腰果含丰富的蛋白质和脂肪，能够迅速补充体力和消除疲劳，还能润泽干燥的肌肤，也是孕妈补充铁、锌的良好食物来源。

◆ 吃坚果要知道的

1. 坚果含油脂较多，每天吃数粒即可，吃多了影响消化，容易导致腹泻。最好作为早餐或两餐之间的加餐，这样营养才能被身体充分利用。

2. 炒制坚果和盐坚果容易上火，过多的钠盐摄入也易导致水肿和高血压，以生吃或者入菜为佳。

3. 吃坚果时最好不要剥掉果仁表面那层皮，否则会损失一部分营养。

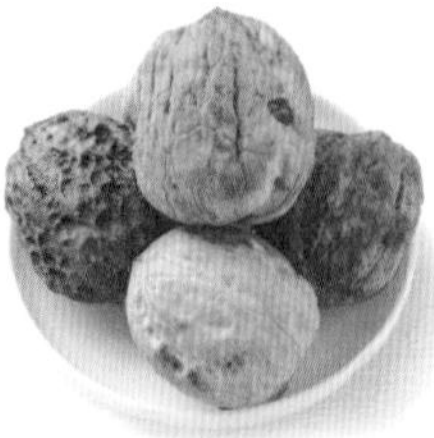

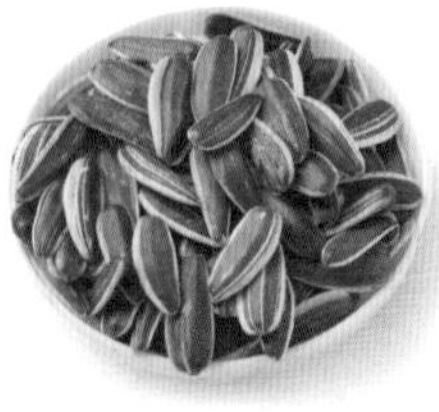

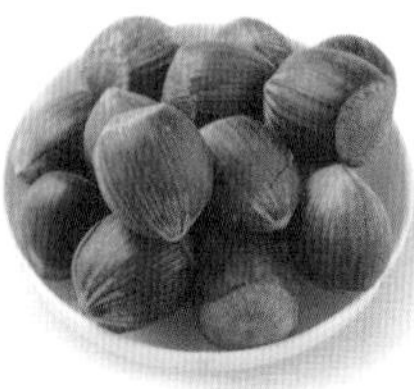

第160天

（第23周第6天）

留心指甲上的健康信息

孕妈妈平时多注意观察指甲上的微妙变化，有助于了解身体的健康状况。

指甲症状	可能会引起的疾病	解决方案
甲色苍白	如果孕妈妈的指甲形状像一个小匙子，甲色苍白，那么就有贫血的可能	孕妈妈可以口服铁剂，也可以食补，严重的话可能就需要输血了
出现凹痕	如果孕妈妈的指甲上出现凹痕，那么可能缺钙就比较严重了。如果孕期摄钙不足会造成肌肉痉挛、抽筋，骨头酸痛，还可导致孕妈妈骨质疏松，引起骨软化症	平时要多吃一些含钙高的食品，如：牛奶、奶酪、鸡蛋、豆制品、海带、紫菜、虾皮等
指甲无光	如果孕妈妈的指甲无光并且全部是白色的，这可能是妊娠合并有肝部疾病的征兆。孕妈妈会常觉得手脚发凉、精神很差、易疲劳，而且，皮肤特别干燥、粗糙，毛孔粗大	一方面要增强血液循环，减少代谢产物和毒素对肝脏的损害；另一方面，饥、饱不均的不良饮食，会引起消化液分泌异常，导致肝脏功能的失调。白指甲的孕妈妈产检的时候别忘了化验肝功能
指甲发黄	如果孕妈妈的指甲发黄，很容易折断，做家务的时候轻轻碰撞一下，指甲就会整片整片地往下掉，那就要警惕有没有妊娠期糖尿病了	抽血筛查和做糖耐量试验

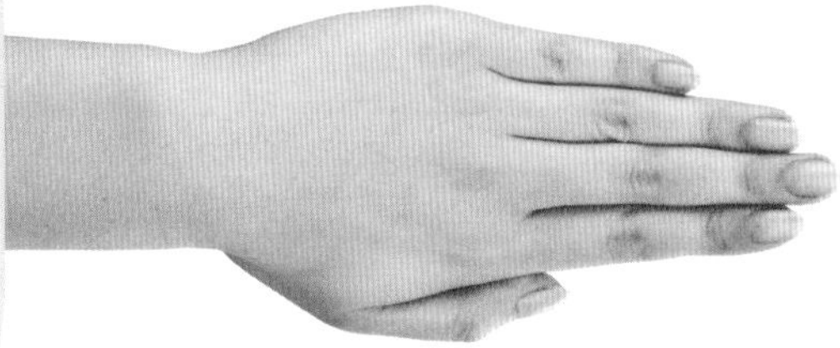

指甲上会透露健康信息，孕妈妈要学会观察。

一句话提醒

在激素的作用下，你的身体的新陈代谢得到改善，指甲生长会很迅速，最好能经常地修剪一下，以免长长的指甲伤到自己，而且清洁起来也不太方便。

第161天

（第23周第7天）

大肚孕妈的甜蜜性事

把握最佳性爱时机

这一时期，胎盘已经发育完全，胎宝宝生活在一个有很厚“墙壁”的子宫腔里，周围又充满温暖的羊水，可以减轻震荡和摇摆。而且在孕晚期之前，你的子宫颈是紧闭的，并有许多黏液封闭着，能够防止病原菌的侵入。因此，这时是孕期享受甜蜜性爱的最佳时机。

不要忘记安全套

精液中的前列腺素被阴道黏膜吸收后，可促使子宫发生强烈的收缩，不仅会引起腹痛，还易导致流产、早产。因此，孕期使用安全套并非“画蛇添足”。正确使用安全套，需要注意以下几点：

1. 必须在性交开始前戴上，戴上前应捏瘪避孕套顶端供贮存精液用的小气囊，以防止气囊中的空气遇热膨胀促使射精时精液向阴茎根部溢出。

2. 避孕套不宜事先展开，而应在勃起的阴茎自龟头部分顺势向下展开，保证安全套套住整个阴茎。

3. 射精后应在阴茎疲软前以手指按住避孕套底部连同阴茎一起抽出。每个避孕套只能使用一次，用过的避孕套应装入塑料袋扔进垃圾筒。

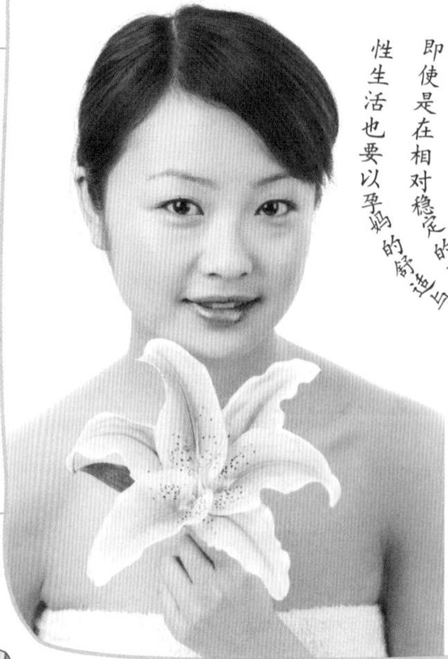

即使是在相对稳定的孕中期，性生活也要以孕妈的舒适与安全为第一准则。

一句话提醒

这一时期的性生活还是要注意姿势、时间和强度，不要压迫到孕妈的腹部，感到发生宫缩时要马上停止。

第162天

（第24周第1天）

胎宝宝也会咳嗽

看胎宝宝正在发生哪些变化

胎宝宝的样子一天天地变化着，现在头臀长约有21厘米了。猜猜他有多重？540克左右呢！重量可不小，已经开始充满你的整个子宫。

吹弹可破的透明皮肤上还是分布着许多细小的皱纹，一层柔软的胎毛整齐地排列着，秩序井然。汗腺刚刚“醒”来，急忙迎头赶上，肩负着代谢汗液的重任，马虎不得。体重虽然增加了不少，但胎宝宝仍然显得很瘦，不过他的身体正在协调生长，很快也会增加更多的脂肪，为身体盖上一层“小棉被”。

大脑进入发育成熟期，很快就能成长为“一家之长”，独当一面了。肺里面“呼吸树”的“分枝”和负责分泌表面活性剂（一种有助于肺部肺泡更易膨胀的物质）的细胞正在发育，不久之后，这棵“呼吸树”就会变得“枝繁叶茂”了。咦？“小房子”（子宫）里好像有什么东西在敲打。噢，原来是胎宝宝在咳嗽呢，是冻感冒了还是羊水吞得太猛被呛到了？

十月孕程过去一大半了，宝贝表现得不错，要和妈妈一起继续加油啊！

本周要事提醒

此时容易出现皮肤瘙痒症状，要警惕“肝内胆汁淤积症”，一定要在产检时告诉医生。

胎宝宝的心跳变得越来越有力，你可以买一台胎心仪来随时监听胎心音，或把耳朵贴近腹部也能听到。

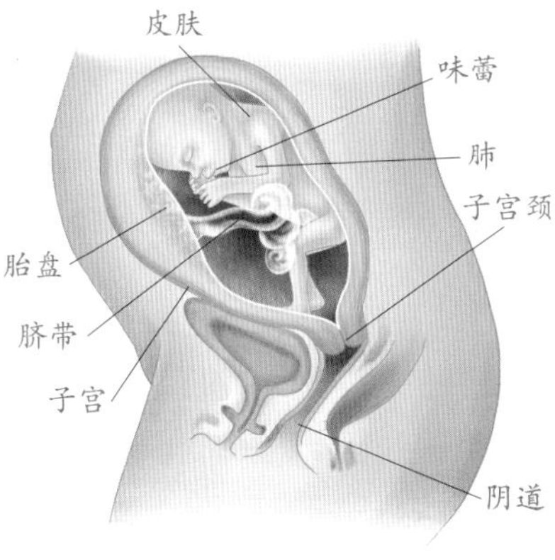

胎宝宝的体重达到了500多克，大脑进入发育成熟期。

第163天

（第24周第2天）

拍孕妇大肚美照，时机正好

最佳拍摄时间

拍孕妇照最好选择在孕25~30周之间进行，太早了肚子还没有凸出来，太晚了肚子太大，行动不方便，容易发生意外，而且肚形也不好看。孕36周之后就不要再拍了。

拍照注意事项

1. 选择专业拍孕妇照的影楼并提前预约协商，选择在没有其他顾客的时间段里拍摄，不然要等很长时间，体力支撑不住。

2. 在春天或夏天拍摄，这样服装的选择范围会大一些，如果是在寒冷的冬季，露出肚子拍摄时就很容易着凉。

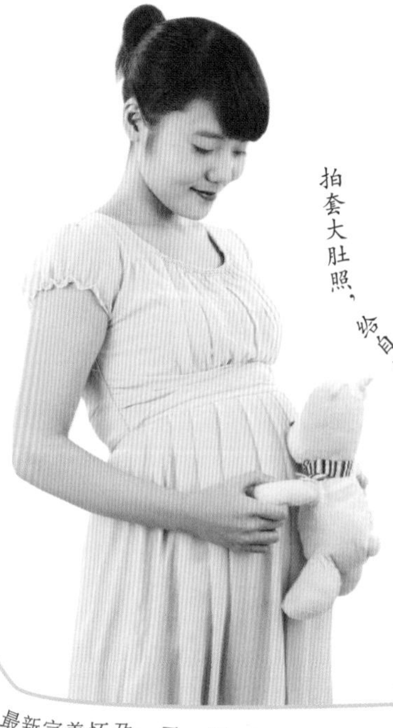

拍套大肚照，给自己和宝宝留下珍贵的纪念。

3. 最好带上自己的化妆品和孕妇装，影楼里的化妆品和服装有太多人使用和穿着过，不能保证干净、卫生。

4. 拍摄当天去影楼前要洗澡、剪指甲，并在肚子上涂抹润肤油，这样肚子会好看些。

5. 孕妈的抵抗力偏弱，尽量不要涂指甲油，妆也要化淡一些。有些影楼为了追求效果，会要求在你的肚皮上画彩绘，所用的颜料往往是化学用品，质量也无法保证，因此最好不要画，以免间接影响到胎宝宝。

6. 拍摄时间不要太长，也不要设计高难度动作，以免引发意外。别忘了让准爸也一起合拍几张温馨照。

自己在家也能拍

孕妇照不一定非要去影楼拍，自己在家一样可以拍，而且不受环境限制，想怎么拍就怎么拍。拍完后在电脑里“PS”一下，不比影楼里拍的差，而且自己拍的真实自然，还省钱呢！

一句话提醒

孕妇照和个人写真不一样，你要表现出将为人母的幸福感和美好感，千万不要太酷、太有个性了。

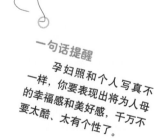

第164天

（第24周第3天）

让大肚孕妈更舒适的睡姿

对胎宝宝不利的睡姿

仰卧位：巨大的子宫会压迫下腔静脉，使回心血量及心输出量减少，从而出现低血压，这时你会感觉头晕、心慌、恶心、憋气等，并伴有面色苍白、四肢无力、出冷汗等症状。

俯卧位：俯卧会压迫腹腔，使胎宝宝间接受压，同时影响腹腔血液循环和脐带血循环，导致宫内缺氧。

左侧卧——孕妈最佳睡姿

子宫是一个呈右旋转的器官，从本周或从第28周开始采取左侧卧的睡姿可以改善子宫的右旋程度，减轻子宫血管张力和对主动脉、髂动脉的压迫，增加胎盘血流量，改善子宫内的供氧状态，有利于胎宝宝的生长发育。特别是在胎宝宝发育迟缓时，采取左侧卧位可以收到很好的治疗效果。

此外，左侧卧位还可以减轻子宫对下腔静脉的压迫，增加回到心脏的血流量。回心血量的增加，可使肾脏血流量增多，改善脑组织的血液供给，有利于避免或减轻妊娠高血压综合征。但如果左侧卧时间过长，感觉不舒服也可以右侧卧位，最好不要仰卧。

使用靠垫让左侧卧更舒适

左侧卧往往会使大肚子下面没有支撑而悬空，让孕妈感到非常不舒服，这时就可以用靠垫来帮忙了。最好选择质地柔软且弹性好的靠垫，不要选择硬质海绵靠垫，因为它的变形度小，和你的身体及腹部曲线的贴合度比较差，用起来不舒服。侧卧时，将靠垫放置于肚子下，长度最好是能够包覆整个腹部，这样就可以分散腹部重量，减轻背部的负担，还可以在背后也放置一个靠垫，用来调整侧卧时不安定的睡姿。

你可以选择自己喜欢的花色和面料自己动手制作一款适合自己身体尺寸的靠垫，让孕期生活变得更加丰富有趣。

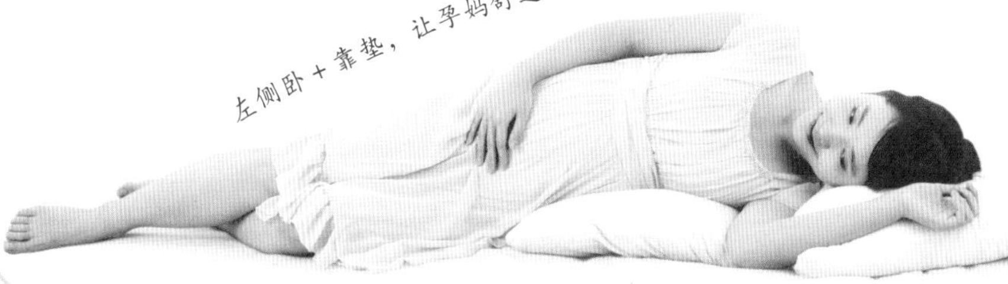

左侧卧+靠垫，让孕妈舒适入眠。

第165天

（第24周第4天）

皮肤瘙痒难耐？是妊娠瘙痒症在作怪

解读妊娠瘙痒症

妊娠瘙痒症又叫“妊娠期肝内胆汁淤积症”、“妊娠特发性黄疸”，多发生于孕中、晚期。是由于体内雌激素水平升高，使肝细胞内酶出现异常，导致胆盐代谢能力的改变，造成胆汁淤积而引起的。发生此病时，胆汁不能正常地排出体外，而是淤积在身体某些部位。淤积的胆汁刺激神经末梢，引起皮肤瘙痒。

妊娠瘙痒症不仅引起皮肤发痒，它对胎宝宝有严重的潜在危险。胆汁淤积在胎盘，使胎盘的绒毛间隙变窄，胎盘血流量减少，孕妈与胎宝宝之间的物质交换和氧的供应受到影响，引发早产、胎宝宝宫内发育迟缓、宫内窘迫甚至死亡。

皮肤瘙痒难耐，很可能患了妊娠瘙痒症。

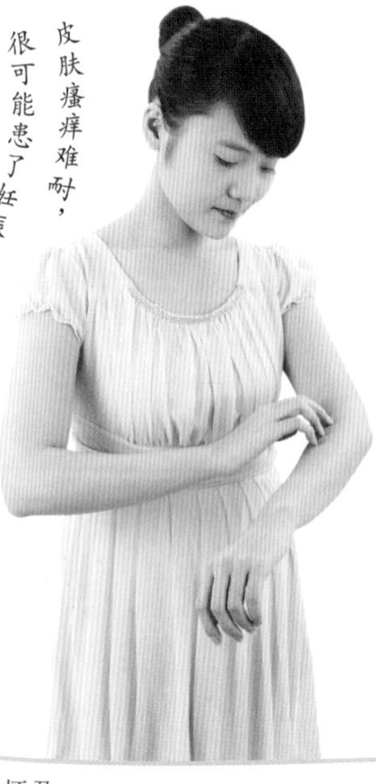

妊娠瘙痒症认识误区

有些孕妈在孕期出现皮肤瘙痒，但没有足够重视，简单地认为是患了一般的皮肤病就放任不管，或自己买些药膏来涂抹。其实在这种情况下，应该考虑是否得了妊娠瘙痒症，它的临床表现以皮肤瘙痒为主，严重时出现黄疸、红色丘疹、风团、红斑和水泡等，少数患者会乏力、腹泻、腹胀。如果你出现了这些警示信号，应该及时就诊，以免病情继续发展。

防治妊娠瘙痒症

妊娠瘙痒症具有家族遗传的特点，虽不能严格控制它的发生，但可以采取一些措施来积极预防。

1. 注意卫生，保持皮肤清洁，不要穿着不透气的化纤内衣，避免进入湿热的环境。

2. 皮肤出现瘙痒时可用毛巾热敷后涂抹一些炉甘石洗剂，并认真记录胎动，密切监测胎宝宝的情况，一旦出现异常，要及时采取相应的救治措施。

一句话提醒

妊娠纹也会引起局部瘙痒，要和妊娠瘙痒症区别开。如果是妊娠纹引发的瘙痒，可涂抹橄榄油或润肤霜来缓解不适，切忌胡乱抓挠。

第166天

（第24周第5天）

准爸须知：给孕妈按摩应注意

掌握好按摩时间

孕早期3个月内不宜按摩，容易发生流产。孕中期每周按摩1次，孕晚期每周按摩2次或以上，每次时间不要太长，20~30分钟即可。

选取好按摩部位

按摩前先要充分了解需要进行按摩的部位，以免伤害到重要组织。腹部最好少去按摩刺激，对容易引起子宫收缩的敏感部位，如乳房、大腿内侧也不要加以刺激。

控制好按摩力量

人体对疼痛的承受力各有不同，而男性的手劲又比较大，所以准爸在帮孕妈按摩的时候，手法应温柔平和，力量要轻重适宜，以孕妈感觉舒服最重要。用力过猛、刺激太强反而容易产生反效果。另外，准爸的手一般比较粗糙，按摩前要洗净双手，抹上润肤油。

谨记按摩要领

每次按摩时，一般原则为先轻后重，按摩范围由小到大，按摩速度也要先慢后快，力量恰到好处，既要有效又要让孕妈感到全身轻松，使不适症状好转。同时还要不时观察孕妈的表情，询问她的感觉如何，若出现不良反应就要立刻停止。

了解禁忌穴位

孕妈的有些穴位是不宜进行刺激的，否则容易出现不良反应。准爸要事先了解好哪些是禁忌穴位，以免误按，引发意外。

合谷穴：位于拇指和食指间的虎口处，按压会促进催产素的分泌，具有催产作用，中医无痛分娩时用。

肩井穴：位于肩上大椎与锁骨肩峰端的连线中点。若刺激太强容易使人休克，对胎宝宝不利。

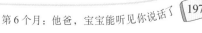

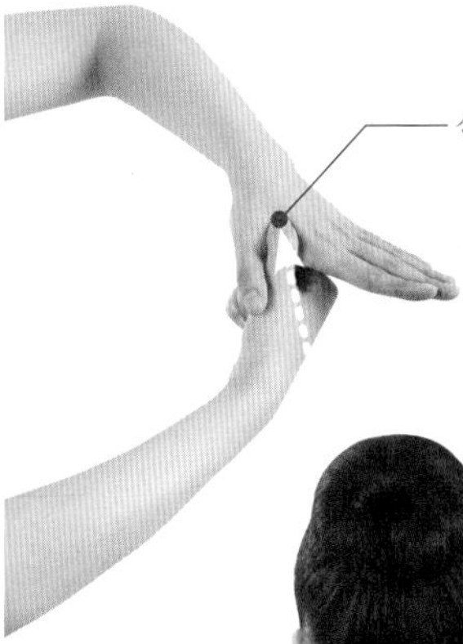

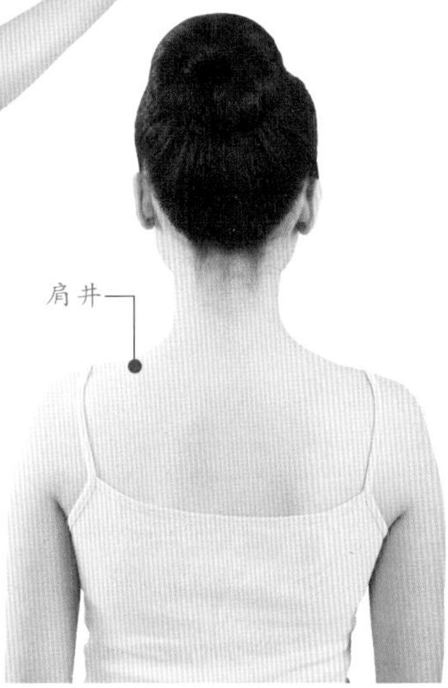

第167天

（第24周第6天）

小两口一块去上孕妇学习班

孕妇学习班教你做妈妈

孕妇学习班一般会在孕早期为你讲解孕期的保健、营养和服药知识，以及如何预防感冒等小疾病、监测胎动、识别先兆流产等知识；在孕晚期开始讲解如何照顾新生儿、母乳喂养等知识。你可以在那里学到不少实用的孕产知识，让你对整个孕期有一个系统的把握，避免走一些弯路。你还可以和其他孕妈相互交流经验，一定程度上消除自己的恐惧感和孤独感。如果你有足够的时间，还可以结合阅读孕产类图书，让自己的孕期生活过得充实而从容。

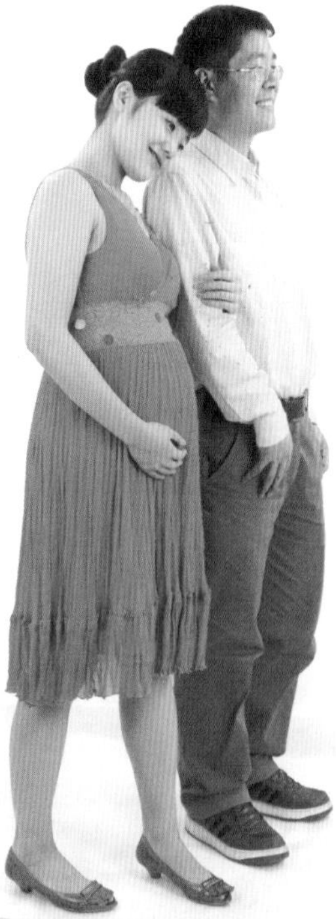

孕妈去上孕妇学习班，少不了准爸的陪伴。

孕妇学习班的选择

医院的孕妇培训课程：好处是讲师一般为本医院的妇产科医生，她们经验比较丰富，能够从实际出发，为你孕期生活中遇到的问题作指导，但一般都是一些较为普遍的基本知识，内容比较单一，可选择的课程也较少。

社会上开设的孕妇培训班：课程内容丰富，除了一些基础孕产知识，还开设诸如孕妇瑜伽、孕妇体操之类的课程，你可以根据自己的兴趣进行选择。但比较烦人的是其中可能会有产品推销，使孕妇培训课变成产品推销会。

选择培训班时，要将路途考虑进去，因为培训课程是一个连续的长期过程，要经常去上课，如果你的家离培训班太远就比较麻烦了。

准爸也上学习班

别以为孕妇学习班只是孕妈的专利，准爸也可以上，而且还很有必要。准爸可以在孕妈去上学习班时陪同前往，看看其他孕妈的情况或者和在外等候的其他准爸做一下交流，对更好地照护孕妈很有帮助。如果你报的孕妇班有专门针对准爸开展的课程，那就再好不过了。

第168天

（第24周第7天）

准爸爸要把特别纪念日记在心里

孕期已经过半了，准爸爸还记得是在哪一天看到宝宝的第一张B超照片的吗？宝宝第一次出现胎动是在什么时候呢？今天宝宝有没有带给你意外的惊喜？记住这些特别纪念日吧，在以后的某一天，这些特别的事情会带给你和老婆很多快乐回忆的。

这些标志性的日子最好记住

孕期的一些标志性日子，如末次月经、早孕的确诊日期、早孕反应出现及消失的时间、胎动出现的时间、B超检查的时间、产前检查的时间、预产期等，这些日期都非常重要，是关系到整个孕期的重要标志，准爸爸不但要记在日历上，最好也能记在心里，这不仅有助于了解宝宝的情况，也是给老婆心理上最好的支持。

在纪念日给老婆和宝宝备一份礼物

礼物可不是生日或结婚纪念日的专属，现在老婆怀孕了，为家庭小成员的到来，她做了太多的努力，而小宝宝也正以旺盛的精力成长着，他需要你们的关怀，所以，准爸爸不妨在一些孕期纪念日里给他们准备一份礼物，礼物不在大小，只在心意，一双合脚的鞋、一本有趣的画册、一次体贴的下厨……这些都是意外的惊喜，会给老婆和宝宝带来好心情。

小知识

日本学者五木宽之说：“为了让自己成为一个快乐的人，我决定每天寻找一件令自己快乐的事，哪管它一闪即逝也没关系，把它记在我的记事本上……例如，今天早上搭电车时，幸运地坐在一个靠窗的位子，看着窗外飞逝而过的美丽风景，觉得相当的开心！”

一句话提醒

准爸爸一定要给老婆有力的支持，面对老婆阴晴不定、忽笑忽哭的状态一定要耐下心来安抚，不要对老婆发火，要知道这种状态不是老婆能控制得了的，准爸爸发火只会让老婆的情绪更糟。

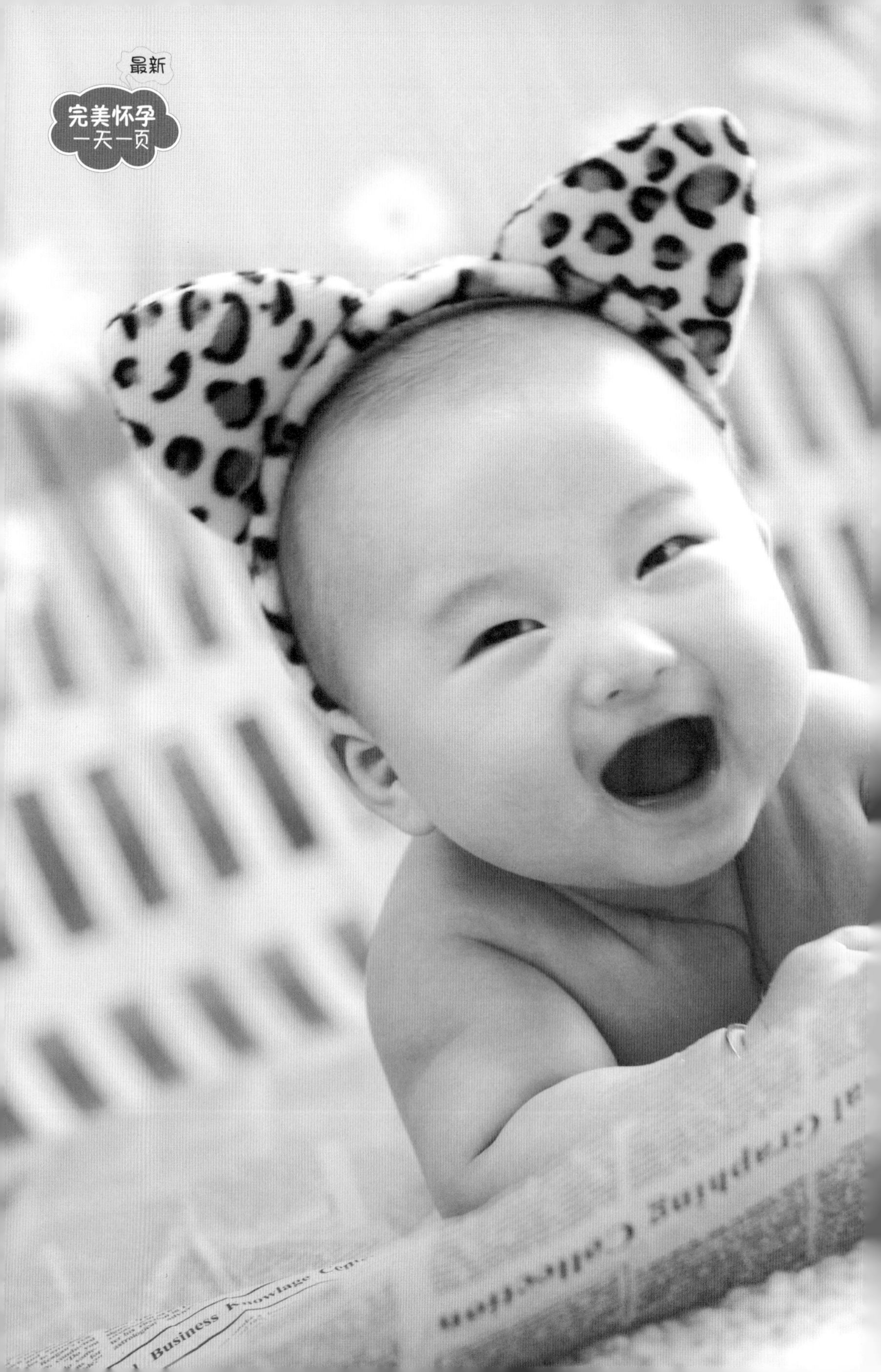
Business Knowlage

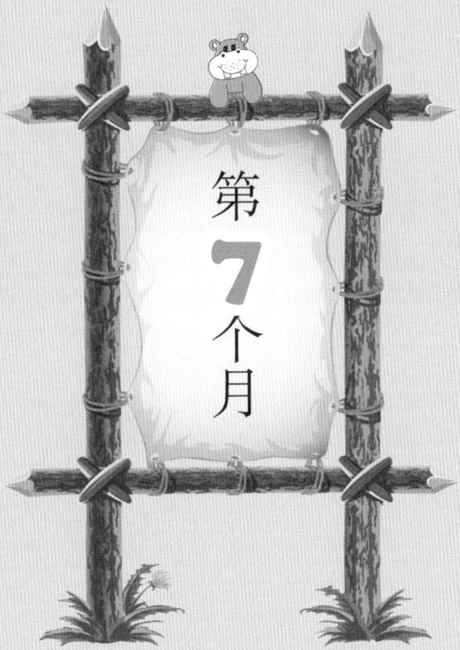

看，小眼睛睁开了

又是一个美好的周末！打开窗帘，在晨光微熹中，和小宝贝一起迎接第一缕暖阳。将家里的棉被拿出来晾晒吧，夜里小宝贝就能闻着阳光的味道、拥着温暖安然入梦。宝宝用品是否也整理了？小衣服、小鞋子、小袜子……想着小宝贝小小的身体藏入这些很Q很精致的小物件中的可爱模样，你也许已经迫不及待地盼望宝宝早日到来了。

亲爱的，请耐心等待，做好身心的双重准备，安静地等待那个天真、圣洁的“小天使”的到来，相信在那一天，你将会是世界上最幸福的人……

第169天

（第25周第1天）

大脑发育进入高峰期

◆ 看胎宝宝正在发生哪些变化

本周胎宝宝头臀长约22厘米，体重约700克，身体比例匀称，已经有点肉肉的感觉了。再过3个多月，胖嘟嘟的小人儿就要“新鲜出炉”了，你要耐心等待啊！

一层细细的绒毛在胎宝宝的皮肤表面快乐地“舞蹈”着，皮肤好像被胎毛的举动“惹恼”了，不高兴地“皱起了眉头”。皮下脂肪仍然没有赶来和皮肤“作伴”，使皮肤显得那么“形单影薄”。头发 “展示”着它的颜色和质地，大家可不要被它所表现出来的“假象”欺骗了，因为在宝宝出生后，它们就会发生变化。

大脑迎来了自己的发育高峰，细胞迅速增殖分化，大脑体积增大。由于大脑知觉的逐渐发达，胎宝宝现在已经有疼痛感、刺痒感，并喜欢被摇动。除了内脏器官的大哥——心脏外，其他内脏器官的发育已趋向成熟，做好了准备，“原地待命”了。肺部的微小囊泡——肺泡正在形成，胎宝宝开始进行最原始的呼吸练习，肺变得越来越结实了。

本周要事提醒

1 从现在开始到28周产检时需要做一次妊娠糖尿病筛查，如果血糖偏高就要采取相关措施控制血糖。

2 这一时期你的肚子会变得更大，行动也不方便起来，做任何事情都要小心，不可活动过度，以免发生早产。

3 加强营养，多吃一些补脑食品，为胎宝宝的大脑发育提供能量。

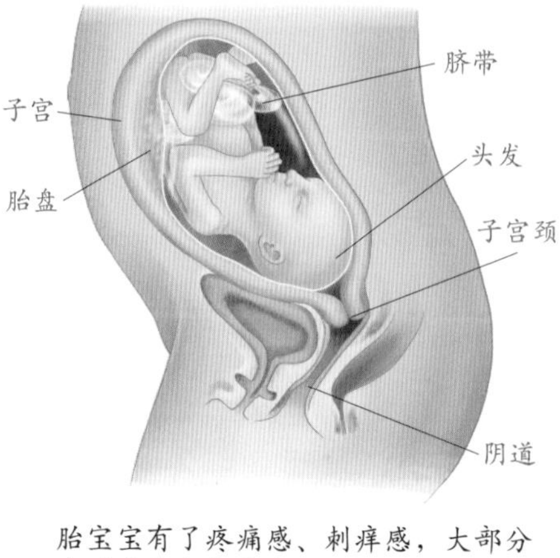

胎宝宝有了疼痛感、刺痒感，大部分内脏器官发育趋向成熟。

1个月 第1周 第2周 第3周 第4周
2个月 第5周 第6周 第7周 第8周
3个月 第9周 第10周 第11周 第12周
4个月 第13周 第14周 第15周 第16周
5个月 第17周 第18周 第19周 第20周
6个月 第21周 第22周 第23周 第24周
7个月 ▶第25周 第26周 第27周 第28周
8个月 第29周 第30周 第31周 第32周
9个月 第33周 第34周 第35周 第36周
10个月 第37周 第38周 第39周 第40周

第170天

（第25周第2天）

吃什么能补充DHA与EPA

DHA和EPA是什么

DHA是构成细胞及细胞膜的主要成分之一，它能够增强大脑传递信息的能力，是大脑发育、成长的重要物质之一。孕期补充DHA，能够优化胎宝宝大脑锥体细胞的磷脂的构成成分，刺激大脑皮层感觉中枢的神经元增长更多的突触，促进胎宝宝的大脑发育。另外，DHA还有利于提高胎宝宝视网膜光感细胞的成熟度，促进视力发育，使宝宝的眼睛更明亮。

EPA能够增进血液循环，促进体内饱和脂肪酸的代谢，降低血液黏稠度，预防心血管疾病。EPA和DHA同时补充，能够促进胎宝宝智力发育，还可有效减少早产的发生。

该补DHA和EPA了

怀孕6个月以后是胎宝宝大脑中枢的神经元分裂和成熟最快的时期，对DHA和EPA的需求量也最大，所以从这个时候开始你就需要专门进行补充。DHA的每日摄取量至少为200毫克，一般含DHA的食物都含EPA，满足DHA摄入的同时，就能摄入充足的EPA。

DHA和EPA的来源

1. 深海鱼类：深海鱼类和贝类的脂肪中含有大量的DHA和EPA，且容易被身体吸收，你平时可以适当吃一些金枪鱼、鲑鱼、三文鱼等深海鱼。如果担心海鱼受污染严重，可以选择其他补充方式。

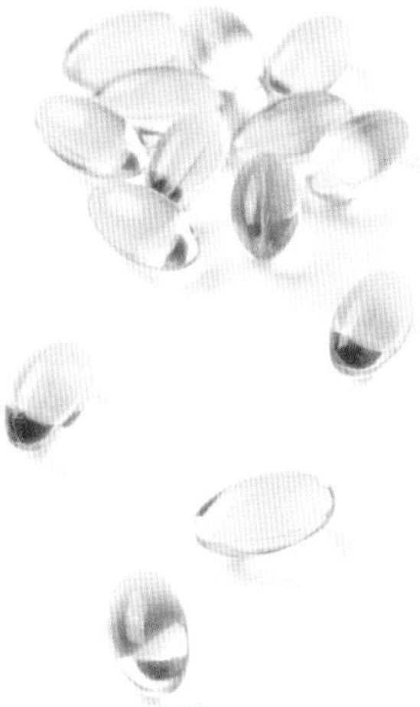

2. 海藻类：藻类物质受污染小，DHA含量和纯度更高，且EPA含量极低，不用担心EPA摄入过量。

3. 孕妇奶粉和营养补充剂：市面上出售的孕妇奶粉、鱼油和海藻胶囊等都含有DHA和EPA，且配比更科学，服用更方便，在购买时要选择适用于孕妇的营养制剂。

4. 坚果类：核桃、榛子等坚果和橄榄油、亚麻油等植物油中所含的亚麻酸，能够在体内转化为DHA和EPA，也可以作为间接补充来源。

一句话提醒

叶黄素是DHA的“保护神”，它能够促进大脑对DHA的吸收，因此在补充DHA的同时要适量补充叶黄素。叶黄素是天然类胡萝卜素中的一种，存在于玉米、蔬菜、水果等中。

第171天

（第25周第3天）

语言胎教：对着大肚肚说“甜言蜜语”

◆ 为胎宝宝输入“程序”

怀孕7个月时，胎宝宝的听觉系统已经很发达，感受能力也更强，这时候和胎宝宝进行“对话”，让他不断接受语音信息，他不仅能够做出一定的反应，还能在脑子里形成记忆，这就好比为一台空白的电脑输入程序。

胎宝宝经过语言胎教后，对语言的节奏、内容和情调之间的关系会有一个初步的印象，为今后更好地把握和理解语言的规律打下良好的基础。研究证明，受过语言胎教的孩子开口说话要早于普通孩子，拥有出色的语言能力。另外，充满亲情的语言胎教会使胎宝宝产生安全感和愉悦感，并可增进胎宝宝出生后和父母的感情，促进健全人格的培养和形成。

◆ 生活语言胎教

将你日常生活中看到的、听到的、感受到的，转化成语言说给胎宝宝听。比如，早晨起床时可以边摸肚子边对着胎宝宝说：“宝贝，该起床了，今天天气很好哦！”外出散步时告诉胎宝宝你看到的一切，穿梭的行人、奔跑的汽车……总之，要将一切事物都形象化、视觉化，语言尽量优美、生动、亲切，要让胎宝宝感到温馨而轻松。

◆ 文学语言胎教

文学作品的选取一定要谨慎，暴力、色情等小说读后会使人出现恐惧、悲伤、愤恨等情绪，应该回避。最好读一些高尚、纯洁、有趣味的作品，如古诗词、童话、寓言等，读的时候要充分发挥想象力，在大脑里形成画面，然后用富有感情的语言表达出来。

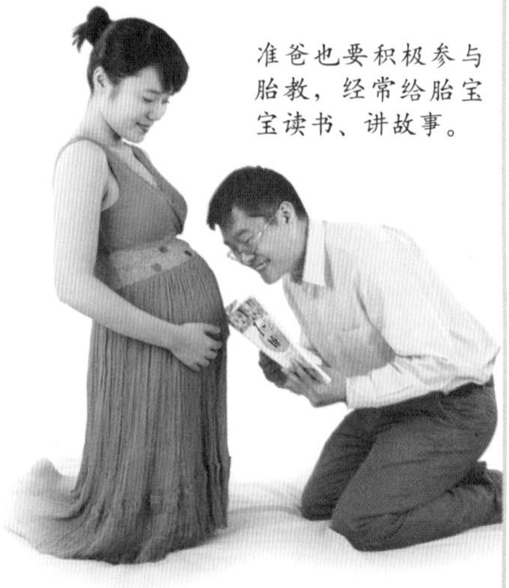

准爸也要积极参与胎教，经常给胎宝宝读书、讲故事。

推荐几本适合用来做胎教的图书，供你参考：

《一千零一夜》、《安徒生童话故事》、《芒果街上的小屋》、《窗边的小豆豆》、《我的心中每天开出一朵花》、《1、2、3，木头人》。

一句话提醒

准爸也要积极参与语言胎教，因为比起孕妈的高频声音，准爸的中低音更容易穿过子宫内的羊水传给胎宝宝。

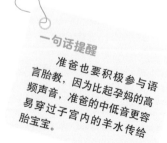

第172天

（第25周第4天）

心情烦躁时，试试腹式呼吸法

腹式呼吸法的奥秘

即将进入孕晚期，随着胎宝宝的快速发育，他所居住的环境变得越来越小，你的耗氧量也明显增加，常常会觉得喘气困难，这时你就应该学一学腹式呼吸法了。腹式呼吸不仅能给胎宝宝输送新鲜的空气，还可以镇静你的神经，消除紧张与不适，在阵痛和分娩时使用，还能帮你缓解紧张心理。

腹式呼吸法练习方法

1. 坐在椅子上，平静心情，背部挺直靠紧椅背，全身尽量放松。

2. 双手轻轻放在腹部，想象胎宝宝居住在一个宽敞舒适的大房间里，然后用鼻子慢慢地长吸一口气，直到腹部鼓起，最后缓缓地呼出。每天练习2~3次，每次10~20分钟。

腹式呼吸法练习要领

1. 用鼻吸气。吸气时要深长缓慢，尽量吸满，使肺部和腹部充满气体。

2. 用口呼气。吸满气体后憋住，保持几秒钟，然后将嘴缩成吹口哨时的形状，慢慢将气体呼出，呼气所用的时间要是吸气时的2倍，吐气时不要中断。

3. 将手放在腹部，感觉吸气时腹部凸起，呼气时腹部下降，则说明方法基本正确，否则说明呼吸方式错误。

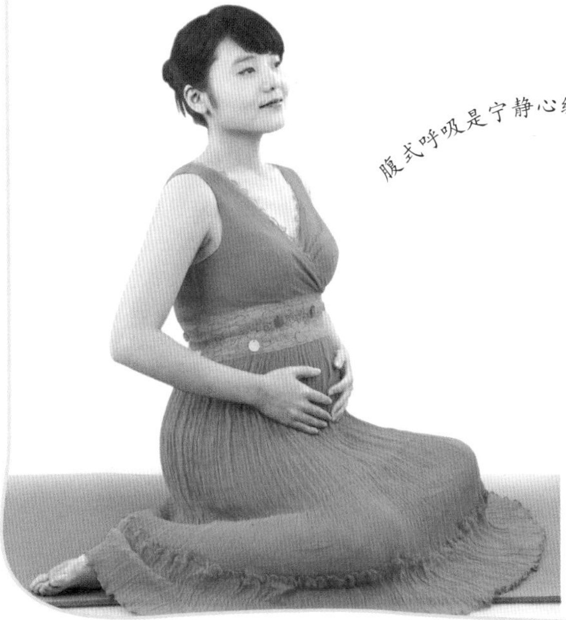

腹式呼吸是宁静心绪的一种简单而有效的方法。

一句话提醒

在第一次练习腹式呼吸法时，最好能够请专业人士进行指导，以免练习方法不得当而伤害到胎宝宝。

第173天

（第25周第5天）

去做妊娠糖尿病检查吧

◆“糖妈妈”苦恼多

患妊娠糖尿病的孕妈属于高危妊娠，容易并发妊娠高血压综合征、乳腺炎、肾盂肾炎，胎宝宝可能会出现先天畸形、巨大儿、宫内发育迟缓、死亡等。因此，孕24~28周时一定要做妊娠糖尿病检查。

妊娠糖尿病大多会随着分娩的完成迅速恢复到正常水平。但此后5年内复发糖尿病的危险仍然很高。建议患过妊娠糖尿病的妈妈，产后也要注意控制血糖，经常做体检，保证自己的身体健康。

◆哪些孕妈易患妊娠糖尿病

1. 高龄孕妈（超过30岁）。

2. 直系亲属中有人患糖尿病或妊娠糖尿病。

3. 孕前就患有糖尿病。

4. 以往妊娠时曾患妊娠糖尿病。

5. 生育过巨大儿（体重大于8斤）。

6. 孕前体重超标或怀孕后盲目增加营养，食多动少，体重增加太多。

◆妊娠糖尿病检查要求

1. 检查前3天正常进食，不需要节食，饮食宜选择高蛋白、低脂肪、粗纤维的食物，不能吃糖果、巧克力、蛋糕等高糖食品，水果也要吃含糖量少的，做检查的前一天晚上更要注意，以免影响检查结果。

2. 检查当天空腹到达医院，遵医嘱将50克葡萄糖溶于200毫升温水中，在5分钟之内全部喝完，1小时后抽血检测血糖浓度，若大于7.8毫摩/升，则进一步做75克糖耐量试验，以确定诊断。

3. 被怀疑患有妊娠糖尿病的孕妈，需要在怀孕30周后再进行一次糖耐量检查。

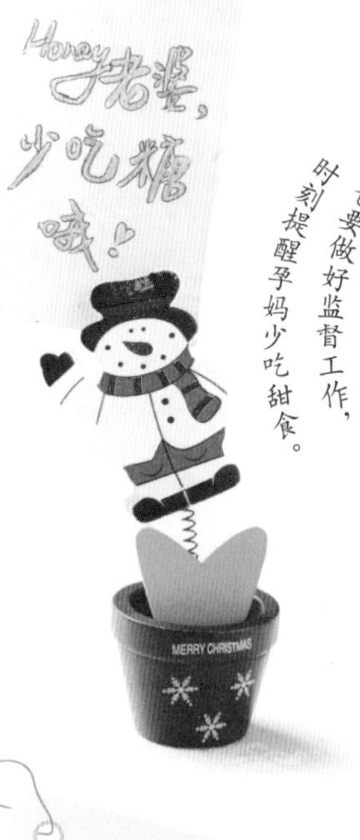

准爸要做好监督工作，时刻提醒孕妈少吃甜食。

一句话提醒

妊娠糖尿病是一种特殊的糖尿病，在分娩后，血糖会自动恢复正常，所以只要在孕期将血糖控制在正常水平就可以。

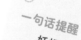

第174天

（第25周第6天）

“糖妈妈”5条饮食原则

控制总热量摄入

“糖妈妈”饮食的总热量摄取不宜过多，孕早期不需要特别增加热量，孕中期和孕晚期将每天摄取的热量控制在1800~2200千卡为宜，也可以按照每千克体重摄入25~35千卡热量来计算。但不要盲目减肥，只要保证体重正常增加即可，否则会使体内酮体增加，对胎宝宝造成不良影响。

医生一般会给“糖妈妈”开一份低糖食谱，你可以把食谱贴在厨房醒目位置，时时提醒自己。

少量多餐

一次大量进食会造成血糖快速上升，空腹太久则体内会产生酮体，发生酮血症，因此餐次分配对“糖妈妈”来说非常重要。最好能够采取少量多餐的方式，将每天需要摄取的食物分成5~6餐，还要避免晚餐与隔天早餐的时间相距过长，空腹过久，所以睡前应再补充一些易消化的小点心。

摄取正确的糖类

严格控制摄入容易被身体吸收的单糖类食物，如蔗糖、砂糖、果糖、冰糖、蜂蜜、葡萄糖、麦芽糖及含糖饮料、甜食。“糖妈妈”早晨时的血糖值会比较高，因此早餐要少吃淀粉类食物。

控制油脂摄入

脂肪摄入量每天每千克体重应小于1克。烹调用油以植物油为主，少吃肉皮、肥肉以及油炸、油煎类食物。

保证3类营养素的摄入

“糖妈妈”的蛋白质摄取量要比普通孕妈多，每天100~110克为宜，可通过鸡蛋、牛奶、深红色肉类、鱼类及豆制品来补充。

膳食纤维具有良好的降血糖作用，饮食中要增加膳食纤维的摄入，可用糙米饭或五谷饭代替白米饭，多吃蔬菜、豆类和藻类，水果不要吃得太多，也不要喝果汁。

维生素，尤其是维生素B_1、维生素B_2和维生素B_5，在糖代谢中起着重要作用。

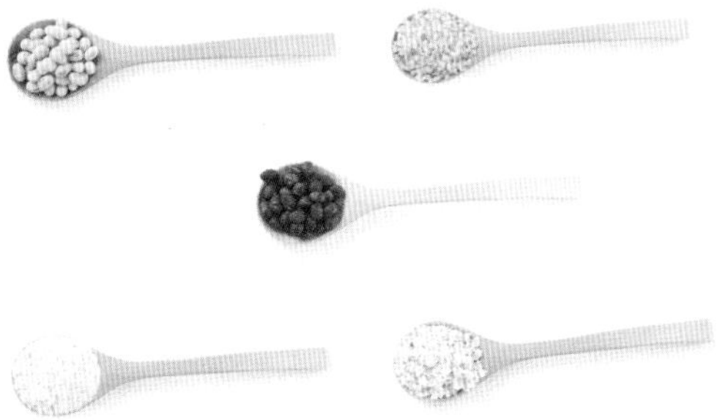

一句话提醒

除了合理饮食，“糖妈妈”还应该进行适量的体育锻炼，尤其是有氧运动（具有很好的平稳血糖的作用）。

第175天

（第25周第7天）

怎样控制血糖水平

如果妊娠糖尿病较严重，除了正常地控制饮食，还需要多种方法共同作用。

找专业营养师制定饮食方案

找一个专业的营养师，请营养师根据自己的体重、身高、体力活动、胎儿需求以及糖耐量水平，结合自己的口味，为孕妈妈制定一套饮食方案。营养师会首先确定每天需要的能量，然后教孕妈妈怎样安排每日饮食，每餐吃多少，以及如何合理摄入合适的蛋白质、碳水化合物、脂肪，平衡一日三餐。听从营养师的安排，控制血糖水平是非常有效的。如果自己没有营养师资源，可以向产检医生咨询，请他推荐一个。

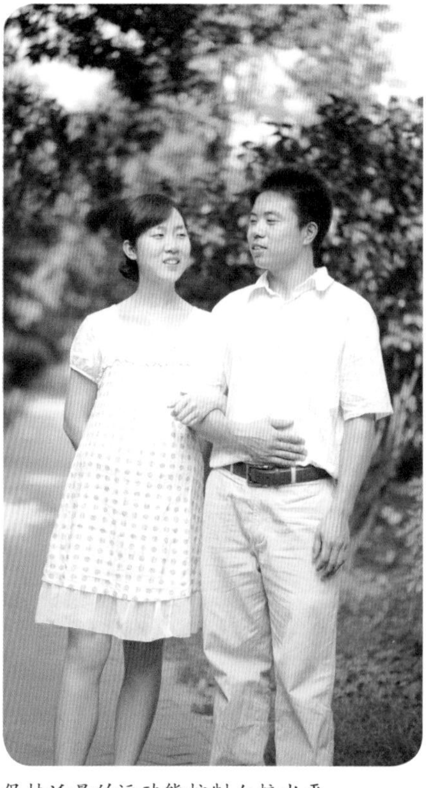

保持适量的运动能控制血糖水平。

了解烹调方式对血糖的影响

烹调方式对食物升糖指数的影响很大，同样的食物，成熟度越高的食物升糖指数越高，食物加工越精细升糖指数越高，水分含量越少升糖指数越高，膳食纤维含量越少升糖指数越高，削皮的比不削皮的升糖指数高。由此可知，平日饮食不要太精细，菜不要做得太熟烂对糖尿病孕妈妈有好处。

适当地增加运动量

适量的运动是保持血糖水平正常的好方法，运动量和强度要咨询医生，最好以有氧运动为主，由少到多，循序渐进。

一句话提醒

现在汗水积在皮肤褶皱处会刺激皮肤，以骨盆区和乳房下部最为明显，你要注意这些部位的清洁，使用温和的润肤液和爽身粉能缓解刺激。

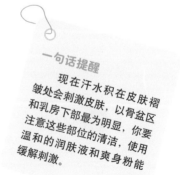

第176天

（第26周第1天）

会抓自己的小脚丫玩耍了

看胎宝宝正在发生哪些变化

胎宝宝现在的体重有900克了，比上周重了200多克，小家伙可真厉害呀。不过这可不是结束，从现在到出生，他的体重还会增加3倍以上呢。随着体积的增大，他的“小房子”开始显得有点拥挤了。

在接下来的一段时间，脂肪会迅速累积，因为胎宝宝需要用它来帮助自己适应离开子宫后外界更低的温度，并提供出生后头几天的能量和热量。有了脂肪为自己“加油打气”，皮肤马上就会变得更光滑、漂亮，而且再也不会感到孤单了。小耳朵里的神经传导正在将自己的“触手”伸得更长、更远，这意味着胎宝宝对声音的反应将会更为一致。

肺还在持续发育中，胎宝宝也在继续着将羊水小口地吸入呼出的“游戏”，为出生后第一次呼吸空气打好基础。脊髓越来越坚韧，胎动也更频繁了，胎宝宝会在他的小房子里来回地乱动，还会抓住自己的小脚丫，好像在说：“妈妈，我们来玩给脚丫挠痒痒的游戏吧！”

本周要事提醒

1 去医院进行妊娠高血压综合征检查，还要做一次血液检查，筛查乙肝和梅毒，并确认贫血症状是否加重。

2 胎宝宝的视觉神经功能已经开始发挥作用，你可以用科学的方法进行光照胎教了。

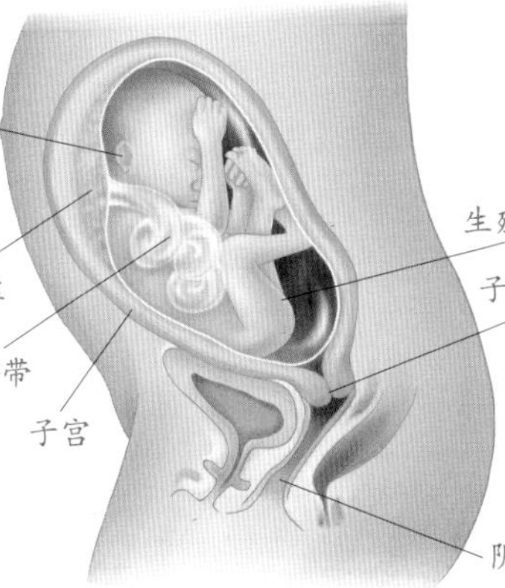

胎动更频繁了，胎宝宝在他的小房子里来回地乱动，还会抓自己的小脚丫玩耍。

第177天

（第26周第2天）

保护孕妈的第二心脏——脚

◆ 你的脚会发生什么变化

随着体重的不断增加，你的脚将承受越来越大的压力。从怀孕3个月左右起，你的脚趾就会开始出现水肿，6个月左右时，脚部水肿会更明显，到了分娩前夕，腿和脚的水肿会更突出。整个孕期，脚部尺寸会增加1~2码。在一天之中，脚部围度变化量在10~25毫米之间，脚长也会随着身体姿势的不同而改变，坐姿与站姿的平均变化量为4~7毫米，站姿与走姿的平均变化量为3~6毫米。

◆ 面料首选布料

相比皮革或塑料材质来说，布料的透气性、吸汗性更好，也更为柔软，可弯曲性更高，行走起来也比较省力，但布料的保暖性较差，适合春秋季节穿着。如果要穿皮革鞋，最好选择柔软轻薄的牛皮、羊皮鞋。

◆ 选择合适的款式

选择圆头且肥度较宽的鞋子，尺码最好比脚长多出1码。如果要去买鞋，宜在下午3~4点钟，因为这时是一天中脚部肿胀度最大的时候，依这时的脚型买鞋，才不至于使鞋码偏小。

最好不要穿着拖鞋，因为拖鞋的防滑功能差，而且没有包覆住脚部，行走时脚掌需要更多的力量来抓住拖鞋，容易造成重心不稳，导致摔跤。另外，拖鞋一般为塑料或橡胶材质，透气性差，容易引发皮炎。

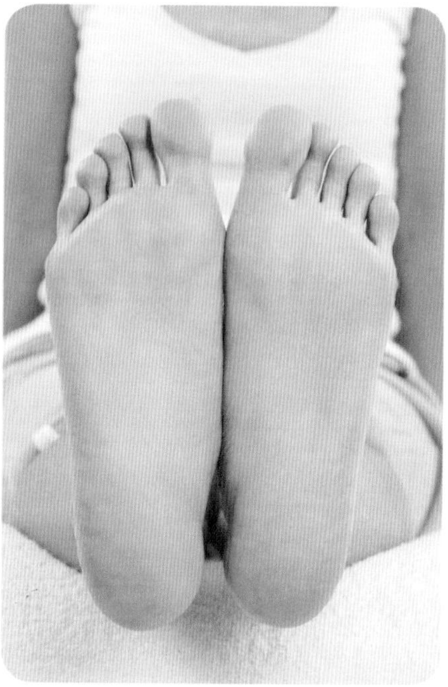

保护好你的脚，它们可是人体的“第二心脏”。

◆ 鞋跟最佳高度2厘米左右

孕妈鞋跟理想的高度为2厘米左右，且后跟要宽大、结实、有弹性，而不是一点跟都没有的平底鞋。由于腹部的压力，孕妈的重心会自然后移，穿平底鞋时脚跟先着地，脚尖后着地，不能维持足弓吸收震荡，容易引起肌肉及韧带的疲劳和损伤。另外，还要想办法保持足底的弓形，如在足弓处垫上2~3厘米的棉花团，来缓冲行走时的震荡，保持身体平衡。

第178天

（第26周第3天）

食物帮忙消水肿，让脚丫少受罪

冬瓜——消肿大王

冬瓜含有丰富的蛋白质、维生素、膳食纤维及钙、磷、铁等矿物质，而且它的钾含量高，钠含量低，是非常好的利水消肿食物。此外，其中所含的丙醇二酸，能抑制糖类转化为脂肪，防止体内脂肪堆积。

红豆——利水补血

红豆适合于各种类型的水肿，不但具有利尿消肿、清热解毒的功效，还能够补血，是孕妈的滋补佳品。你可以经常煮些红豆汤来喝，不过红豆不易熟烂，建议煮之前先浸泡几个小时。

芹菜——通便利水

芹菜能够利尿消肿、平肝降压、养血补虚，其中含有丰富的膳食纤维，具有很好的通便作用，尤其适合便秘的孕妈吃。但因为芹菜的降压效果很强，血压偏低的孕妈不要多吃。

鲤鱼——开胃消肿

鲤鱼的蛋白质作为营养补充到血液当中后，可以提高血浆的胶体渗透压，促进水肿的消退，对孕期水肿、胎动不安有很好的疗效。鲤鱼和红豆一起炖煮，消肿效果会更好。

玉米须——利尿降压

中医认为，玉米须味甘性平，有利尿消肿、降血压、止血、利胆等功效。孕妈在买玉米时可以特意挑选一下玉米须，以柔软、有光泽的为佳。买回来后冲洗干净，直接煮水或炖肉都可以。

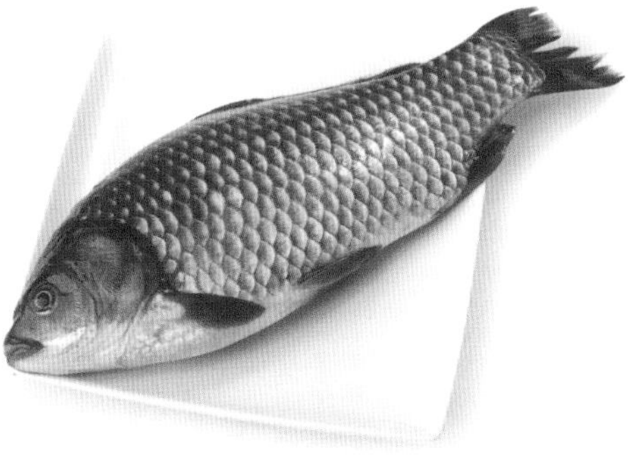

鲤鱼中的蛋白质能够促进水肿消退。

一句话提醒

孕妈要少吃盐，减少体内钠的潴留，这样才能起到更好的消肿效果。

第179天

（第26周第4天）

必须警惕妊娠高血压疾病

◆ 特殊高血压——妊娠高血压

妊娠高血压疾病是怀孕中晚期出现高血压、水肿、蛋白尿等一系列症状的疾病，严重时会出现抽搐、昏迷甚至死亡，严重影响母婴安全。

◆ 发病因素

1. 初次怀孕时年龄小于20岁或大于35岁。

2. 双胎或多胎妊娠，以及羊水过多的孕妈。

3. 家族中有高血压史，尤其是孕妈的母亲有妊娠高血压疾病病史，则孕妈本人患妊娠高血压疾病的概率就会比较大。

4. 患有原发性高血压、慢性肾炎、糖尿病合并妊娠的孕妈，发病率较高，病情也会更复杂。

5. 曾有重度子痫前期、不明原因胎死宫内或胎盘障碍、胎宝宝生长受限病史。

6. 营养不良或体型矮胖（BMI>24），特别是伴有严重贫血的孕妈，都属于妊娠高血压的高发人群。

7. 维持血管扩张的前列腺素缺乏，血管壁对加压物质的反应性增高，会引起血压升高。

◆ 高血压前期的表现

妊娠高血压发病前，也就是亚临床阶段，孕妈就会出现一些异常的表现，如收缩压在131~139毫米汞柱、舒张压81~89毫米汞柱；孕中晚期每周体重增加超过0.5公斤；出现不易消退的水肿等，此时就要怀疑妊娠高血压疾病的可能，需及时就医检查。

孕期要定时到医院测量血压。

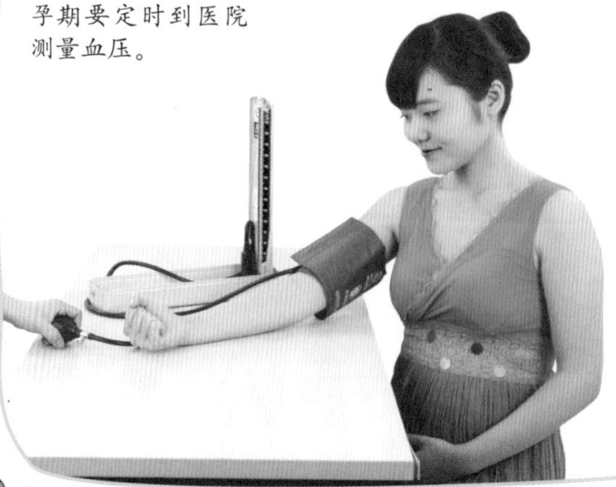

一句话提醒

建议你保证充足的休息与睡眠，保持良好的情绪，加强锻炼，增强体质，将妊娠高血压的发病机会控制到最低。

第180天

（第26周第5天）

妊娠高血压疾病的饮食原则

控制体重，减少热量

孕后期热能摄入过多，每周体重增长过快都是妊娠高血压疾病的危险因素。要将体重控制在每周增加0.5千克的范围内，减少糖果、蛋糕、甜饮料、油炸食品、动物脂肪等高热量食物的摄入。

减少钠盐的摄入

妊娠高血压患者每日食盐的摄入量应控制在2~4克，同时还要避免所有含盐量高的食品，如浓肉汁、调味汁、方便面的汤料，以及所有的腌制品、熏干制品，如咸菜、咸蛋、罐头、香肠、火腿等，还有外卖油炸食品，如比萨饼、汉堡、薯条等。酱油也不能摄入过多，控制在10毫升(6毫升酱油约等于1克盐)以内。如果已经习惯了较咸的口味，可用部分含钾盐代替钠盐，能够在一定程度上改善少盐烹调的口味。还可以用葱、姜、蒜等调味品来增加味道，满足食欲。

补足各类营养素

蛋白质：重度高血压的孕妈因尿中蛋白丢失过多，常有低蛋白血症，应摄入优质蛋白以弥补其不足，多吃禽类、鱼类、蛋类、豆类及豆制品，但肾脏功能异常的孕妈要控制蛋白质的摄入量，以免加重肾脏负担。

锌：患妊娠高血压疾病的孕妈血清中锌的含量一般比较低，膳食供给充足的锌能够增强身体的免疫力，必要时可服用锌制剂来进行补充。

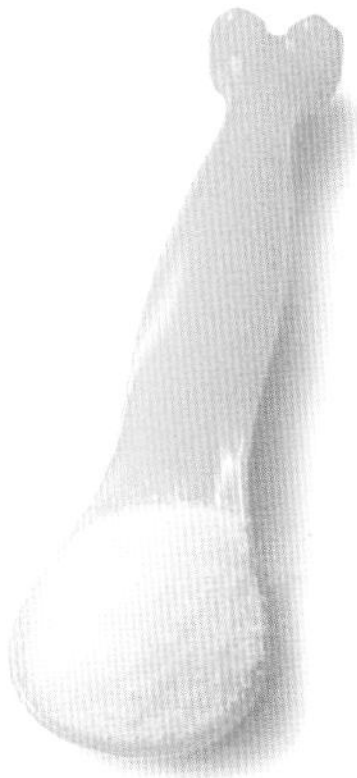

妊娠高血压疾病的孕妈妈要减少食盐的摄入量。

钙：机体内充足的钙可使周围血管扩张，阻力下降，从而降低血压。妊娠高血压疾病时，孕妈要摄入足量的钙质，每天喝牛奶，多吃大豆、海带、虾皮等，孕晚期加强补充钙剂。

维生素C和维生素E：能够抑制血中脂质过氧化作用，降低妊娠高血压。可通过蔬菜、水果、坚果等来补充。

一句话提醒

患有妊娠高血压疾病的孕妈可口服 β-受体阻滞剂、α-受体阻滞剂、钙离子拮抗剂等来降压，具体的药物选用和服用方法应在医生的指导下进行。

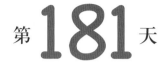

第181天

（第26周第6天）

孕期也要爱漂亮

乳房膨胀，腰围增大，面部出现褐色的斑点等，这些都可能是你正在面临的，但是你要知道，这些都不是影响你美丽的原因。

◆ 孕期的你是最美丽的

怀孕虽然使你以前的体态美消失了，但同时又有一种别样的美，你会发现自己的皮肤较以往更加细腻红润，额头上的皱纹也消失了，并且发质比以前好很多，此外怀有一个宝宝的骄傲和幸福感也会使你异常美丽。因此你要有美丽的自信，并且要相信爱美也是一种胎教。

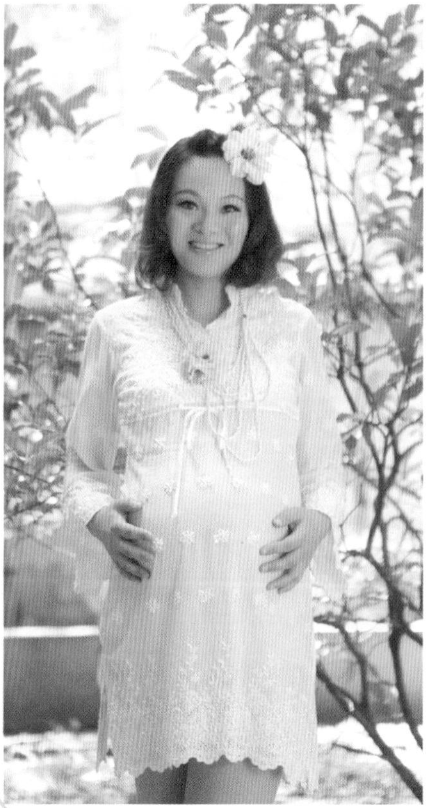

◆ 你要注意的小细节

1. 化淡妆：化妆会使精神焕发，眼睛明亮有神，有快活的感觉，不过要记得化淡妆，选用无香料无酒精添加的天然化妆品。

2. 勤洗澡：由于汗水等分泌物相对多，因此你要经常洗澡，而且盆浴时，水中的浮力还能使日益发胖的身体放轻松。

3. 严护肤：孕期激素的分泌，使皮肤变得湿润亮泽，柔软光滑，但也会抑制油脂分泌，使皮肤发干，加重色斑沉着，你应经常洗脸，用温和的护肤霜擦拭皮肤，补充必要的水分和油脂，避免阳光直射。

一句话提醒

在怀孕中后期，你的注意力减低，甚至动作迟缓、懒惰，这是一种保护宝宝和自己的心理状态，不必太过忧虑，可以多和孕友们交流一下近期的感受。

第182天

（第26周第7天）

给自己开车的孕妈提个醒

孕早期和孕晚期不宜开车

孕早期由于早孕反应比较严重，孕妈常会恶心、呕吐、疲倦，而开车需要高度集中注意力，这种情况显然是不适合开车的。而到了孕晚期，孕妈的腹部已经变得很大，极易撞上方向盘或仪表板，造成损伤。

系好安全带

因为孕妈身材特殊，只有系安全带才能真正保护胎宝宝。安全带的系法也要恰当，肩带应置于肩胛骨部位，而不是紧贴脖子，中部要从胸部中央穿过，腰带应置于腹部下方，固定髋部，不要压迫到隆起的肚子。身体姿势要尽量坐正，以免安全带滑落压到胎宝宝。

避免长时间开车

开车时长时间处于单一姿势，坐的时间过久，会使得孕妈腰部承受太大压力，导致腹压过大，可能引发流产。同时，长时间处于震动和摇晃之中，对孕妈来说过于疲劳，可能会引起胎动异常和腹痛。因此，每开一段时间车就要下车适当活动一下，以保持良好的血液循环。

不开“斗气车”

路上的交通状况复杂，有时难免会受到其他车辆的“欺负”，这时孕妈要控制自己的情绪，千万不要与他人赌气，否则会气伤身体，而且开“斗气车”也容易发生交通事故。

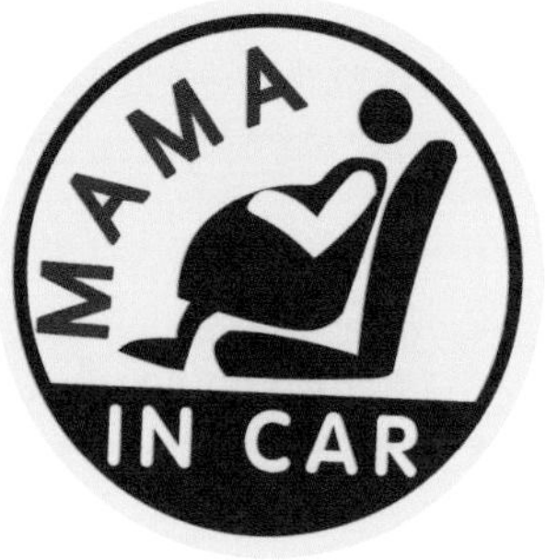

做一个小标贴在车后，告诉其他人车内有孕妇。

布置舒适的车内空间

驾驶位的座椅椅面要调成前高后低的状态，靠背也要向后略微倾斜，这样在制动时孕妈就不会滑落。开车时要穿舒适的平跟鞋，并在脚下铺一块柔软的脚垫，同时准备一些舒适的靠垫放在后背。另外，还要带好手机并保持电量充足，在遇到危险情况时可以及时求助。

一句话提醒

孕妈在乘坐由他人驾驶的车辆时，最好不要坐在前排，司机后面的座位和后排中间的座位才是最安全的选择。

第183天

（第27周第1天）

味觉正在形成，能分辨甜和苦了

◆ 看胎宝宝正在发生哪些变化

庆祝一下吧，胎宝宝的体重约1000克了，身体大得已经快碰到“小房子”的“墙壁”了。

本周是神经系统和感官系统的“总动员”。大脑已经发育到了一定水平，大脑皮层表面开始出现特有的沟回，脑组织快速增长，开始能够发出命令来控制全身机能和身体的活动，马上就要成长为一个合格的“指挥官”了。眼睛终于不再“偷懒”，已经可以睁开和闭合了。同时有了比较原始的睡眠周期，可能会做梦了，真想知道他的梦里都会有些什么。听觉得到了进一步的发展，“小房子”的“墙壁”变得更薄了，外界的各种声音都可以传到胎宝宝的耳朵里，他还会记忆听到的声音呢，所以你只能说好话给他听哦。味觉也不甘落后，“派出”舌头上的小味蕾做冲在前线的“侦察兵”，帮助主人分辨甜味或苦味的程度。嗅觉在热闹的氛围中显得很低调，悄悄地学会了寻找母乳的本领。

本周要事提醒

1 距离分娩的日子越来越近了，趁身体还没有变得更笨重，可以开始为自己和宝宝购置生产用品了。

2 由于肚子日渐变大，你可能常会感到腰酸背痛，这是正常现象，只要注意一下日常行为的姿势，不适的感觉就可以得到一定缓解。

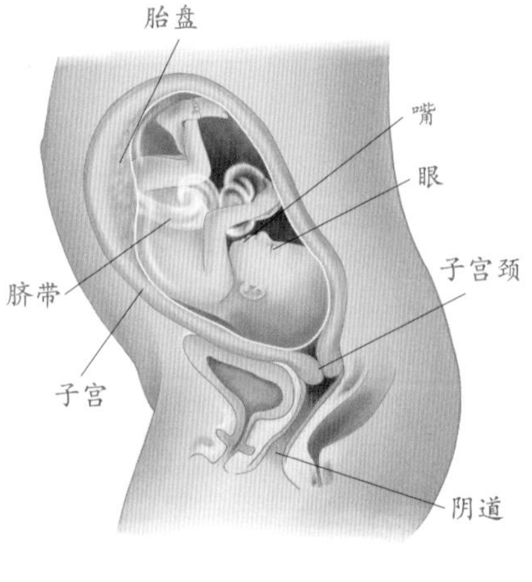

胎宝宝的眼睛可以睁开和闭合，同时有了比较原始的睡眠周期，可能会做梦了。

第184天

（第27周第2天）

练习拉梅兹呼吸法

练习步骤	名称	使用时机	方法
步骤 1	胸部呼吸	宫口开 3 厘米，子宫每 5~20 分钟收缩 1 次，每次持续 30~60 秒时	用鼻子深吸一口气，随着子宫的收缩开始吸气、吐气，直到阵痛停止时再恢复正常呼吸
步骤 2	嘻嘻轻浅呼吸	宫口开至 3~7 厘米，子宫每 2~4 分钟收缩 1 次，每次持续 45~60 秒时	用嘴吸入一小口空气，保持轻浅呼吸，让吸入及吐出的气量相等，完全用嘴呼吸，保持呼吸高位在喉咙，就像发出“嘻嘻”的声音一样。当子宫收缩强烈时，需要加快呼吸，反之就减慢
步骤 3	喘息呼吸	宫口开至 7~10 厘米，子宫每 60~90 秒收缩 1 次，每次持续 30~90 秒时	先将空气排出后，深吸一口气，接着快速做 4~6 次的短呼气，感觉就像在吹气球，比嘻嘻轻浅呼吸还要更浅，也可以根据子宫收缩的程度调节速度
步骤 4	哈气运动	第二产程的最后阶段，不要用力，以免发生阴道撕裂时	阵痛开始，先深吸一口气，接着短而有力地哈气，先浅吐 4 次气，接着大大地吐出所有的气，就像在很费力地吹一样东西
步骤 5	用力推	宫口全开时	下巴前缩，略抬头，用力使肺部的空气压向下腹部，完全放松骨盆肌肉。需要换气时，保持原有姿势，马上把气呼出，同时马上吸满一口气，继续憋气和用力，直到宝宝娩出

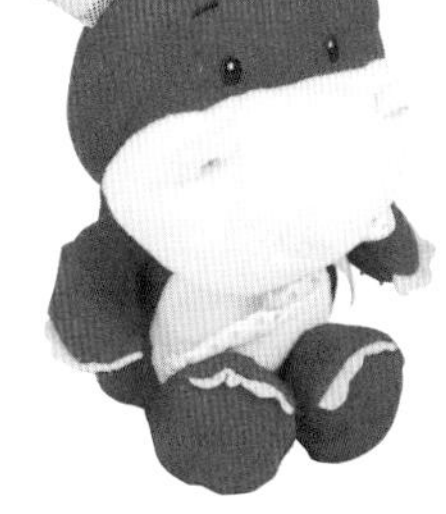

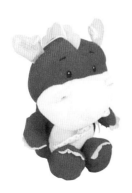

一句话提醒

你可以在孕7月后就开始进行练习，这样在分娩时就能轻松使用。练习的同时播放一些优美的音乐来让你更放松。

第185天

（第27周第3天）

拉梅兹呼吸法的练习窍门

◆ 做好练习准备

孕妈穿着宽松舒适的衣服，盘腿坐（躺着也可以）在床上或地板上，保持身体完全放松，眼睛注视着同一个点，可以在面前放一幅画或自己喜欢的布娃娃，这样比较容易使眼睛集中焦点。

◆ 善用廓清式呼吸

在每个步骤开始和结束时，都做一次廓清式呼吸，方法是先用鼻子慢慢吸气到腹部，然后再用嘴像吹蜡烛一样慢慢呼气。

◆ 配合手部动作

将手轻轻放在下腹部，吸气时用手指轻轻从腹部外围往上做环形按抚；呼气时再用手指轻轻从腹部中心往下做环形按抚，每分钟做11~13次。配合这样的手部动作可以放松身体，并转移注意力，缓解生产时的疼痛及紧张情绪。

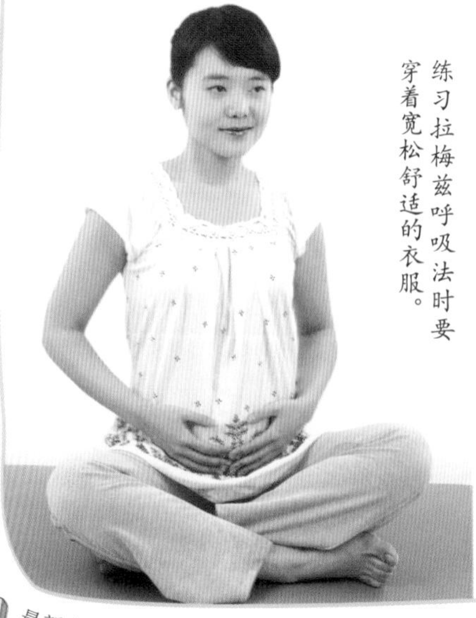

练习拉梅兹呼吸法时要穿着宽松舒适的衣服。

◆ 模拟子宫收缩期练习

子宫收缩初期：先规律地用4个“嘻嘻轻浅呼吸法”、1个“呼”的呼吸方式。

子宫收缩渐渐达到高峰时：大约1秒做1个“呼”的呼吸方式。

子宫收缩逐渐减弱时：恢复使用4个“嘻嘻轻浅呼吸法”、1个“呼”的呼吸方式。

子宫收缩结束时：做一次胸部呼吸，由鼻子吸气，再由嘴巴吐气。

◆ 合理把握时间

练习时不要急于求成，先慢慢地来，等到熟练时再加长每次呼吸的时间。如进行嘻嘻轻浅呼吸法练习时，可以先做20秒，然后再慢慢加长，直至每次呼吸能达到60秒。

一句话提醒

如果自己无法掌握拉梅兹呼吸法的练习要领，可以参加孕妇培训班，在专业人士的指导下学习，这样会学得更快，方法也更正确。

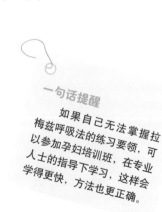

第186天

（第27周第4天）

不要和厨房太亲近

粉尘油烟危害大

煤气或液化气的成分都很复杂，燃烧后会产生二氧化碳、二氧化硫、二氧化氮、一氧化碳等有害物质。这些有害气体要比室外空气中的浓度高出很多倍，加之煎炒食物时产生的油烟，使得厨房被污染得更加严重。更为有害的是，在同时释放的粉尘和煤烟中，均含有强烈的致癌物——苯并芘。这些有害物质会经呼吸进入孕妈的体内，并通过血液进入胎盘，影响胎宝宝组织和器官的正常发育。

对策：尽量少下厨房，如果无法避免，则一定要缩短停留时间。做饭时开启抽油烟机或打开窗户，保持厨房内空气流通。少用煎炸、爆炒等产生油烟多的烹调方式，改用煮、炖、蒸等方式。

抹布暗藏致病菌

厨房里的抹布通常都很油腻，难以清洗干净，而且也没有很好的存放位置，大多是随手放在水池边或操作台上。这样，抹布经常处在潮湿的环境下，容易滋生细菌。一条全新的抹布在家中使用1周后，细菌数量高达22亿，包括大肠杆菌、沙门氏菌、霉菌等多种致病菌。

对策：每隔3~5天将抹布洗干净后用沸水煮30~40分钟。厨房里至少要备3~4块抹布，分别用来擦水池、台面、餐桌、餐具，做到“专布专用”，避免交叉感染。

水龙头也有“罪”

厨房的水龙头长期接触油渍、污垢，而且总是处于潮湿状态，很容易滋生细菌，其中包括大肠杆菌、金黄色葡萄球等致病菌。有研究表明，厨房水龙头上的有害菌可能比厕所抽水马桶按钮的还要多。

对策：每周用消毒液刷洗1次水龙头，有过滤装置的，将过滤网拧下，用漂白剂稀释溶液浸泡，再用清水冲洗干净。

下厨的“重任”就交给准爸爸吧。

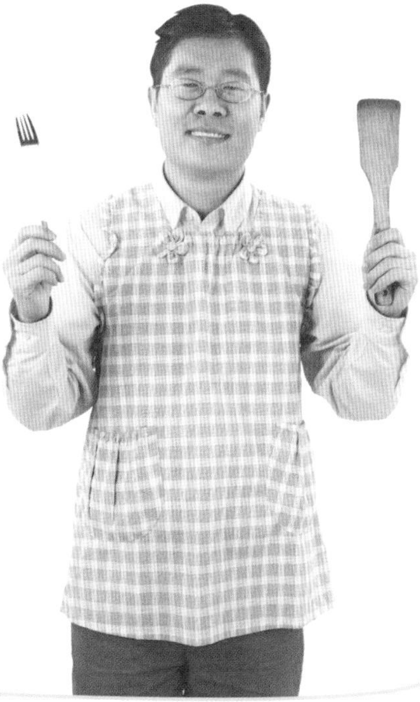

第187天

（第27周第5天）

小动作帮你消除副乳

◆ 了解一下假性副乳

大部分女性或多或少存在假性副乳。假性副乳多因为后天穿内衣不当而形成，由于过小的胸罩、钢圈、罩杯相对包裹性不足、长时间挤压等，把乳房周边的脂肪外挤，乳腺就会朝腋下发展，造成副乳成型。

副乳一般对身体没有什么影响，也不妨碍怀孕和哺乳，只不过当副乳较大时会在一定程度上影响美观。

◆ 手臂绕圈消副乳

将双手向身体两侧平抬，手掌与手臂呈90度角，然后以肩膀为中心点，做绕圈的动作。绕圈的过程中要保持手臂伸直，不要弯曲，往前、往后各绕30圈。做的时候你会感觉腋下及手臂外上侧发紧，这说明你的方法正确，这时候不要停下，继续坚持做。每天做2~3次，坚持1~2个月就会初见成效。

◆ 推捏法除副乳

捏法：身体站直，双手自然下垂，可以看到胸部到腋下之间的内凹部分，用中指和大拇指以适当的力量反复揉捏，左右各30下。

推法：身体站直，双手自然下垂，可以看到胸部到腋下之间的凸出部分，用手握拳以指关节的力量，将凸出的副乳由外向内推，左右各30下。

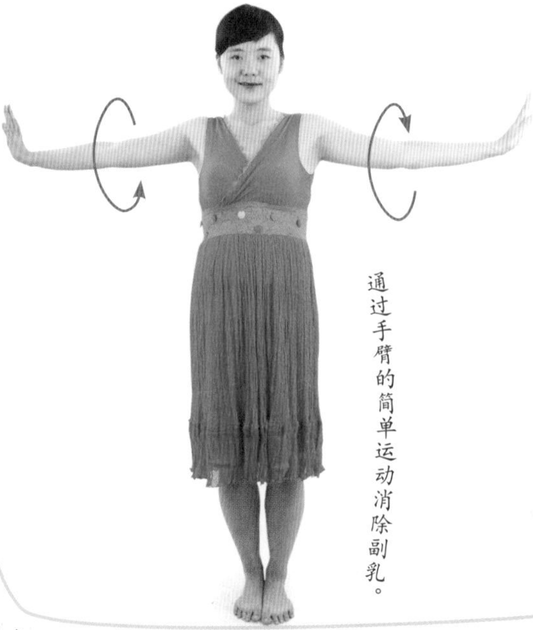

通过手臂的简单运动消除副乳。

一句话提醒

选择可以完整包覆乳房的内衣，将溢在外面的副乳尽量往罩杯里拨，长期坚持也能起到矫正副乳的作用。

第188天

（第27周第6天）

别让静脉曲张侵害美腿

4大因素引发静脉曲张

1. 怀孕时体内激素改变，增加的孕酮体素造成血管壁扩张，再加上怀孕时静脉血流量骤增，使得原本闭合的静脉瓣膜承受更大的压力，容易出现静脉血液的逆流。

2. 增大的子宫压迫盆腔静脉和下腔静脉，使得下肢血液回流受阻，造成静脉压升高。

3. 怀有双胎、多胎或体重超重。

4. 有家族遗传倾向，先天静脉瓣膜薄弱而闭锁不全。

静脉曲张对孕妈的影响

静脉曲张虽然不会对孕妈和胎宝宝的全身循环造成影响，但是它会使孕妈感到发胀、酸痛、麻木和乏力。尤其是外阴部的静脉曲张，常伴有阴道和子宫颈静脉扩张，分娩时胎头经过，容易发生静脉破裂和出血。因此，外阴静脉曲张要及时采取治疗措施，并禁止性交和骑自行车。

预防静脉曲张5步走

1. 避免提过重的物品，减少对腿部的压迫。

2. 不要久坐或久站，经常活动双腿，促进血液循环。

3. 休息时将双腿抬高，帮助血液回流至心脏。

4. 睡觉时采取左侧卧位，避免压迫到下腔静脉，并用枕头将脚部垫高。

5. 穿着渐进压力式的医疗级弹性袜，每天起床时先穿好弹性袜再下床。刚开始可以穿强度为20~30毫米汞柱的弹性袜，适应之后再穿效果较佳的30~40毫米汞柱的弹性袜。

一句话提醒

静脉曲张不可以热敷或高温泡脚，否则会导致下肢动脉扩张，血流量增加，加重静脉淤血，使静脉血管更突出。

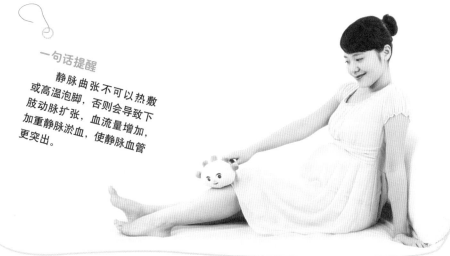

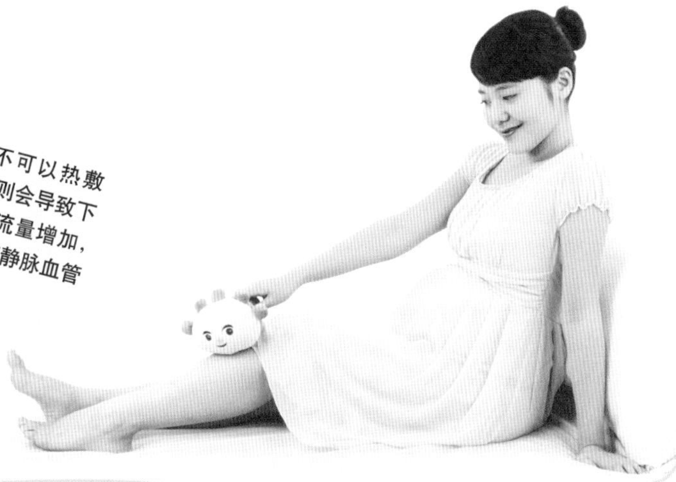

1个月 第1周 第2周 第3周 第4周
2个月 第5周 第6周 第7周 第8周
3个月 第9周 第10周 第11周 第12周
4个月 第13周 第14周 第15周 第16周
5个月 第17周 第18周 第19周 第20周
6个月 第21周 第22周 第23周 第24周
7个月 第25周 第26周 第27周 第28周
8个月 第29周 第30周 第31周 第32周
9个月 第33周 第34周 第35周 第36周
10个月 第37周 第38周 第39周 第40周

第189天

（第27周第7天）

孕期腹胀怎么缓解

如果只是孕期的生理变化及个人生活习惯所造成的腹胀，你可以从注意饮食、加强运动等方面着手，来改善孕期的腹胀问题。主要从以下几个方面进行。

◆ 少量多餐

可采用少量多餐的进食原则，每次吃饭的时候记得不要吃得太饱，可有效减轻腹部饱胀的感觉。

◆ 细嚼慢咽

在吃东西的时候应保持细嚼慢咽、进食时不要说话、避免用吸管吸吮饮料、不要常常含着酸梅、或咀嚼口香糖等，避免让不必要的过多气体进入腹部。

◆ 补充纤维素

可多吃含丰富纤维素的蔬菜和水果，如茭白、笋、韭菜、菠菜、芹菜、丝瓜、莲藕、苹果、香蕉、奇异果等。因为纤维素能帮助肠道蠕动，促进排便。

◆ 避免产气食物

胀气状况严重时，应避免吃易产气的食物，例如豆类、蛋类及其制品、油炸食物、马铃薯等，太甜或太酸的食物、辛辣刺激的食物也不宜食用。

◆ 多喝温开水

孕妈妈每天至少要喝1500毫升的水，充足的水分能促进排便，如果大便累积在大肠内，胀气情况便会更加严重。

◆ 保持愉快轻松的心情

紧张和压力大的情绪，也会造成孕妈妈体内气血循环不佳，因此学会放松心情在怀孕期间也很重要。

◆ 保持适当运动

在怀孕期间做适当运动能促进肠蠕动，舒缓胀气情况，建议可于饭后30分钟~1小时，到外面散步约20~30分钟，可帮助排便和排气，但不要过度激烈地运动。

一句话提醒

按摩腹部可以缓解腹胀，但是千万不要在用餐后就立刻按摩，同时在按摩的过程中要注意力度不能过大，并要稍微避开腹部中央的子宫位置。

第190天

（第28周第1天）

宝宝可以睁开眼睛了

看胎宝宝正在发生哪些变化

现在胎宝宝头臀长25厘米左右，体重约1100克，“小房子”像一个皮球，慢慢地被他“吹”起来了。

眼睛已经可以自由地睁开和闭合，好奇地左瞧右看，不知道他对自己的小房子是否满意。皮下脂肪在继续累积，小胳膊小腿马上就要鼓起来了。大脑更有指挥官的风范了，它指挥触觉感受疼痛，指挥味觉品尝味道……

经过一番“装修”，心脏被分成了四个“房间”——左心室、右心室、左心房、右心房，它们四个可是各有不同的任务在身呢。虽然胎宝宝现在还是依靠胎盘来供养自己，肺的功能还没有实际用到，但肺的横膈膜已经在不停地移动，这是在进行呼吸运动的练习，为主人的出生积极做准备。

随着小房子内空间的变小，胎宝宝的活动范围变小了，胎动也在减弱。但如果你把手放在肚皮上，仍然可以感觉到他的活动。当他踢腿或转动时，甚至可看到脚丫或小屁股的形状。嘿嘿，那是他知道妈妈在抚摸自己，高兴得在小房子里跳舞呢！

本周要事提醒

1 除做好定期的例行产检外，还要看看唐氏筛查、妊娠糖尿病、妊高征等重要检查有没有遗漏的，如果有，要抓紧时间做。

2 此阶段还是要加强补铁，防止贫血。

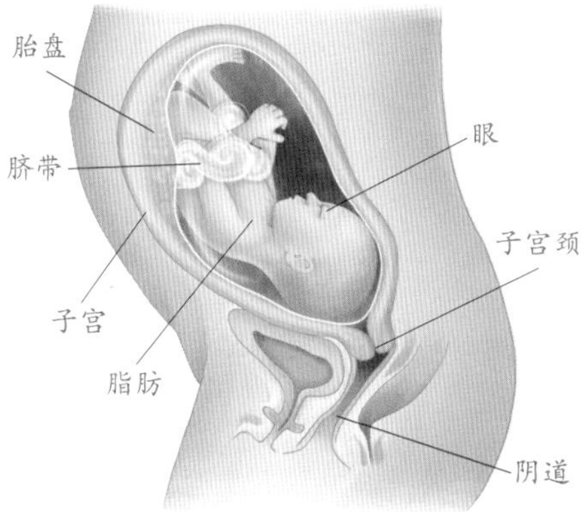

随着子宫内空间的变小，胎宝宝的活动范围开始变小。

第191天

（第28周第2天）

发生假性宫缩时别紧张

◆ 假性宫缩是这种感觉

假性宫缩一般从孕28周开始出现，一直到真正分娩前，会连续发生多天。假性宫缩的发生比较频繁，且没有规律，间隔时间也长。最明显的表现就是腹部发硬、发紧，有下坠感，可能发生在睡觉时，也可能走着走着路就突然出现宫缩。

假性宫缩时不会疼痛，也没有阴道流血或流水的情况出现，不会影响你的正常生活和工作。

◆ 预防假性宫缩这么做

1. 保持轻松愉快的心情，紧张焦虑的情绪会给你带来各种意想不到的不适表现。

2. 无论是工作还是生活，都不要使自己过分劳累，如走太远的路，长时间坐着或者站着，这些情况都比较容易引起宫缩。

3. 不要经常摸肚子，因为不断地刺激腹肌和子宫，也会引起宫缩。虽然适当的抚摸对腹中的胎宝宝有好处，但是一天中摸的次数太多就会适得其反了。因此，你要改掉动不动就摸肚子的习惯，要和“抚摸胎教”区分开。

◆ 鉴别异常宫缩

假性宫缩是一种很正常的现象，多数人在怀孕期间都会经历。但是，如果你的宫缩特别频繁、间隔时间短，而且伴有疼痛、阴道出血等异常情况，就要及时到医院就诊了，以免出现早产。医院往往会让你吸氧或者使用药物来抑制宫缩。

◆ 宫缩频繁的内在原因

在某些情况下，宫缩频繁是子宫不稳定的表现，常见的原因有以下几种。

1. 子宫内有炎症、感染。

2. 子宫异常，如多角子宫、子宫肌瘤等。

3. 子宫过大（怀多胞胎或羊水过多时）。

4. 孕妇的生活习惯不良，如抽烟、喝酒。

5. 孕妇年龄过小（小于17岁）或高龄（大于35岁）。

6. 孕妇患有疾病，如妊娠高血压、甲状腺肿大等。

7. 孕妇有早产病史。

8. 孕妇从事过重、过多的体力活动。

9. 孕妇受到过严重外伤或动过大手术。

一句话提醒

假性宫缩会在产前2~3周更加频繁地出现，这是由于子宫的下段受胎头下降的牵拉刺激引起的。这时你要有意识地记录宫缩情况，以便分娩时给医生作参考。

第192天

（第28周第3天）

更换床上用品，让睡眠更舒适

床垫要软硬适中

软硬适中的床铺比较适合大肚的你使用。床垫太硬会缺乏对身体的缓冲力，翻身时很吃力，也无法使骨关节得到拉伸放松；床垫太软又会使身体深陷其中，醒来后容易产生疲劳感。最好使用木板床，在上面铺上较厚的棉絮垫，不要使用席梦思床垫。

关注枕头的高低和材质

枕头以9厘米（平肩）高为宜，过高会迫使颈部前屈而压迫颈动脉，使大脑血流量过低而引起脑缺氧。

另外，枕头的材质及填充物也会影响睡眠。羽绒或丝棉的枕芯太软，对头颈部起不到支撑作用，最好不要选用，而荞麦皮或决明子枕芯不仅承托力强，而且不论冬夏都能用，不会成为过敏原，可以放心使用。

赶快检查一下你的枕头是否已失去弹性，凹凸不平、有结块或异味。如果是，就务必要换枕头了。

被褥宜选柔软纯棉

理想的被褥是全棉布包裹棉絮，棉质品透气、吸汗且对皮肤无害。不宜使用化纤混纺织物做被套及床单，因为化纤布容易刺激皮肤，引起瘙痒。

挂上防风吸尘的纱帐

纱帐不一定只能在夏季使用，它的作用除了防蚊虫，还能够吸尘防风，起到过滤空气的作用。较厚的纱帐还有遮光、隔音的作用，有利于你安然入眠，并使睡眠加深。但纱帐容易吸附大量灰尘，滋生尘螨，所以要经常清洗。

孕垫让睡眠更舒适

随着肚子逐渐增大，你会感觉到入睡越来越困难了，因为增大的腹部重量让你在睡觉时不得不采取侧卧的睡姿。但是侧卧时由于一侧的身体曲线无法和床面贴合，所以就会感到肚子底下空空的，同时也会因为腰部后没有支撑而使腰背部也感到劳累，这就会给睡眠带来不小的麻烦。而孕垫就是针对孕妈的身体情况专门来设计的，它是一个两边高中间低的形状，这样你在侧卧时肚子和后腰都有东西来进行撑托，就不会有“悬空”的感觉，睡眠自然也就更舒适了。

一句话提醒

因为床上用品使用率较高，很容易滋生细菌，所以要勤于清洗、晾晒，最好几套床品轮换使用。

第193天

（第28周第4天）

纠正日常姿势，少些劳累

这样站更省力

站立时放松肩部，两脚稍微分开并保持两腿平行，将重心置于两脚中间，这样不易疲劳。长时间站立时，可一腿在前、一腿在后，将重心放在后腿上，隔几分钟便交换一下两腿的位置，使两条腿都能够得到休息。

选择安全的坐姿

坐下时，先将手支撑在大腿或椅子扶手上，然后再慢慢坐在椅子稍靠前边的位置上，用双手支撑腰部向椅背方向慢移，然后将臀部移向椅背，深深地坐在椅子里。保持后背挺直靠在椅背上，双脚平行叉开，髋关节和膝关节呈直角，大腿与地面保持平行。

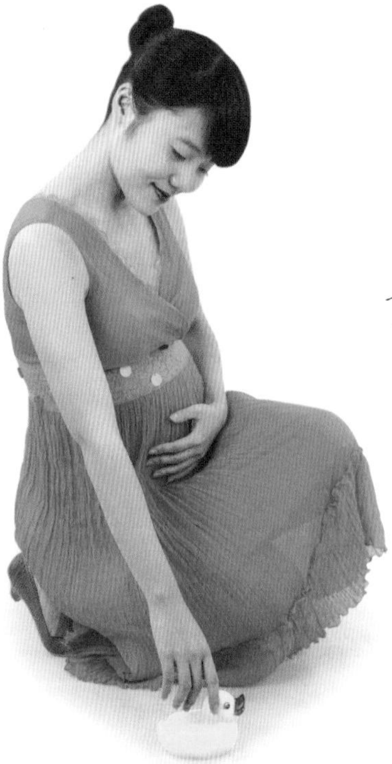

下蹲时要保持上身挺直，不要压迫腹部。

调整行走姿势

由于你的腹部前凸，重心不稳且影响视线，很容易摔倒，所以在行走时要特别小心。行走时要抬头、挺直后背、绷紧臀部，保持全身平衡，脚跟先着地，前一只脚踩实后再迈另一只脚。可能时利用扶手或栏杆行走，切忌快速急行，也不要向前突出腹部。上楼梯时，按照先脚尖、后脚跟的顺序，将一只脚置于台阶上，同时挺直腰部，将重心前移，用后脚向前推进。

下蹲的正确方法

当你下蹲或从地面拾东西时，不要直接弯腰，否则会压迫腹部。正确的姿势应该是保持上身挺直，先屈膝，然后落腰下蹲，将东西捡起，双手扶腿慢慢起立，放东西也是一样。

一句话提醒

你可以使用孕妇专用的托腹带将笨重的腹部托起，这样行走时会轻松一些。

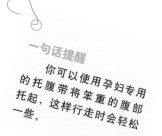

第194天

（第28周第5天）

脐带——胎宝宝的“生命线”

脐带什么样儿

脐带是连接胎宝宝和胎盘的管状结构，是由羊膜包卷着卵黄囊和尿膜的柄状伸长部形成的。它是胎盘的一部分，通常由2条脐动脉与1条脐静脉组成，外面包裹着一层柔软的胶状物质和半透明的薄膜，直径为1~2.5厘米。这3条血管呈螺旋状排列，就好像是3根绳子旋转束在一起一般。又因为是由一大两小3条血管组成，所以利用产检超声波就会发现，脐带的横切面就像是卡通明星“米奇”的头。

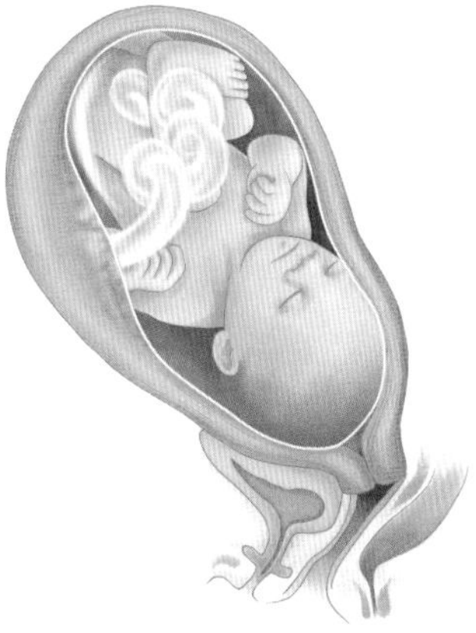

脐带是“营养传输器”，在胎宝宝的发育过程中起着至关重要的作用。

脐带的功能

如果把胎盘比作提供营养的仓库，脐带就是一条运输线。胎宝宝通过脐带和胎盘与母体连接，进行营养与代谢物质的交换。脐动脉将胎宝宝排泄的废物运送至胎盘，脐静脉将氧气和其他营养物质运送给胎宝宝。这样，通过脐带胎宝宝和母体间就完成了营养物质和代谢产物的相互交换。

脐带异常有哪些

脐带是胎宝宝赖以生存和发育的生命线，任何影响脐带发挥正常功能的因素都会危及胎宝宝的健康。

脐带过短或过长：每个胎宝宝的脐带长度都所有不同，平均长度为55厘米，超过70厘米为脐带过长，不足30厘米为脐带过短。脐带过长容易发生脐带打结、脐带绕颈等问题，导致胎宝宝缺氧；脐带过短则会因为没有弹性空间，过度拉扯而导致胎盘早剥、脐带内出血或分娩后子宫外翻。

脐带脱垂：破膜时脐带从胎头先露部位脱出，受到挤压而使血液循环受阻，导致胎宝宝缺氧，严重的会令胎宝宝窒息。这种情况多由羊水过多、胎位不正或早产引起，是一种产科急症，需要进行剖宫产。

一句话提醒

经过处理后的脐带可入药，常用来治疗虚劳羸弱、气血不足、肾虚喘咳等病症。

第195天

（第28周第6天）

学会辨识早产征兆

在孕36周以前发生的宫缩可能是假性宫缩也可能是早产宫缩，你要注意区别，先了解早产宫缩和假性宫缩在频率、强度、时间间隔和宫缩位置上的不同。

	早产宫缩	假性宫缩
收缩频率	规则	不规则
收缩强度	逐渐变强	逐渐变弱，最后自行消失
收缩间隔	越来越短，1小时内可出现4次或4次以上	自行拉长，直至消失
疼痛位置	腰、背、整个子宫	下腹部
不适感觉	休息后没有缓解	休息后改善

宫缩发生，休息30分钟~1小时后，仍没有缓解的迹象，而且符合早产宫缩的特点，频繁且规律，即使并没有疼痛感，也要尽快送医。

另外，早产还有其他一些征兆，可以结合宫缩一起判断：

1. 阴道有出血现象或者分泌物性状有变化，当分泌物变成粉红色、红色或者变黏稠、变稀薄。

2. 腹部有一种下坠感，有用力向下推的感觉。

当有以上两种情形，而又伴随着规律宫缩、后腰痛等感觉，基本可以判断要早产，马上送医院是不会有错的。

早产发现及时，通过医生的保胎措施，可以坚持到足月再生。

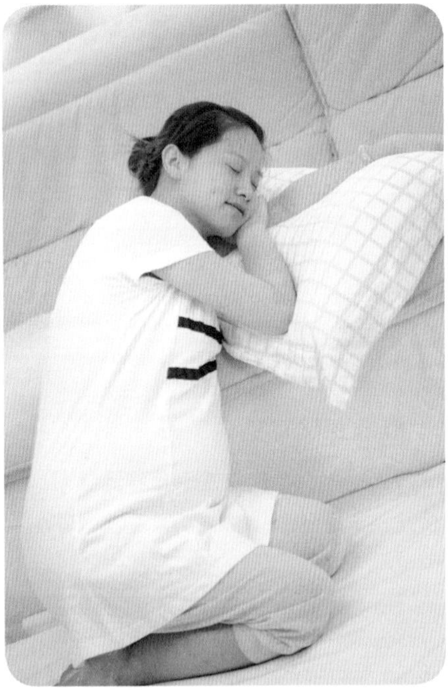

出现早产征兆时，准爸爸或者家人应该尽快将孕妈妈送医院。

一句话提醒

你在孕期要尽量少吃一些高脂肪的食物，像油炸食物、油腻的甜品，黄油、人造奶油这样的食物就不要吃了。

第196天

（第28周第7天）

预防早产的发生

怎样算早产

怀孕满28周但不足37周的分娩叫早产。早产儿的存活率相对较低，即使成活，也容易发生各种疾病，其后天的体质、智力等一般情况下都比不上足月儿。

早产常见诱因

1. 孕妈的年龄太小（小于20岁）或太大（大于35岁）。

2. 有反复流产、人工流产、流产或引产后不足1年又再次怀孕的孕妈。

3. 双胎或多胎妊娠、胎位不正、胎儿畸形、前置胎盘等。

4. 孕妈子宫异常，如子宫畸形、子宫颈松弛、子宫肌瘤等。

5 妊娠合并急性传染病或某些内、外科疾病，如风疹、急性肝炎、心脏病、妊娠糖尿病、妊娠高血压等。

6. 过度劳累、孕晚期频繁性生活、过度吸烟酗酒、严重营养不良等生活环境因素。

预防早产的好习惯

1. 及早进行产检，找出容易引发早产的危险因素，并积极进行调理。

2. 避免剧烈活动及增加腹部压力的动作，如弯腰。

3. 进行心理调节，避免紧张、焦虑、抑郁等不良的情绪。

4. 休息时，取左侧卧位，以增加胎盘血流量，减少宫缩。

5. 孕32周以后要避免性生活，以防子宫受到刺激而产生宫缩。

6. 多吃含膳食纤维丰富的蔬菜、水果等，防止便秘，避免因排便过于用力而诱发早产。

7. 少吃生冷食物、隔夜饭或外出就餐，以免肠道感染；保持阴部清洁，避免生殖系统感染。

保持好心情对预防早产也很有好处。

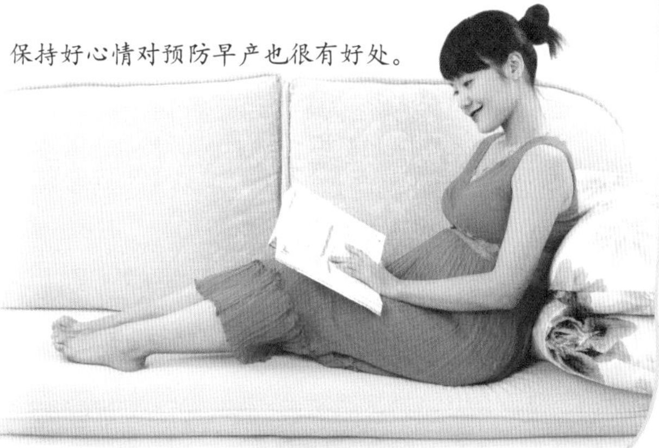

一句话提醒

如果出现下腹部反复变软变硬、阴道出血及早期破水等早产征兆时应及时就医。

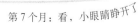

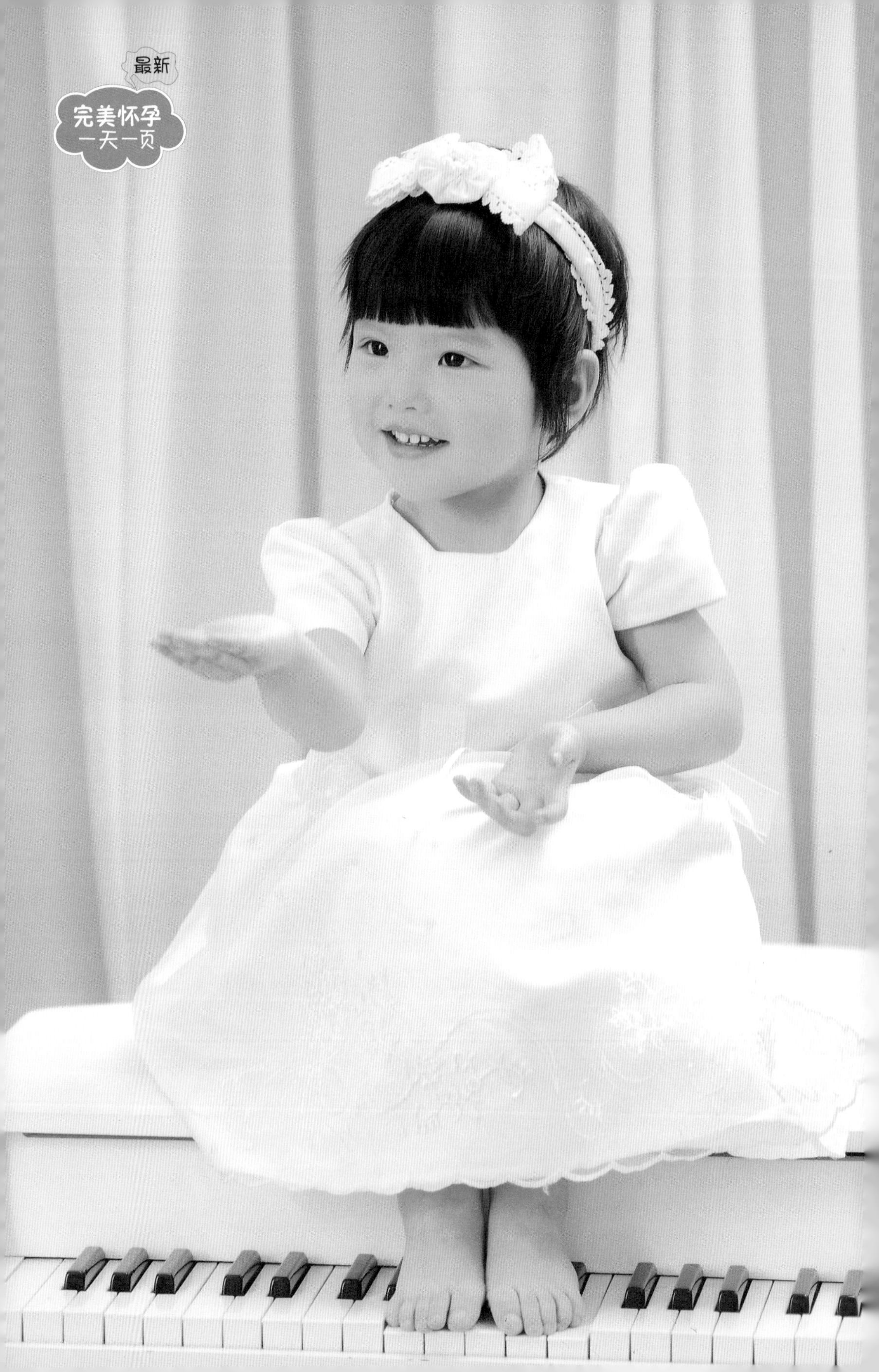

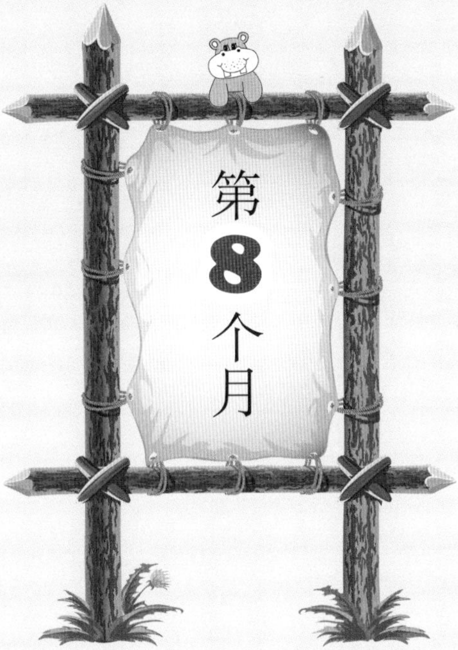

乖宝，爸爸正在亲你呢

母亲是一个伟大的字眼，母爱是一种博大的情感，我们相信，你的体内潜藏着连你自己都未曾发觉的神奇力量，那就是无私的母爱。新的人生在你成为母亲的那一刻便会开启，生命中还有更多的未知等待着你去发现。无论欢笑还是忧伤，不管鼓舞抑或叹息，肩负着抚儿养女的责任，你的羽翼会更丰满，脚步会更从容。只是，在和你的宝贝亲昵之余，别忘了抱一抱自己那用一生的操劳换来满头华发的母亲……

第197天

（第29周第1天）

小脑袋因为大脑发育在增大

◆ 看胎宝宝正在发生哪些变化

胎宝宝很乖，妈妈提供的营养他一点都没有浪费，这不，他的头臀长约26厘米，体重也有1200~1300克，小房子显得更局促了。

皮肤因为被大家取笑而羞红的“脸”逐渐变为浅红色，丑丑的皱纹也慢慢褪去，开始变得平滑起来。除了背部和肩部还保留有浓密的毛发外，其他部位的胎毛正在退化，到出生时，宝宝就变得光溜溜了。

大脑指挥官扩大了自己的“领土”，体积变得越来越大，所以胎宝宝就有了一颗大脑袋。虽然肺、胃、肾等重要器官已经各就各位，但功能还不健全，只能处理一些简单的“技术活”。尽管肺叶尚未发育完全，但如果这个时候胎宝宝等不及要出来了，在一些医疗设备的帮助下，还是可以呼吸的。即使是这样，你也要劝胎宝宝不要着急，老老实实地在小房子里再待足两个月后出来。

还在惦记胎宝宝是小王子还是小公主的问题吗？告诉你哦，如果是小王子，他的睾丸正在从腹部降下；如果是小公主，她的小阴唇正在形成。至于你肚子里的是男是女，你就自己猜猜看吧。

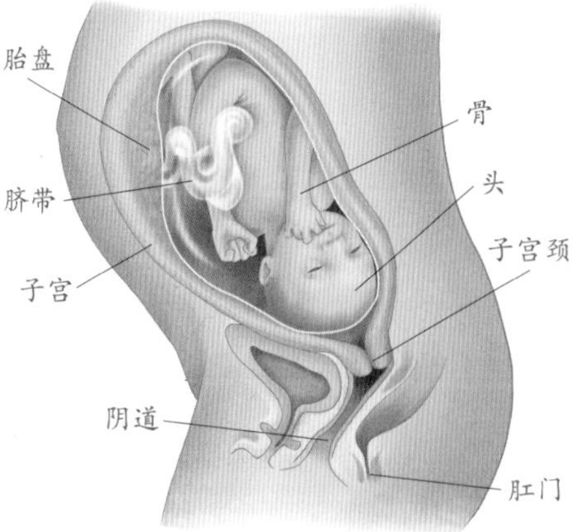

胎宝宝身上的皱纹和胎毛正在褪去，皮肤开始变得光滑。

本周要事提醒

1 关注一下你的产检单上的胎盘成熟度，这个时候胎盘成熟度1级是正常的。

2 继续密切监测胎动情况。这一时期，胎宝宝的肌肉和骨骼已经发育得比较发达了，加上身体长得还不是很大，子宫中有足够可供活动的空间，所以胎动比较明显、频繁，可以说是整个孕期胎宝宝表现得最活泼的时期。

第198天

（第29周第2天）

胸闷，呼吸变得沉重起来

孕妈胸闷的可能原因

1. 日益增大的子宫和胎宝宝压迫肺部，影响呼吸功能，导致胸闷。

2. 随着子宫的日渐增大，宫底会一步步升高，当宫底达到一定高度时，就会向上挤压心脏，影响到心脏的正常血液循环，就会出现胸闷。

3. 胎宝宝和子宫的重量压迫到腹腔主动脉，影响静脉血液回流，引起心输出量不足而致使组织供氧不足，从而引起胸闷。

胸闷的改善方法

1. **深呼吸**：胸闷多是由大脑或脏器缺氧引起的，而深呼吸可以吸入更多的新鲜空气，以供给体内各脏器充足的氧气，改善微循环和脏器的功能。这样，胸闷的情况就会得到一定的缓解。另外，深呼吸还能清洁肺部，保护呼吸道，增强免疫力。

2. **不穿紧束衣物**：过紧的衣服，尤其是内衣，会阻碍血液循环，压迫胸肺部，严重时就会导致胸闷。因此，你的衣物还是应以宽松为主，让身体处在不受束缚的自由状态。

3. **不仰卧睡觉**：仰卧时，整个子宫的重量会压迫腹主动脉和下腔静脉，使心、脑等组织器官供血不足，从而发生胸闷的症状。尤其是经过一夜的长时间睡眠后，这种情况会更严重。

4. **保持情绪稳定**：起伏不定的情绪会导致血压骤升骤降，会引起供血、供氧的不平衡，这也会导致胸闷的发生。

5. **吸氧**：缓解胸闷的比较快速的方法就是吸氧，一般医院里都会有这样的供氧设备。

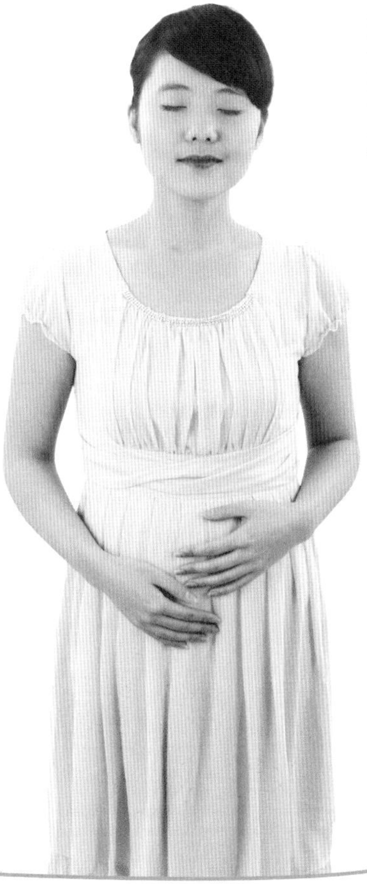

衣物要宽松，让你的身体和心灵都能不受束缚。

第199天

（第29周第3天）

孕晚期关键营养素

铁

作用：预防缺铁性贫血。

每日需求量：35毫克。

缺乏的影响：孕妈如果在此时因缺铁而贫血，会头晕、无力、心悸、疲倦，分娩时会子宫收缩无力、滞产及感染，并对出血的耐受力差，也会导致新生儿贫血。

补充方法：通过摄入含铁食物或口服铁剂（参考本书第151天内容）来补足铁元素。

锌

作用：促进组织器官生长发育。

每日需求量：16.5毫克。

缺乏的影响：免疫力低下，在分娩时子宫会收缩无力，不能有效促使胎宝宝出宫腔，延长产程，增加自然分娩难度。

补充方法：红色肉类（猪肉、牛肉、羊肉）、海产品、苹果、糙米、小米、白菜、白萝卜、茄子以及各类坚果，都是锌的良好来源。

维生素K

作用：预防出血。

每日需求量：14毫克。

缺乏的影响：孕晚期缺乏维生素K易导致早产、死胎，或引起胎宝宝出生后先天性失明、智力发育迟缓及出血疾病。

补充方法：可通过食用鱼肝油、蛋黄、奶酪、海藻、藕、菠菜、甘蓝、莴苣、花椰菜、豌豆、大豆油等来补充。

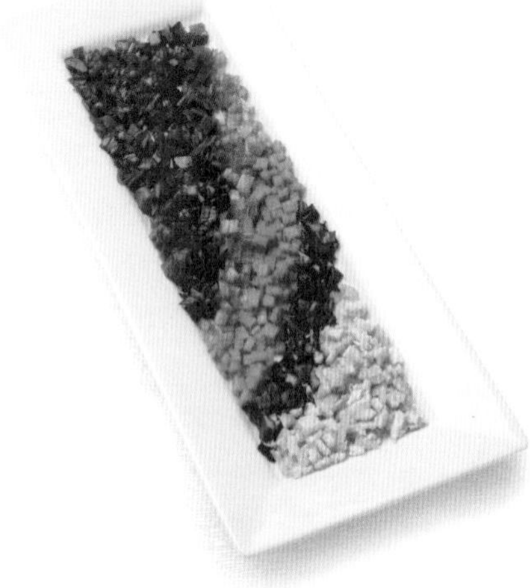

维生素B_1

作用：调节神经系统生理活动。

每日需求量：1.5毫克。

缺乏的影响：孕晚期维生素B_1摄入不足会引起孕妈呕吐、倦怠、体乏，并可导致胎宝宝出生低体重，易患神经炎，严重的还会患先天性脚气病。

补充方法：可通过食用米糠、全麦、燕麦、花生、猪肉、麦麸、牛奶以及大多数种类的蔬菜来补充。

一句话提醒

大多数维生素都是水溶性的，所以你在服用维生素制剂后要多喝水，以促进其溶解吸收。

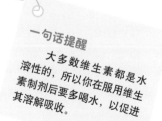

第200天
（第29周第4天）

少吃多餐，缓解胃灼热

孕晚期易发胃灼热

孕晚期，孕妈的胃部多会产生烧灼感。这是由于高浓度的孕激素使食管括约肌变得松弛，导致胃酸反流到食管下段，刺激到敏感的黏膜及痛觉感受器官而引起的。同时，增大的子宫向上将胃部顶向横膈膜，从而挤压胃部，使胃酸反流更多，加重烧灼感。

避免胃灼热，餐次分配很重要

少吃多餐是缓解胃灼热的首选方法。如果一餐吃得太多，那么胃就需要分泌更多的胃酸来消化大量的食物，同时，胃里胀满的食物又会刺激括约肌变得松弛，这样就容易引起食物和胃酸的反流。将一天需要摄入的食物分成多餐，这样你的胃里始终有食物，就能保证将多余的胃酸消化掉，减少胃酸的反流。

哪些食物会引起胃灼热

酸性水果：橘子、橙子、番茄等含酸多的食物很容易引起胃灼热。

油腻高脂食物：煎炸等油腻食物消化时所用的时间比较长，很容易引起食物和胃酸的反流。

甜食：蛋糕、巧克力、冰淇淋、糖果等食物很容易令人有饱足感，同时也需要一定时间让胃部进行调整和适应。

刺激性食物：茶、咖啡、醋、辣椒等食物容易刺激胃黏膜，同样会引起胃灼热。

缓解胃灼热的其他方法

1. 饭后半小时之内不要卧床；睡前2小时避免进食。

2. 睡觉时尽量将头部垫高，以防胃酸反流。

3. 使用药物中和胃酸，但是一定要在医生的指导下进行。

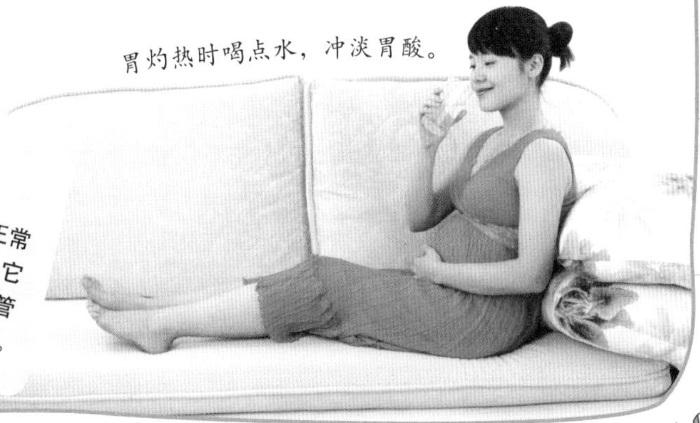

胃灼热时喝点水，冲淡胃酸。

一句话提醒

胃灼热严重到影响正常生活时要及时就医，因为它有可能引起食管狭窄、食管炎（黏膜糜烂）等并发疾病。

第201天

（第29周第5天）

测量骨盆，看看你能否顺产

◆ 骨盆影响分娩方式

自然分娩时，胎宝宝必须经过骨盆。除了由子宫、子宫颈、阴道和外阴组成的软产道外，骨盆就是产道的最重要组成部分了。因此，骨盆的大小和形态对分娩的快慢和顺利与否起着至关重要的影响作用。狭小或畸形骨盆均可引起难产，如果经骨盆分娩异常困难，则只能进行剖宫产了。

◆ 骨盆测量的指标

骨盆的大小，是以各骨之间的距离，即骨盆径线大小来表示的。目前在骨盆测量中所采用的骨盆径线值，是许多正常骨盆的平均数值。

骨盆的大小与形态都很重要。骨盆形态正常，但各条径线均小于正常径线最低值2厘米以上时，就会发生难产。即使骨盆形态轻微异常，如果各径线均大于正常低值径线，也可能经阴道顺利分娩。

◆ 骨盆测量的方式

骨盆测量时首先进行骨盆外测量，如果骨盆外测量各径线或某径线异常，在临产时应进行骨盆内测量。

★ 骨盆外测量

髂棘间径：取伸腿仰卧位，测量两髂前上棘外缘间的距离，正常值为23~26厘米。

髂脊间径：取伸腿仰卧位，测量两髂脊外缘最宽的距离，正常值为25~28厘米。

骶耻外径：取左侧卧位，右腿伸直，左腿屈曲，测量第5腰椎棘突下至耻骨联合上缘中点的距离，正常值为18~20厘米。

出口横径（骨结节间径）：取仰卧位，两腿屈曲，双手抱膝，测量两坐骨结节内缘间的距离，正常值为8~9.5厘米。

耻骨弓角度：用两拇指指尖斜着对拢，置于耻骨联合下缘，左右两拇指平放在耻骨降支上面，测量两拇指的角度，正常值为90度，小于80度为异常。

★ 骨盆内测量

对角径（骶耻内径）：耻骨联合下缘至骶岬上缘中点的距离，正常值为12.5~13厘米。

骨盆入口前后径：正常值为对角径的数值减去1.5~2厘米。

坐骨棘间径：两坐骨棘间的距离，正常值约为10厘米。

一句话提醒

剖宫产或自然分娩，医生一般会在孕36~37周时给出分娩方案。孕妈妈要尊重医生的意见。

第202天
（第29周第6天）

给宝宝讲个《当世界年纪还小的时候》的故事

当世界年纪还小的时候

当世界年纪还小的时候，我们叫它天堂。那时人类、动物、植物、山谷刚刚才到。它们互相打招呼。我叫夏娃。您呢？我叫亚当。您呢？我叫狮子。您呢？我叫枣椰树。您呢？我叫水母。您呢？我叫鳟鱼。您呢？我叫蜻蜓。

亚当问夏娃：对不起，您知道我们现在在什么地方吗？

在天堂，夏娃回答。

天堂？没听过，亚当喃喃自语。

他们两个人就在一个特大的花园里散步，他们穿过长着青苔的湿地，又经过松软的沙地。他们向四周打招呼。那是一个美丽的清晨，大象们扇动着大耳朵，玫瑰花散发着浓郁的香味。

我看，我们是这里唯一的人类，我们应该结婚，夏娃说。

结婚的意思是说，我们两个人永远在一起。但是，我们必须先相爱。事情就是这样开始的。您赞成我们相爱吗？

相爱？！没听过，亚当说。

夏娃拥抱住亚当，给了他一个长吻。过了一会儿，夏娃喘息地说：这就是相爱。亚当再一次把嘴唇挪向夏娃，夏娃继续吻着亚当。

过了很久，已经是中午了。亚当说：我赞成我们相爱，它还蛮适合我的。

当他们再次喘息时，已经是晚上了。现在，我们可以用“你”互相称呼了，夏娃建议说。

亚当回答：好啊！亲爱的夏娃。

世界就这样开始了。

——文 / 于尔克 · 舒比格，译 / 林敏雅

爱创造了世界，世界在爱里诞生。当然，当世界年纪还小的时候，他并不知道其实自己就是这样开始的。新生的宝宝也是这样，从爸爸妈妈的爱里诞生，又帮助爸爸妈妈延续了他们的爱。给宝宝轻声朗读一下这个充满了小惊喜、充满了童话色彩的小故事，再一次感受因为宝宝的到来，你们充溢身心的幸福吧。

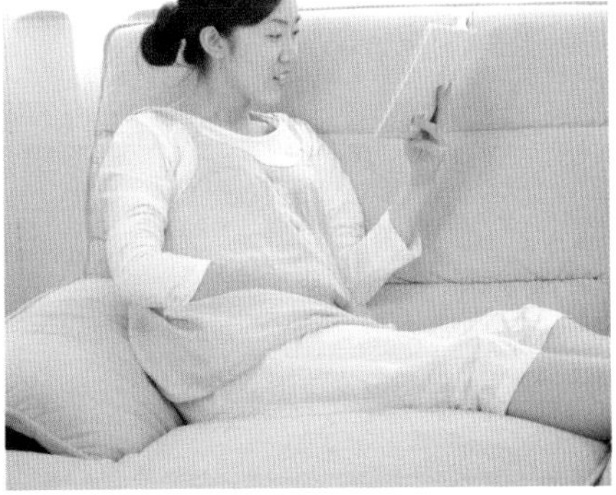

第203天

（第29周第7天）

怎样纠正乳头凹陷

孕妈妈如果有乳头过短、凹陷，对日后哺乳很不利，要么宝宝吸不到奶水，要么孕妈妈容易患上乳腺炎，不过在孕期采用适当的方法进行矫正，就可以将这些问题顺利解决，具体方法如下：

◆ 第一步：清洁

凹陷的乳头特别容易藏污纳垢，可用干净毛巾浸温开水擦洗，如果有结痂难以清洗掉，不要强行抠落，以免伤到乳头娇嫩的皮肤，可以先涂抹一些植物油，待痂皮软化后再用温水清洗即可。

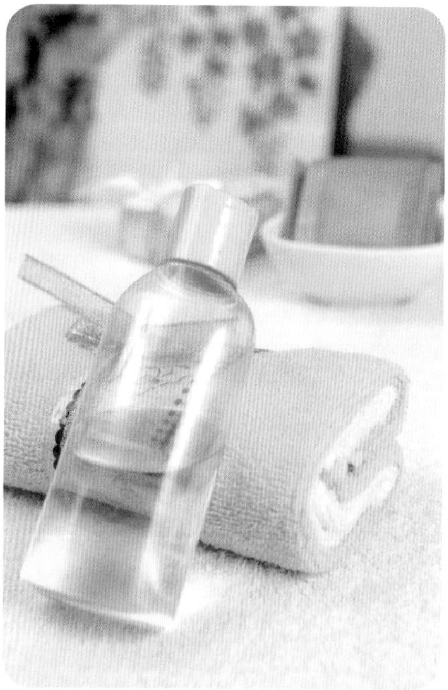

清洁乳房时，如果有结痂可以先涂抹一些植物油帮助软化。

◆ 第二步：轻拔乳头

双手洗干净，在乳晕周围轻轻推压，将乳头挤出，反复做10次后，拇指和食指相对捏住乳头，轻轻向外牵拉10下。

◆ 第三步：牵拉乳晕皮肤

乳头两侧各放一根手指，先上下然后左右，轻轻地向相反方向牵拉乳晕皮肤及其下面的组织，每天2~3次，每次牵拉5分钟左右。

◆ 第四步：通畅乳腺管

初乳开始分泌之后，每天要从乳房根部向乳晕、乳头方向推压，将初乳挤出，这样可以疏通乳腺管，预防产后乳汁郁积、乳汁分泌不足等问题。每天做一次。

一句话提醒

乳房刺激过度可引起子宫收缩，子宫敏感、宫缩频繁、有过流产史或早产史的孕妈妈矫正凹陷乳头要谨慎。即使凹陷乳头在孕期没有得到改善，也不必太在意，在产后借助哺乳垫也可以顺利实现母乳喂养。

第204天

（第30周第1天）

不再像个皱巴巴的小老头了

看胎宝宝正在发生哪些变化

胎宝宝又来汇报成绩了：头臀长约27厘米，体重约1400克。体积变得越来越大，小房子里的羊水也会有所减少，他再也不能像小时候一样在羊水中自由自在地“游泳”了。

皮下脂肪攒足了劲儿，还在继续增长，这就使得皮肤上的皱纹越来越少，逐渐变得光滑，胎宝宝已经不像个皱巴巴的小老头了。长长的睫毛忽闪着，眼睛可以开闭自如，能够看到小房子中的大概景象，还能辨认和跟踪光源。

大脑仍不满足，还在迅速拓展“疆域”，神经系统的“触手”也已经四通八达。主要内脏器官已经基本发育完毕，可以提前“出师”了，胃、肠、肾等具备了处理更复杂“技术工作”的资格，功能已经达到出生后的水平。生殖器官的动作还是慢半拍，小王子的睾丸这时正慢吞吞地“走”在从肾脏附近的腹腔到阴囊的“路上”；小公主的阴蒂已经凸现出来，等到出生前的最后几周，才会被小阴唇所覆盖。

本周要事提醒

1 此阶段是怀孕后负担加重的时期，容易出现一些并发症，尤其是有内外科疾病的孕妈，更要防范病情的加重，一定要做好定期产检。

2 产检时如果发现胎位不正，就要从本周开始纠正了（参考本书第202天内容）。

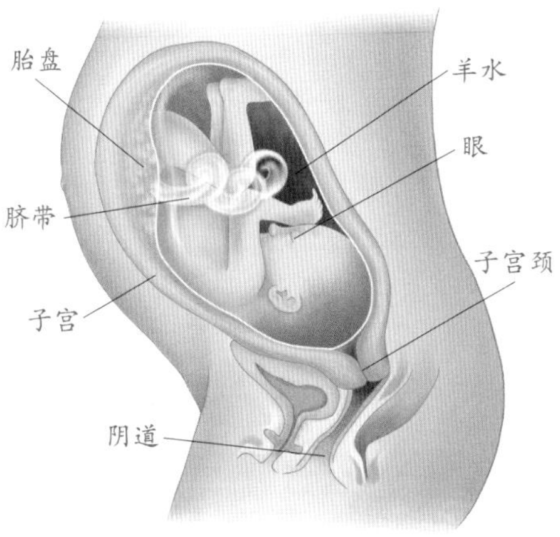

胃、肠、肾等内脏器官的功能已经达到出生后的水平。

第205天

（第30周第2天）

见招拆招解决尿频尴尬

◆ 孕早、晚期会尿频

孕早期和孕晚期，你可能常会出现尿频的现象。孕早期时，尽管子宫大小还没有发生变化，但是体内大量的孕激素会引起盆腔充血，这样就使子宫在盆腔中占据大部分的空间，并压迫紧靠在前面的膀胱而引起尿频。而到了孕晚期，胎头逐渐下降，落入盆腔中，向前压迫膀胱，使膀胱变窄，贮尿量减少而出现尿频。

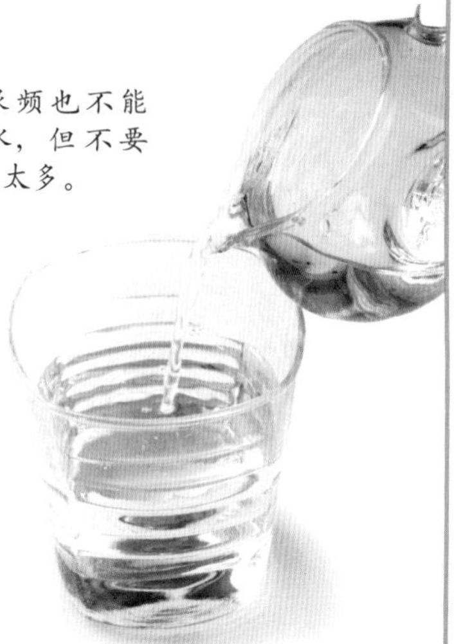

即使尿频也不能不喝水，但不要一次喝太多。

◆ 对付尿频有办法

1. 平时适量补充水分，不要一次喝过多的水，临睡前1~2小时不要喝水。

2. 少吃西瓜、冬瓜等利尿食物，但有妊娠糖尿病的孕妈除外。

3. 有了尿意要及时排尿，不要因为不好意思或工作繁忙而憋尿，否则容易造成尿潴留。

4. 多做会阴收缩锻炼，加强骨盆底肌肉的弹性和力量，能有效控制排尿，并可减少生产时产道的撕裂伤。

5. 外出时使用卫生巾或护垫，以防找不到厕所时出现尿失禁的情况。

◆ 有些尿频是疾病信号

泌尿系统感染有时也会表现为尿频，如尿路结石或有异物时就会出现尿频；膀胱内有炎症时，神经感受阈值降低，尿意中枢系统处于兴奋状态，也会发生尿频。因此，如果你的孕早期结束后还是尿频，或者尿频的同时伴有尿急、尿痛、尿液混浊，则是异常现象，应及时就医，以防炎症上行引起肾盂肾炎。

◆ 精神原因也会引起尿频

有时候尿频其实是心理原因在作祟。比如有些孕妈怀孕后精神比较紧张，整天担心这害怕那，或者听说怀孕后会尿频就特别担心，晚上睡前害怕起夜影响睡眠就不停地排尿，这反倒会使尿频现象更严重。

一句话提醒

每次排尿后要用消毒卫生纸擦干阴部，避免尿液残留引起细菌感染，还要每日用温水清洗阴部，并更换内裤。

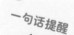

第206天

（第30周第3天）

外出时怎样护好大肚肚

坐公交、地铁要慢上慢下

在站台等公交车、地铁时，要尽量远离站台边缘，上车时不要和别人争抢，以免被挤到肚子，等其他人都上完了再把着车门的扶手慢慢地上车。上车后请售票员帮忙找座位或直接请别人让座。如果没有座位时，尽量往车厢后部走，那里人一般相对较少，不会那么拥挤。站立时一手把住车厢内的扶手，一手护好肚子。下车时，等车停稳后再扶着车门慢慢走下去。地铁内人多，空气流通也不太好，建议孕妈少坐。

逛街时要躲车躲人

逛街时最好有人陪伴，可以是老公，也可以是朋友，总之尽量不要自己一个人单独外出。走在路上时注意用手护住肚子，或者在胸前挎一个包，用来挡住肚子，并时刻留心周围过往的人，万一有人不小心撞过来，你可以及时躲闪。过马路时千万不要和汽车抢行，一定要等绿灯亮了，两边的车全停下之后再起步前行。如果是很多人一起过马路，不要和他们挤，盯准一个人，跟在他（她）的侧后方，换句话说，就是让他（她）为你“作掩护”。

让人注意到你是个孕妇

别人只有在注意到你是个孕妇，而且是个怀孕时间已经不短的孕妇时，他们在经过你身边时才会留心不要撞到你，或者提供方便给你。以下两种方法可以让你更像孕妇：

1. 穿着特征明显的孕妇装，宽松肥大的版型会把你的腹部衬得更凸出。

2. 走路或站立时用手顶住后腰部，并用力向前托，使腹部更加前挺凸出。

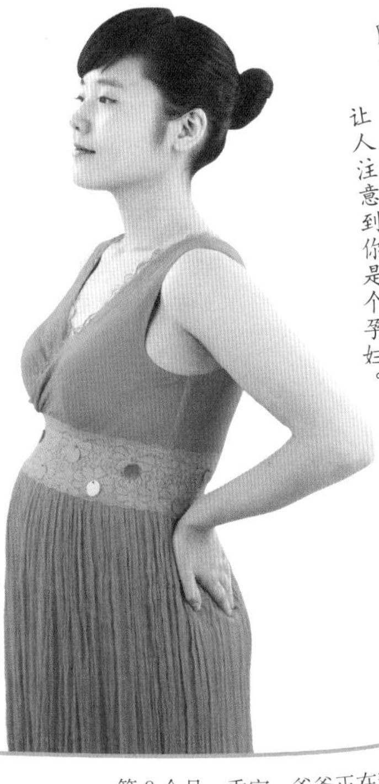

用手顶住后腰部，使腹部更加前挺凸出，让人注意到你是个孕妇。

一句话提醒

你如果要外出，尽量避开出行高峰期。在上午10时和下午3时左右出行，车上的人就不会太多。

1个月 第1周 第2周 第3周 第4周
2个月 第5周 第6周 第7周 第8周
3个月 第9周 第10周 第11周 第12周
4个月 第13周 第14周 第15周 第16周
5个月 第17周 第18周 第19周 第20周
6个月 第21周 第22周 第23周 第24周
7个月 第25周 第26周 第27周 第28周
8个月 第29周 第30周 第31周 第32周
9个月 第33周 第34周 第35周 第36周
10个月 第37周 第38周 第39周 第40周

第207天

（第30周第4天）

准爸须知：发现产前抑郁症的苗头

◆ 警惕产前焦虑来袭

进入孕晚期，你除了要承受身体上越来越多的不便外，还要经历一次严峻的心理考验，因为这时你很容易产生焦虑情绪，甚至患上产前抑郁症。产前焦虑会给你和胎宝宝带来直接的影响，严重焦虑常伴有恶性妊娠呕吐，并可导致早产、产程延长、新生儿窒息、围产期并发症等状况。焦虑还会使你的肾上腺素分泌旺盛，导致代谢性酸中毒，引起胎宝宝宫内缺氧，或引起自主神经紊乱，造成产时宫缩无力、难产或滞产。

◆ 孕妈焦虑的表现

1. 睡眠差：夜里睡不好、睡不深、夜尿频多、多梦且非常在意梦的内容。白天没精神，晚上睡眠差，越睡不好越焦虑，越焦虑越睡不好，形成一种恶性循环。

2. 特殊嗜好：你可能会突然对某件事非常感兴趣，如变得无比热爱购物，有用的没用的买回来一大堆，而且乐此不疲。这也是人体对焦虑情绪的一种调节保护机制。

3. 无法独处：感情变得脆弱，依赖性强，特别黏人，时刻需要准爸或其他人的陪伴，无法忍受独处。自己一个人待着时，就会不停地打电话，或用上网聊天等方式和别人保持密切联系，只有这样才会觉得安全。

◆ 找找孕妈焦虑的原因

1. 内分泌的变化引起情绪的不稳定。

2. 担心胎宝宝畸形或患有某些疾病而产检未能检查出来。

3. 害怕自己承受不了分娩的痛苦或分娩时发生意外。

4. 担心宝宝出生后，自己的职业受到影响或家庭经济压力增大。

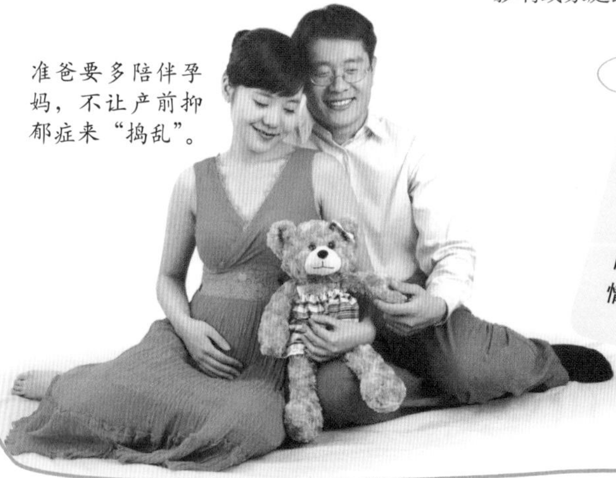

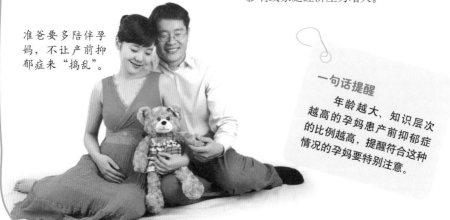

准爸要多陪伴孕妈，不让产前抑郁症来“捣乱”。

一句话提醒

年龄越大、知识层次越高的孕妈患产前抑郁症的比例越高，提醒符合这种情况的孕妈要特别注意。

第208天

（第30周第5天）

产前抑郁症，请走开

耐心聆听孕妈的倾诉

孕妈的依赖性增强，希望引起他人的重视，寻求保护，所以可能会喋喋不休，这是宣泄不良情绪的直接而合理的方式。这时准爸要理解孕妈情绪上的波动，耐心倾听孕妈的诉说，给她精神上的鼓励和安慰。

纠正对生产的误解

孕妈不要过多受电视、报刊、网络等关于分娩困难的报道的影响，多学习一些分娩的原理及有关的科学知识，并相信生育是女性与生俱来的能力，生产也是正常的生理现象，自己一定能够顺利完成。即使存在胎位不正、骨盆狭窄等问题，现代医疗技术也能采取剖宫产将宝宝顺利取出，最大限度地保证母婴安全。

做好分娩准备

为分娩做好各种准备，包括健康检查、心理上的准备和物质上的准备。准备的过程会让你忙碌起来，觉得一切都会自然而然地发生，这在一定程度上也可以减少焦虑情绪的产生。

转移注意力

孕晚期孕妈适当做一些有利于健康的活动，以此来转移注意力，能够避免出现抑郁情绪。如，唱歌、绘画、编织、散步或与亲朋好友聊聊天，不要整日闭门在家，什么都不做，躺在床上胡思乱想，将精力浪费在对各种莫名的问题的无谓担忧上。

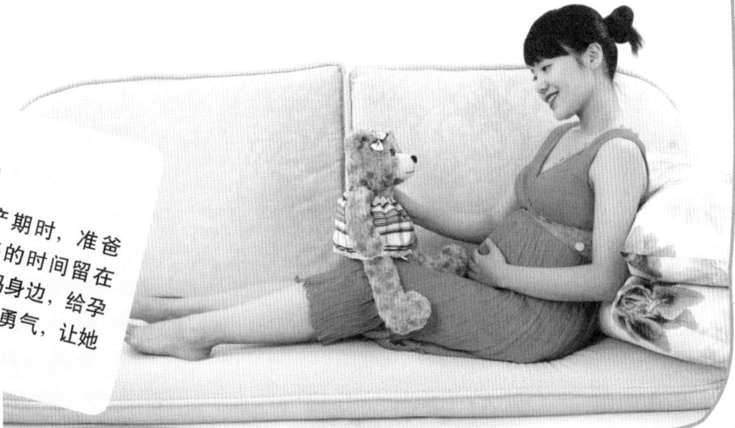

一句话提醒

临近预产期时，准爸应该抽出更多的时间留在家中，陪在孕妈身边，给孕妈更多的信心与勇气，让她的心有所依靠。

第209天

（第30周第6天）

放松身心·之旅——冥想胎教

◆ 静坐，冥想的开始

穿着宽松舒适的衣物，排空膀胱，选择一间干净、明亮且无异味的房间，盘腿或取“万字”坐姿坐在软垫上。腰、背挺直，闭上眼睛，暂时放下内心的困惑，摒除一切杂念，深呼吸，意识保持在清醒与模糊之间，静心聆听自己内心的声音。

◆ 冥想，走入自己的内心

随着平稳的呼吸，你展开想象：你身着洁白的蕾丝纱裙，头戴各色鲜花编织成的花环，腰间鲜红的丝带随风飞舞。阳光很暖，你笑着、跳着，不知不觉就来到了一片静谧的丛林中，满眼都是青翠欲滴的绿。小溪蜿蜒着从你的脚下潺潺淌过，偶尔伴着几声清脆的鸟鸣。空气湿湿的、甜甜的，你的每个毛孔都张开了，大口地呼吸着。枝叶婆娑，树影斑驳，一群色彩斑斓的蝴蝶簇拥着你的宝宝从密林深处向你飞来，宝宝的周身都散发着金光，像坠落凡间的天使，那么纯洁、安详。你轻轻地将他揽入怀中，仔细端详着他的脸，长长的睫毛、大大的眼睛、浅浅的酒窝……他朝你甜甜地笑着，你感觉自己的身体越来越轻，飞起来了，飞起来了……

◆ 想象不拘一格

冥想就是要你打破禁锢的思想，充分发挥想象力。冥想的内容也不固定，你可以为自己设置不同的场景，把自己想象成某段童话的主人公，或想象宝宝出生后一家三口其乐融融的甜蜜生活，只要能让自己放松、平和就行。

一句话提醒

如果杂念太多，思想不能集中，那就不要勉强自己，换个时间或地点再去做。

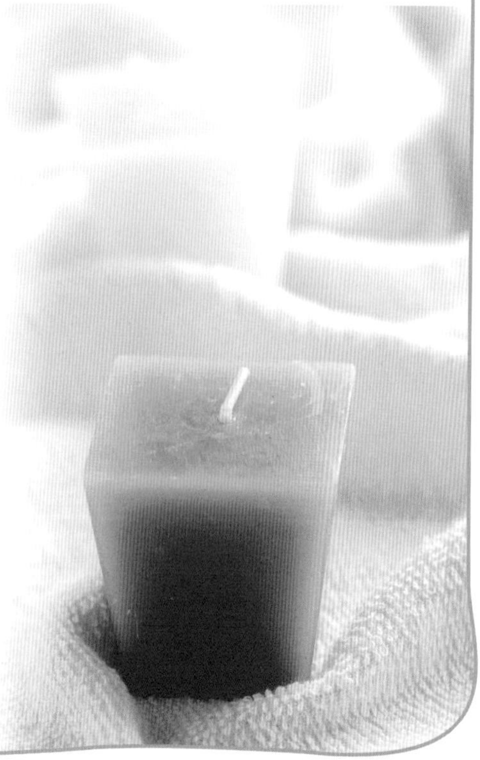

第210天

（第30周第7天）

孕妈妈咳嗽可以食疗

孕妈妈如果感冒了，咳个不停，每一次咳嗽都会格外担心胎宝宝的安全，咳得太多或太过激烈，可以使腹压增加，甚至会导致早产。咳嗽一定要治疗，但很多医生因为担心影响胎宝宝，所以用药不太积极，见效也不快，孕妈妈可以采用食疗的方法，既安全又有效。

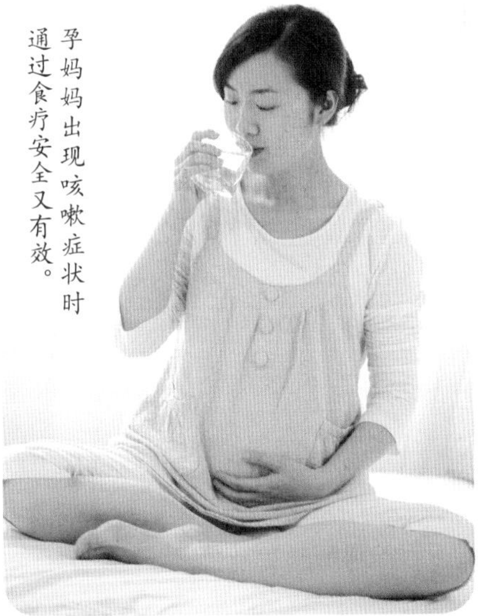

孕妈妈出现咳嗽症状时通过食疗安全又有效。

冰糖炖梨

将新鲜的梨去皮、去核，放入锅中，加适量冰糖，隔水蒸软食用，可润肺止咳。

烘烤橘子

在橘子底部挖一个洞，塞入一些盐，用铝箔纸包好放入烤箱中烤15~20分钟，去皮趁热吃或者把橘皮晒干，加水煮茶，对治疗咳嗽有奇效。

川贝炖梨

将新鲜的梨去皮去核，加川贝粉2钱，放入锅中隔水蒸软，趁热食用。

白萝卜饴

将白萝卜切成1厘米大小的方丁，放入干净、干燥、带盖子的容器中，加满蜂蜜，盖紧盖子，腌渍3天后放入冰箱保存，每次食用时舀出少许加温开水饮用。如果没时间腌渍，可将白萝卜磨碎，加1/3量的蜂蜜拌匀，再加温开水饮用，止咳效果也很好。

糖煮金橘

将金橘洗净，每个金橘用牙签戳2~3个洞，加水淹没煮沸后，加入冰糖，继续煮至软烂，趁热食用。没喝完的，放入冰箱保存，每次食用取一些加温水即可。

一句话提醒

孕妈妈可选择自己喜欢吃的和方便获得的食材做食疗，在食疗的同时要注意不吃糖果、饼干等甜食，也不吃冰冷的、干的、易上火的食物，这些都不利于咳嗽痊愈。

第211天

（第31周第1天）

胎动幅度在减小

◆ 看胎宝宝正在发生哪些变化

现在胎宝宝头臀长大概有28厘米了，体重约1600克。在接下来的两个月中，身长增长会减慢，而体重会迅速增加，他又将经历一个发育高峰，你要做好准备来迎接他的变化哦。

身体和四肢兄弟继续努力“拔高”，直到和头部比例相当。手指甲已经长到了手指的顶端，马上就能成为手指妹妹的“护花使者”了。皮下脂肪更加饱满，皮肤上的皱纹减少了，胎宝宝看起来更像一个可爱的婴儿了。

各个器官继续完善着自己。胃肠接近成熟，正在做着分泌消化液“课前”预习。肺每天勤奋地锻炼着“身体”，并且从来没有放弃过对呼吸能力的练习。胎宝宝喝进去的羊水，经过膀胱又排泄到羊水中，为出生后的小便功能进行“彩排”。不用担心，羊水有自我置换功能，胎宝宝的小房子不会受到污染。

随着胎宝宝的身体一天天地长大，小房子越来越拥挤了，胎宝宝的活动受到限制，胎动幅度也越来越小了。

本周要事提醒

1 受孕激素的影响，你的骨盆、关节、韧带均会出现松弛，典型的表现就是耻骨联合疼痛。冰敷耻骨区或睡觉时放置枕头于两腿间，能够在一定程度上缓解疼痛。

2 每周1次用皮尺围绕脐部水平一圈测量腹围。孕34周后腹围增长速度减慢，如果腹围增长过快，应警惕羊水过多。记得每次测量时需平躺，这样才能与医生测量的值对应起来。

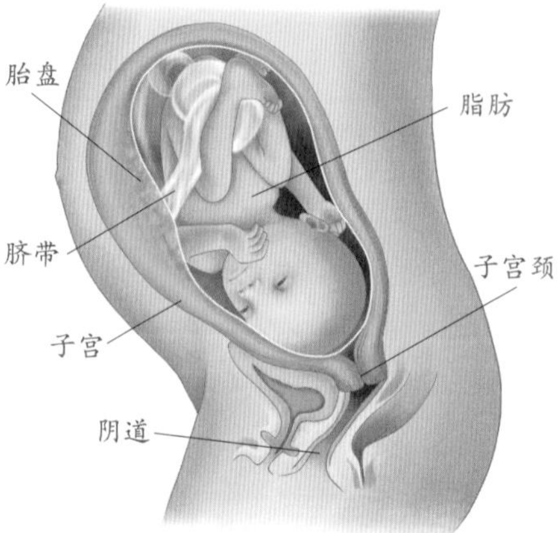

胎宝宝喝进去的羊水，经过膀胱又排泄到羊水中，为出生后的小便功能进行“彩排”。

第212天

(第31周第2天)

有些运动不能再做了

孕晚期运动宜缓

临近产期，此时的运动应以缓慢为原则，建议选择舒展运动，加强盆底肌肉训练，同时加强腿部、手臂等肌肉训练，为分娩做好体能和肌肉训练。如散散步、做孕妇体操等，动作要慢，时间也不宜过长，避免剧烈运动导致胎宝宝早产。

再急也不要跑步

跑步属于激烈运动，震动性较大，剧烈的颠簸是早产的致命因素。所以这时候你千万不能再跑步了，无论是在平地上还是在跑步机上。即使在有些紧急情况下，比如赶公车，也不能像孕前那样争先恐后了，要时时刻刻为腹中的胎宝宝着想。

攀高不适合孕妈

一定要避免爬上爬下的运动，比如踩着凳子从高处拿东西或晾晒衣物，一是容易摔倒，二是腰腹部受到拉扯容易伤及腹中的胎宝宝。另外，爬楼梯也属于攀高运动，所以你在上下楼时也要特别小心。至于爬山等运动，你就想也不要再想了。

需要瞬间爆发力的运动依然要拒绝

羽毛球、网球、乒乓球等运动都属于瞬间爆发力极大的运动，突然用力会引起胎动不安，严重的会导致流产。此外，像骑车、滑雪等需要用到腰腹力量的运动，也不适合你做。

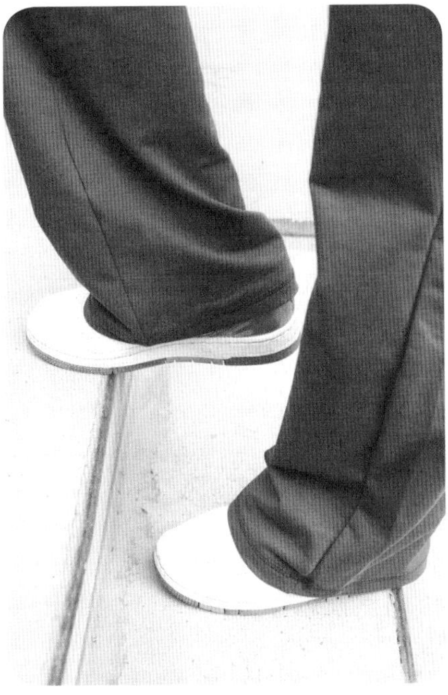

爬楼梯时要特别小心，
每一步都要踏实，宁慢不快。

一句话提醒

有些小区有专门的健身区域，里面的体育设施不是专门针对孕妇设计的，而且多为铁制器材，容易磕碰到，所以孕妈要谨慎使用。

第213天

（第31周第3天）

孕晚期可以做什么运动

孕妈妈在孕晚期应坚持适当运动，这对顺利分娩和身体健康都有好处，不过鉴于孕晚期身体不便，运动强度和动作幅度都不能太大，因此要选择一些适合孕晚期的运动方式。

◆ 适合孕晚期孕妈妈的运动

体操、孕期瑜伽、棋类是此时最适合的运动项目。

体操可以选一些简单的伸展运动，比如坐在垫子上屈伸双腿，平躺下来轻轻扭动骨盆等简单动作。这些动作虽小，但是作用显著，可以加强骨盆关节和腰部肌肉的柔软性，既能松弛骨盆和腰部关节，还可以使产道出口肌肉柔软，同时还能锻炼下腹部肌肉，有利于顺产。

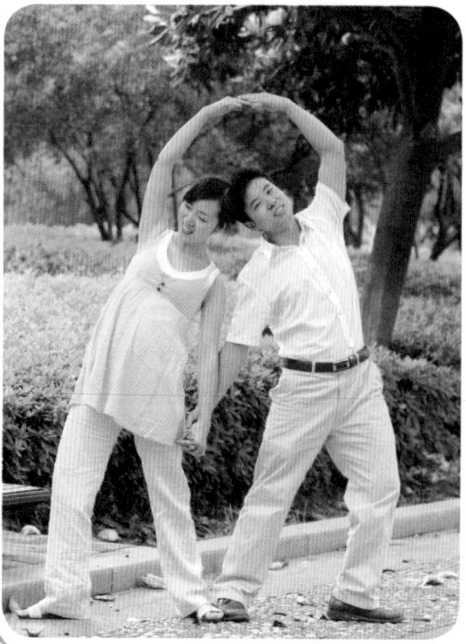

做运动时，一旦出现不良反应要及时休息。

孕期瑜伽可不是要去挑战高难度的动作，最主要的是进行呼吸吐纳的练习，这对分娩时调整呼吸很有帮助。

棋类活动身体是静止的，可是思维是非常活跃的，既能锻炼大脑思维，又能够起到安定心神的作用。

◆ 留心运动后的不良反应

孕晚期，孕妈妈的身体重心改变了，体重增加了，也更容易觉得累了，在运动或略微劳动后，可能会出现更多以前没有过的反应，这与孕晚期子宫增大，器官受荷过重等有很大关系。因此，孕妈妈在运动或做其他需要体力的活动时，要随时关注自己身体的反应，一旦出现不良反应，应注意休息，千万不要勉强自己，孕妈妈需要注意的不良反应有恶心、头晕、体温突然变化、心跳过快、阴道出血、视觉模糊、胸腹部反复出现的尖锐疼痛等，孕妈妈不可掉以轻心，出现这些不适时，一定要暂停运动并休息。

一句话提醒

孕妈妈肚子逐渐突出，身体的重心向前移，背部及腰部的肌肉常处在紧张的状态，这时进行运动的目的就是舒展和活动筋骨，一定要注意安全，本着对分娩有利的原则，千万不能过于疲劳。

第214天

（第31周第4天）

学会数胎动，监测宝宝健康

◆ 胎动多少算正常

一般情况下，明显胎动平均1小时不少于3~5次，也有的12小时多达100次以上，有的则只有30~40次。只要胎动有规律、有节奏且变化不大，就说明胎宝宝发育是正常的。

◆ 胎动计数法

胎宝宝持续不断地动算作一次胎动，如果中间有停顿且间隔时间超过2~3分钟，则算作另外一次。

每天选取早、中、晚3个固定的时间，各数1个小时的胎动，3个小时胎动的次数相加乘以4，即为12小时的胎动次数，将结果记录在表格上。

◆ 胎动异常怎么办

胎动情况	原因	对策
突然减少	孕妈发热，胎盘血液供应不足	多喝水，多吃新鲜蔬菜水果；少去人多、空气污浊的地方；保持室内空气流通，注意休息，避免感冒
突然加快	孕妈受到严重外力撞击	减少大运动量的活动；少去人多拥挤的地方，以免被撞到
突然加剧后又很快停止	孕妈有高血压或胎宝宝脐带绕颈、打结引起缺氧	高血压孕妈要定期去医院做检查；放松心情，避免紧张；感觉不良时及时就诊

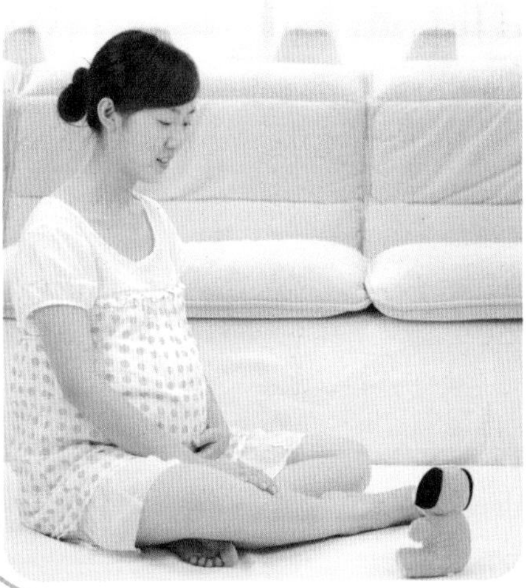

准妈妈学会数胎动并坚持记录对宝宝很有好处。

一句话提醒

数胎动是判断胎宝宝安全与否的一种非常简便而直观的手段。胎动正常就表示胎盘功能良好，输送给胎宝宝的氧气充足，胎宝宝在子宫内愉快地生活着。因此从30周开始你要学会数胎动并每天坚持记录。

第215天

（第31周第5天）

准备护垫，避免漏尿尴尬

◆ 孕期漏尿怎么回事

怀孕期间，你在咳嗽、大笑时会发生漏尿现象，这叫做压力性尿失禁，是一种很常见的现象，约有40%的孕妈会有这样的烦恼。

怀孕后，体内分泌的各种激素会使你的骨盆底组织和肌肉拉伸，从而导致控制膀胱排尿的括约肌变得薄弱。当你大笑、咳嗽、打喷嚏时，腹腔内和膀胱周围的压力增大，而这种压力又会挤压你的膀胱。通常情况下，你的骨盆底肌肉会帮助膀胱底闭合，以阻止尿液外流。但如果这部分肌肉很疲软，你就很有可能会控制不住漏尿了。

◆ 漏尿尴尬，护垫帮忙

为了避免漏尿的尴尬情况出现，建议你平时随身携带一些卫生护垫，尤其是在夏季，衣着单薄，使用护垫来为漏尿做补救措施就更有必要了。护垫应该选择柔软透气的棉柔表层，以减小对敏感的阴部皮肤的刺激。同时还要经常更换护垫，漏尿之后潮湿的阴部环境容易滋生细菌。护垫只在容易出现漏尿的情况下使用，如果你预计不会发生漏尿，就不要用了。

◆ 锻炼骨盆底肌肉防漏尿

有规律地进行骨盆底肌肉的锻炼，有助于避免出现孕期及产后漏尿。如果你已经出现漏尿现象，则须多做骨盆底肌肉练习，具体方法我们在前文中已经讲过（参考本书第143天内容）。另外，平时多做收缩肛门的动作，也可以加强骨盆底肌肉的力量。

一句话提醒

如果你定期做了几周骨盆底肌肉练习后，发现仍有漏尿现象，就要向医生咨询，看是否是其他疾病引起的。

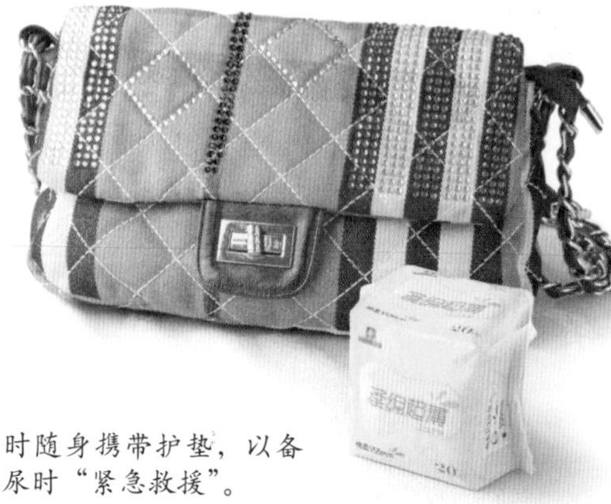

平时随身携带护垫，以备漏尿时“紧急救援”。

第216天

（第31周第6天）

提前布置一间可爱的婴儿房

安全性摆第一

刚出生的宝宝对子宫外的环境还不适应，抵抗力较弱，因此房间里的家居和墙漆要采用环保材料，以免宝宝受到有毒气体的伤害。房间的装修粉刷工作要在宝宝出生前几个月就做好，这样有毒气体才有充足的时间挥发。另外，婴儿床周围及上方不要摆放过多的杂物，防止碰落砸伤宝宝。

兼顾舒适性

最好选择朝南的房间作为婴儿房，这样一天之中就能接受相对充足的阳光照射。室内要经常通风，保持空气新鲜。室温要保持在16~24℃之间，同时空气不能太干燥，一般保持在40%~70%。可在宝宝的床头挂一个温湿度计，以便随时观察温度的变化，适时增减宝宝的衣物及被褥。婴儿床不要放在窗边，以免宝宝受风感冒以及阳光直射宝宝的眼睛。

整体颜色宜柔和

婴儿房的整体颜色宜选用淡雅、柔和又不失活泼的暖色调，如粉色、黄色、橘色、淡绿等，尤其是淡蓝色，对宝宝的中枢神经系统有良好的镇定作用。不要大面积使用容易产生压抑感的冷色调，还要注意墙壁、天花板、窗帘等色调的统一。总之色彩要丰富、温暖、明快，有利于促进宝宝的视力发育。另外，灯光也不宜过强，光线柔和才不会刺激宝宝的眼睛。

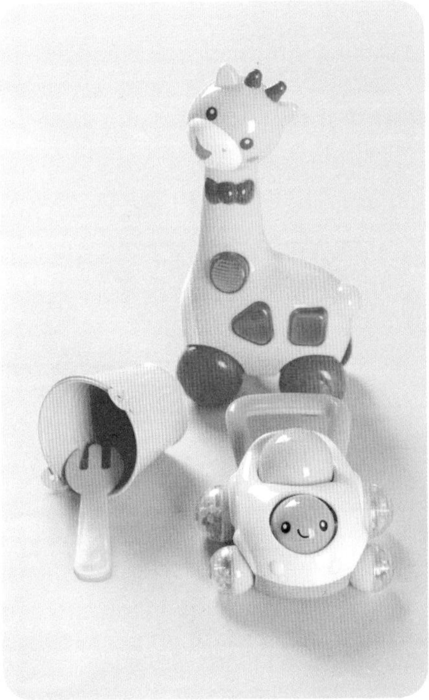

玩具是新生宝宝房间不可缺少的。

玩具必不可少

新生宝宝的视力范围只有25厘米左右，太远的东西他是看不清的，所以玩具放得不要离宝宝太远。最好选购那种挂在床头，可以转动，色块很大而鲜艳的玩具，因为宝宝喜欢用眼睛搜寻目标，一旦发现目标就会盯住不放，如果目光总是停留在一处，容易形成“斗鸡眼”，而他的眼睛随着玩具转动时，就不会发生这种情况。

第217天

（第31周第7天）

控制热量摄入，避免生出巨大儿

一般新生儿正常体重为3~3.5千克，若超过4千克则为巨大儿。

◆ 巨大儿有什么危害

巨大儿会使得孕妈妈难产、增加产后出血的发生率，对于新生的宝宝而言，容易发生低血糖、红细胞增多等并发症，日后糖尿病、高血压、高血脂等疾病的患病率也会增加。

对于巨大儿的控制，关键在于将营养和热量控制在合理范围。

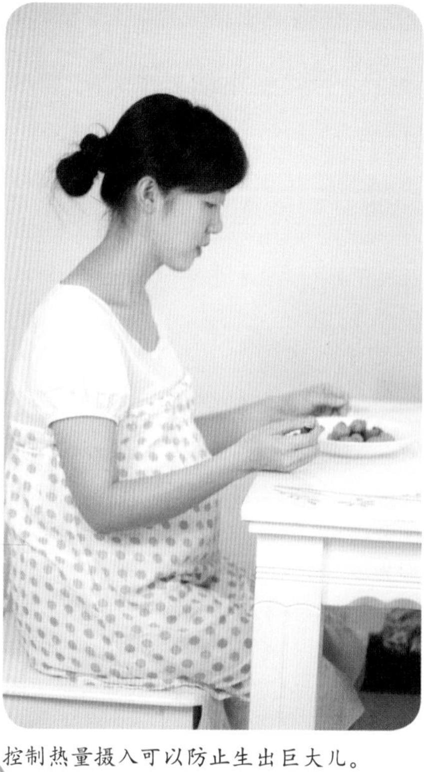

控制热量摄入可以防止生出巨大儿。

◆ 合理饮食

孕晚期处于胎儿骨骼发育、皮下脂肪贮积、体重增加的阶段，孕妈妈除摄取适当的碳水化合物、蛋白质类食物外，还可适当增加脂肪性食物。膳食品种要多样化，尽可能食用天然的食品，少食高盐、高糖及刺激性食物，注意不要过多吃高糖的水果。

此外，还需多食肝、骨头汤和海带、紫菜、虾皮及鱼等海产品，从中摄入一些钙、铁、磷等微量元素。每天最好喝600毫升的牛奶，补充优质蛋白质和钙，鸡蛋一天最好别超过2个。

◆ 适度参加活动

孕妈妈不要整天坐着或躺着，要适度参加活动，同时适当补充营养，减少高热量、高脂肪、高糖分食品的摄入，保持自身体重和胎儿体重的匀速增长。

一句话提醒

食欲过旺的孕妈妈可适当选择黄瓜和番茄满足自己的食欲，既饱肚子，又补充水分和维生素，还可帮助腹中胎儿减肥，保持正常出生体重。

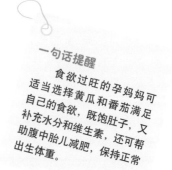

第218天

（第32周第1天）

宝宝转变成头朝下的体位了

◆ 看胎宝宝正在发生哪些变化

胎宝宝又有新情况了：头臀长约29厘米，体重约1800克。看着胎宝宝每天不断地给你惊喜，是不是觉得很欣慰呢?

现在的胎宝宝与刚出生的婴儿已经很相似了，但身体仍需要长胖些。他的手指甲和脚趾甲已经站好了岗，甘心做忠诚的卫士。有些胎宝宝已经长了满头的头发，有些只长出了淡淡的绒毛，但这并不能决定他出生后的发质如何。

内脏器官在这一场发育竞赛中显然占领了先机，基本上已经发育完毕，只等着主人出生后的全面大“开工”。小王子的睾丸可能已经从腹腔“走”到了阴囊中，但是如果“晚熟”的话，可能会在出生当天才进入阴囊；小公主的大阴唇明显地隆起，左右紧贴，这说明胎宝宝的生殖器发育也马上要到达“终点”了。

此时你会发现，胎宝宝好像变“懒”了，活动次数明显比原来少了，动作强度也减弱了，再也不会像原来那样在你的肚子里“翻筋斗”了。现在胎宝宝改变自己的体位，在小房子里做起了“倒立”，这是在为顺利出生做准备。

本周要事提醒

1 本周的产检仍然是例行的检查项目，重点还是要继续观察水肿情况，还会根据你的情况复查血糖、胆汁酸等。

2 稳定情绪，预防早产。此时进入孕晚期的关键时刻，有许多不稳定因素，如果不注意的话有可能会早产，所以调整情绪很重要。

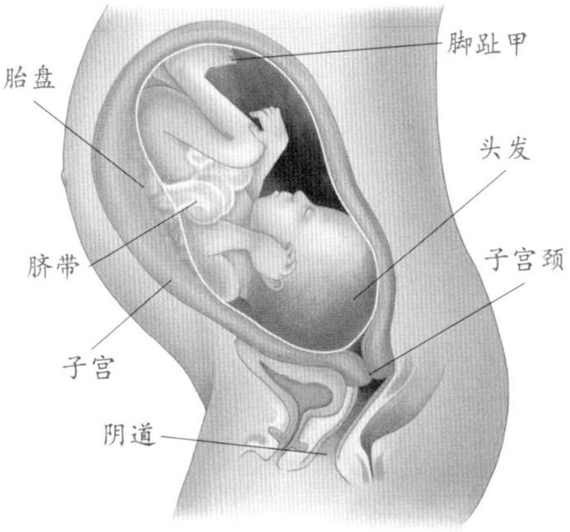

现在胎宝宝变成了头朝下的体位，为顺利出生做准备。

1个月
第1周
第2周
第3周
第4周
2个月
第5周
第6周
第7周
第8周
3个月
第9周
第10周
第11周
第12周
4个月
第13周
第14周
第15周
第16周
5个月
第17周
第18周
第19周
第20周
6个月
第21周
第22周
第23周
第24周
7个月
第25周
第26周
第27周
第28周
8个月
第29周
第30周
第31周
▶第32周
9个月
第33周
第34周
第35周
第36周
10个月
第37周
第38周
第39周
第40周

第219天

（第32周第2天）

适合大肚孕妈的趣味DIY

◆ 插花——装点美好家居

鲜花不仅可以怡情养性，还可以装点家居，为居室平添一抹生动的亮色。如果是你亲手制作的插花，那意义更是非同寻常了。其实不仅是鲜花，就连蔬菜和水果也可以作为你插花的材料呢。只要肯发挥想象力，你就是艺术家。而且，你亲自动手插花，实际上也是一种隐性胎教。你平和、宁谧的心绪在插花的过程中可以传递给腹中的胎宝宝，让他从小就懂得热爱生活，善于发现生命之美。

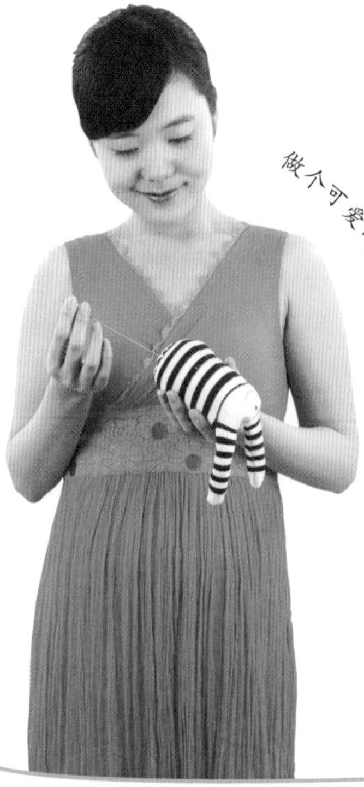

做个可爱的布偶送给宝宝做见面礼。

◆ 描画——回味童年的快乐

描画是许多孕妈儿时最爱的游戏，看着一张只画有黑色线条的白纸一点一点地被涂上各种颜色，觉得好兴奋，仿佛画上主人公也在一瞬间活了起来。你是不是很向往这种感觉呢？现在，只要一把彩色铅笔，你就可以再次回味童年的快乐了，赶快动手吧！

◆ 布偶——送给宝宝的见面礼

憨憨的维尼熊、可爱乖巧的小狗、眯着小眼的流氓兔……这些女孩子和小孩子都喜爱的布艺玩具不仅只有在玩具店里才能买到，你自己也可以试着做出来哦。赶快找找家里你准备当作垃圾处理掉的碎布片、旧毛巾，这些东西在你制作玩具时都可以用得上。从网上或书中找来教程开始学习吧，你不仅可以体会到创造的乐趣，而且还能省下不少钱呢。等宝宝出生后，将这些你亲手制作的小玩具送给他，是不是很特别呢？

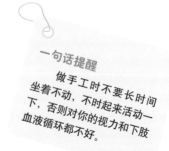

一句话提醒

做手工时不要长时间坐着不动，不时起来活动一下，否则对你的视力和下肢血液循环都不好。

第220天

（第32周第3天）

准爸支招：给孕妈穿鞋袜、剪脚趾甲

肚子大到看不到脚了

怀孕接近9个月，这一时期可谓是早期孕吐之后的又一妊娠反应强烈期，各种不适接踵而至。心、肺、胃、肠、膀胱等内脏器官受到增大的子宫的压迫，导致呼吸困难、食欲不振、胃灼热以及便秘等并发症状。而且，你的腰部及关节会出现酸痛，水肿和静脉曲张也会更加明显。子宫已经变得像一个西瓜般大小了，肚子也更加凸出，以至于你低头时竟然连自己的脚都看不到了。

为孕妈穿鞋袜，做贴心准爸

子宫、胎盘、羊水以及胎宝宝的重量加起来，几乎占到了你增长的体重的1/3，使你的身体变得异常笨拙，以至平时看起来不值一提的小事对你来说都变得困难了，比如穿鞋袜。准爸千万不要取笑孕妈，因为大肚子，她不能顺利地弯腰、侧身，穿鞋袜等小事自然也变得力不从心。这时准爸要自告奋勇、奉献爱心，肩负起每天为孕妈穿脱鞋袜的工作。注意袜口不要太紧束，否则会阻碍孕妈腿部的血液循环，加重水肿和静脉曲张。

剪脚趾甲也要准爸代劳

剪脚趾甲对此时的你来说，更是一件不可能完成的事情了。准爸要主动承担这一任务，并在修剪的过程中不时询问孕妈的感受，以免不小心剪到肉，弄疼孕妈。当然，剪完后还要将孕妈脚部的清洁和滋润工作也做到位。

一句话提醒

在穿鞋时你可以使用长柄鞋拔，这样不用弯腰下蹲就可以将鞋子勾起穿上，很方便。

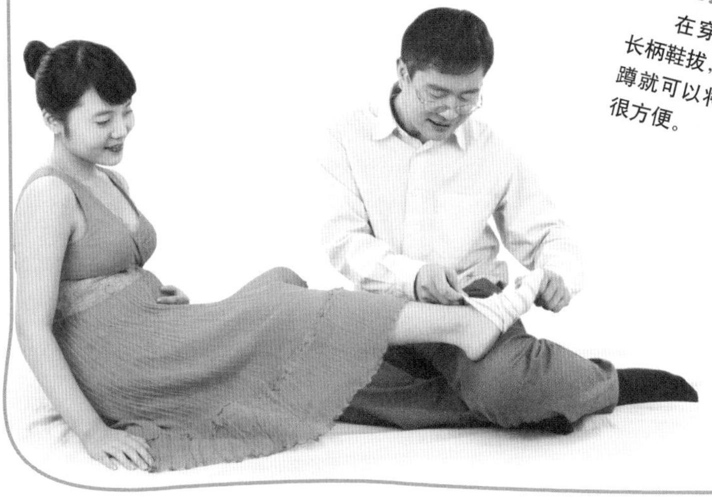

第221天

（第32周第4天）

准爸下厨：润肠通便的美味食谱

◆ 黄豆糙米南瓜粥

原材料：糙米100克，南瓜120克，黄豆50克。

调味料：盐适量。

做法：

1. 糙米洗净，用水浸泡1~2小时；黄豆洗净，用水浸泡3~4小时。

2. 南瓜洗净，去皮，切成小块备用。

3. 锅中加入适量的清水，倒入黄豆，用中火煮至黄豆变软。

4. 将糙米和南瓜加入锅中，用大火煮开，然后转小火慢慢煮成软糯的粥即可。

南瓜含有丰富的果胶纤维素，有润肠通便、预防结肠癌等作用；糙米中的可溶性膳食纤维能够促进肠道蠕动，加快废物排出；黄豆含有丰富的蛋白质、膳食纤维、大豆异黄酮等，不但可以改善便秘，还有降低胆固醇、防止血管老化等作用。

◆ 芝麻菠菜

原材料：菠菜200克，芝麻50克。

调味料：香油5克，盐2克。

做法：

1. 将芝麻洗净，倒入炒锅中，用中火炒香，盛出，碾成粉末状，备用。

2. 将菠菜择洗干净，入沸水中汆烫1~2分钟，捞出沥干水分，晾凉，加香油、盐调味。

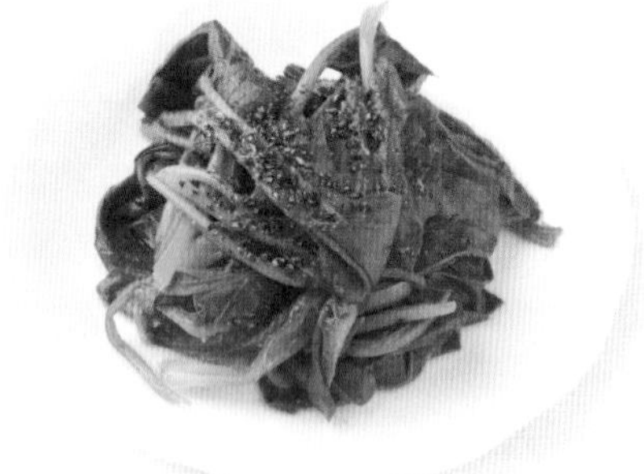

菠菜中含有大量植物粗纤维，能够促进肠道蠕动，利于排便。

3. 将拌好的菠菜装入盘中，撒上芝麻屑即成。

菠菜性凉质滑，能够润肠通便。另外，其中所含的丰富铁质，是缺铁孕妈补铁的最佳选择。因为菠菜中含大量草酸，会影响钙的吸收，所以烹饪前要用沸水汆烫，以焯去草酸。

一句话提醒

吃钙片也会引发便秘或使原有的便秘加重，所以看看你是不是因为吃了太多的钙片才便秘的。

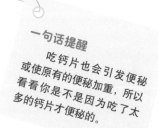

第222天

（第32周第5天）

吃粗粮也不能“过火”了

适合孕妈的几种粗粮

玉米：富含镁、胡萝卜素、不饱和脂肪酸、多种氨基酸等，有助血管扩张、肠壁运动，促进体内废物排泄及大脑细胞的新陈代谢。红玉米富含维生素 B_2，常吃可预防及治疗口角炎、舌炎、口腔溃疡等核黄素缺乏症。

荞麦：荞麦所含的丰富赖氨酸，能促进胎宝宝发育，并增强你的免疫功能。铁、锰、锌等微量元素和膳食纤维含量也比一般谷物丰富。

糙米：每100克糙米胚芽中含蛋白质3克、脂肪1.2克、叶酸250毫克、维生素A 50毫克、维生素C 50毫克、锌20毫克、铁20毫克、镁15毫克。这些微量元素都是你所必需的。

孕妈吃粗粮为何不宜多

粗粮虽好，但也不宜多吃。粗粮里含有丰富的纤维素，摄入过多的纤维素会影响身体对某些微量元素的吸收。如燕麦片和补铁剂或补钙剂一起吃，会影响身体对铁、钙的吸收；吃奶制品的同时吃含纤维素较高的粗粮，也会影响钙的吸收。大量纤维素的摄入还会影响蛋白质、脂肪、胆固醇等的吸收利用。另外，因为粗粮质地较粗，过多食用会影响胃肠道的消化吸收功能。

孕妈如何科学吃粗粮

1. 吃完粗粮要多喝水，这样才能保证肠道正常工作。多吃1倍纤维素，就要多喝1倍的水。

2. 如果你平时以细粮和肉食为主，吃粗粮就要循序渐进，否则突然增加或减少粗粮的进食量会引起肠道反应。

3. 每天的粗粮摄入量以30~60克为宜，粗粮和细粮的比例为6:4。

4. 粗粮不能和奶制品、补充铁或钙的食物或药物一起吃，最好间隔40分钟左右。

每天的粗粮摄入量以30~60克为宜。

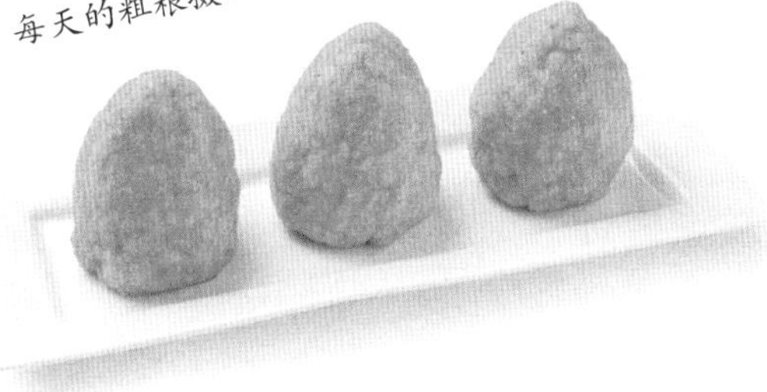

一句话提醒

将粗粮和细粮混合做成粥、馒头、面条等，既有利于消化吸收，又有不错的口感。

第223天

（第32周第6天）

不利营养吸收的食物搭配

一些习以为常的家常菜搭配未必是适合的，反而有可能是最不利于营养吸收的，在对各种营养都有需求的孕期，避开这些不合适的搭配是必要的。

◆ 番茄炖鱼／青椒牛肝

牛肝和鱼肉中含有铜，而番茄和青椒中含有丰富的维生素C，维生素会C会抑制铜元素的析出，维生素C则容易被铜离子氧化，而失去活性，使得人体对维生素C和铜元素的吸收都降低。

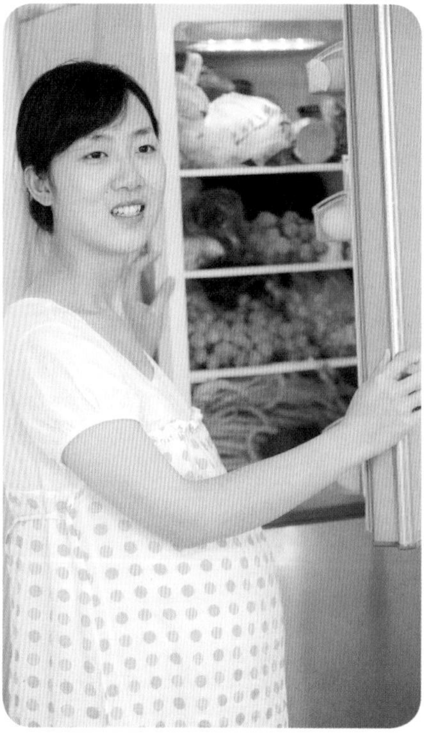

食材搭配得当，更有利于营养吸收。

◆ 番茄黄瓜沙拉

黄瓜中含有维生素C分解酶，番茄含维生素C，二者同吃维生素C的吸收会大大降低。

◆ 菠菜豆腐羹

豆腐里含有镁和钙，菠菜中含有大量草酸，二者同吃，镁和钙与草酸发生化学反应会产生钙化物，三种营养素吸收率都会降低。

◆ 田螺酿肉

田螺酿肉用的是猪肉和田螺，都属凉性食品，二者同吃，容易伤肠胃，孕期中的孕妈妈肠胃功能本来较差，吃这道菜有害无利。

◆ 红豆冬瓜鲫鱼汤

鲫鱼和冬瓜都是利尿食物，单独食用，有助水肿的孕妈妈消肿，但二者同吃，容易出现脱水。

一句话提醒

你可能发现自己下体的分泌物更多了，这很正常，不要太担心，记得勤换内裤，每天早晚两次用温开水清洁即可。

第224天
（第32周第7天）

布置安全家居，保护大肚肚

◆ 地板太滑，铺上地毯

瓷砖铺成的地板往往比较光滑，而且也比较硬，尤其是拖过地之后，地上的水渍不易干，变得更光滑。大肚的你本来就身体笨重，行走不便，如果在这样光滑的地板上滑一跤，那可非同小可，即使没有摔倒，也会受到不小的惊吓。如果你的家里是瓷砖地板，最好能够在经常走动的位置铺上地毯，这样既可防滑，走在上面又能使身体得到较好的缓冲，为你在家中的行走安全上了“双保险”。另外，别忘了在卫生间也铺上防滑垫。

◆ 柔软的布艺沙发最安全

在日常的生活起居中，你坐在沙发上的时间可能会相对较多，所以沙发的舒适性和安全性就显得很重要。木制的沙发很硬，而且到了冬天会变得很凉，你坐在上面会很不舒服，因为缺乏弹性，坐下和站起时都会很吃力，如果你的沙发是这样的，那就赶快换套布艺沙发吧。布艺沙发柔软舒适，而且不用担心会磕碰到。最好选择宽大一点的，这样你坐在上面就不会显得很局促。

◆ 换套可升降晾衣架

普通晾衣架安装得太高，你需要踮起脚或踩着凳子才能够得着，但这样做实在太危险了。因此，换一套可升降的晾衣架吧，轻轻摇动手柄便可随意调节横杆的高度，即使准爸不在家，你也可以自己轻松完成晾衣的工作了。

◆ 床铺高低要适宜

你的床铺高度太高或太低都不好。如果太高，你就需要“爬上爬下”，给上下床造成一定困难，很不方便；太低的话，你又需要弯腰俯身，但因为腰不能用力，这就增加了腿的负担，容易发生“跌坐”的情况。所以，床铺的高度要根据你的身高来调整，以你只需稍微弯曲膝盖就能坐在上面的高度为宜。

◆ 让桌角变“温柔”

家里桌椅板凳的边边角角看似平常，但在孕期就变成值得关注的危险因素了，尤其是方桌角和玻璃材质的桌角。虽然这看起来有些小题大做，但是为了你的安全，建议你将家里所有家居带棱角的部分都要布包上，让它们变得“温柔”起来。

一句话提醒

电视机要摆在沙发的正前方，且距离不能低于2米，否则容易造成眼睛和颈椎的疲劳。

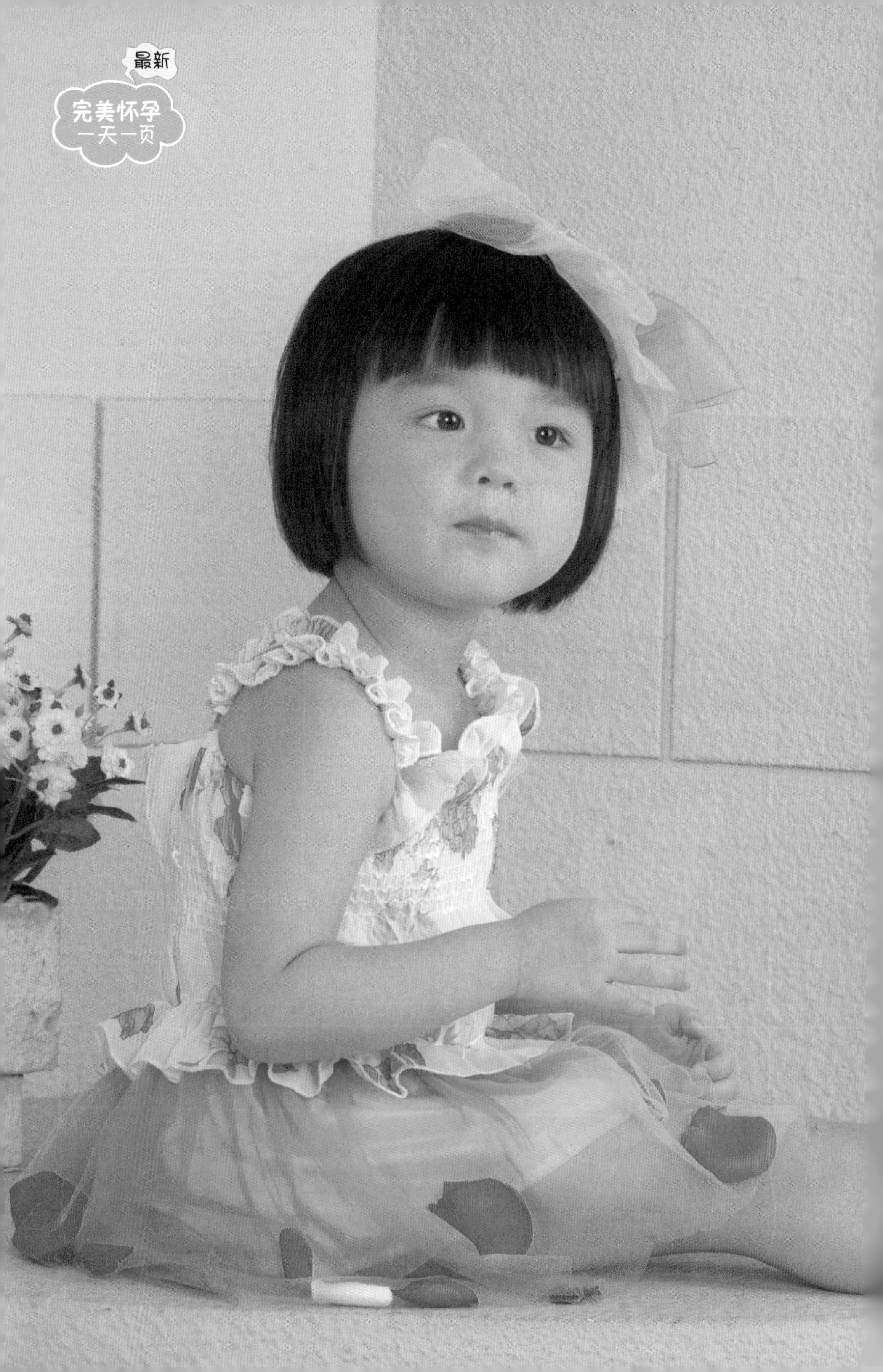

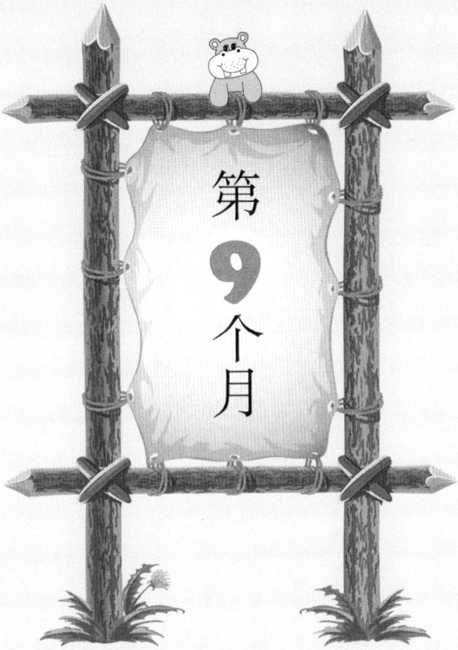

变成漂亮小宝宝了

以前，你的幸福很轻盈，是周末清晨窗外的一声鸟鸣，雨中身后撑出的一把伞，情绪低落时爱人的一句安慰，熬夜加班晚归后亮起的一盏灯……

而现在，小宝贝的即将到来，让你的幸福变得丰满、沉重，是一天天骄傲挺出的肚子，是产检单上一个个鲜红的“正常”，是胎心仪里传出的清晰而有力的心跳，是抚摸着肚子说话时感受到的无声胎动……

有时，幸福就是这么简单、质朴，却令人回味悠远。当幸福来“敲门”，你可以微笑，也不妨流泪，但更重要的，是要把门打开，将它用力握在手中……

第225天

（第33周第1天）

宝宝的骨骼正在变硬

◆ 看胎宝宝正在发生哪些变化

从今天开始，胎宝宝就9个月大了，离出生的日子越来越近。头臀长约30厘米、体重约2000克的“大块头”挤在狭小的房子里，他已经开始感到有点不舒服了。

由于皮下脂肪的功劳，皮肤已经不再那么红红的、皱皱的，胎宝宝变得丰满起来了。此时，胎宝宝希望妈妈关注一下他的骨骼，它们是现阶段发育竞赛中的主角。软软的骨头都在变硬，但颅骨还没有完全闭合。颅骨由分离着的骨板组成，之间存在着空隙，这就可以使胎宝宝的头在经过相对狭窄的产道时有伸缩性，很神奇吧。很多刚出生的宝宝在经过产道时头部受到强烈挤压，以至于呈圆锥形。不过不用担心，这只是暂时性的，宝宝的头很快会变圆的，但是颅骨板（囟门）直到出生后12~18个月时，才会完全闭合。

呼吸系统和消化系统在整个身体的发育过程中算是元老级的“人物”了，它们马上就要看到胜利的曙光了。

本周要事提醒

1 孕8月以后是胎宝宝骨骼发育的重要时期，胎宝宝体重的一半都是在这个时期增加的。因此你需要加强营养，多吃动物性蛋白食品，尤其要补充足够的钙、磷、铁。

2 从现在开始每天按摩会阴，增加肌肉弹性，减少分娩时对会阴的损伤。

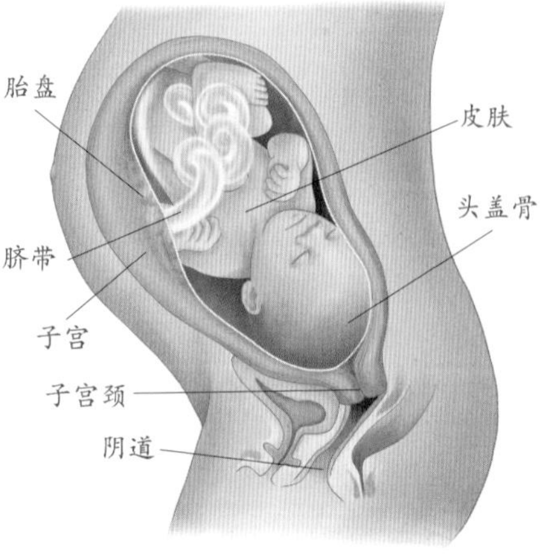

胎宝宝全身的皮下脂肪增厚，皮肤已经不再那么红红的、皱皱的。

第226天

（第33周第2天）

会阴侧切是孕妈难躲的一刀吗

◆ 了解会阴侧切

阴唇和肛门之间的部位就是会阴。通常情况下，会阴只有2~3厘米长，但生产时，由于激素的作用，会阴将会拉伸至约10厘米长。初次分娩时，拉伸会阴是相对困难的。为了使胎宝宝顺利出生，并防止你的会阴撕裂，保护盆底肌肉，医生通常会在分娩过程中在你的会阴部做一斜形切口，这是顺产当中一个极小的手术。

◆ 看看你是否需要做会阴侧切

有以下几种情况的孕妈，往往需要做会阴侧切：

1. 胎宝宝头过大，无法顺利通过产道。

2. 需要用产钳或胎头吸引器助产的孕妈。

3. 初产，胎宝宝臀位经阴道分娩的孕妈。

4. 患心脏病、高血压等疾病，需要缩短第二产程的孕妈。

5. 早产、胎宝宝宫内发育迟缓或胎宝宝宫内窘迫，需减轻胎头受压并尽早娩出。

6. 曾做会阴切开缝合，或修补后瘢痕大，影响会阴扩展的孕妈。

7. 初产头位分娩时会阴紧张、会阴体长、组织硬韧或发育不良、炎症、水肿，或遇急症时会阴未能充分扩张，估计胎头娩出时将发生严重裂伤的孕妈。

◆ 会阴侧切影响如厕吗

术后前几天伤口会疼痛，只要没有严重裂伤，可以正常如厕，但排便不要过度用力，以免缝合的伤口裂开。大小便后用清水冲洗会阴，并用干净的纸巾擦干。如果撕裂程度严重，已经向上影响到尿道，造成排尿上的不便，就可能需要导尿。伤口完全愈合后，对如厕没有任何影响。

◆ 不会影响性生活

实施会阴切开术后，阴道和会阴部位一般都能在1周内愈合，再经过一段时间，可以完全恢复到正常的位置，阴道仍然能保持良好的弹性，对日后的性生活毫无影响。但为了避免性生活对恢复期的肌肉组织过多的牵扯，建议使用润滑剂。

◆ 会阴侧切的术后护理

首先要保持局部的清洁，每天用1:5000的高锰酸钾溶液冲洗伤口2~3次。如果阴部肿胀，可用50%的硫酸镁热敷。卧床时应使伤口侧在上，以避免恶露流向伤口，引起感染。拆线后伤口内部还没有完全愈合，不宜多走动和做剧烈的运动。还要避免下蹲和大便时屏气用力，以免伤口裂开。

第227天

（第33周第3天）

开始做会阴按摩，减少分娩损伤

◆ 按摩会阴，避免侧切

面对会阴侧切，难道你就只能无奈地被迫接受吗？答案当然是否定的。事实上，只要你经常进行会阴的按摩和锻炼，以此来增加肌肉组织的弹性和柔韧性，会阴侧切在很大程度上是可以避免的。这就需要你大约从孕32周开始，每天坚持进行会阴按摩，分娩时你会发现，一切努力都是值得的。

◆ 来学习按摩方法

1. 修剪指甲，并将双手充分清洗消毒。找一个温暖舒适的地方，呈半躺半坐的姿势，弯曲并分开双腿。

2. 拿一面小镜子放在你的会阴前面，镜面朝向会阴部。此时，你会清楚地看见会阴周围肌肉组织的情况。

3. 选择一些成分安全的按摩油，如纯的菜籽油、甜杏仁油，或水溶性的润滑剂，将其涂在会阴的周围。

4. 伸出一只手的拇指，尽量深地插入你的阴道，同时伸展双腿。拇指朝直肠方向按压会阴组织，并轻柔地继续拉扯伸展会阴口，直到你感觉有轻微的烧灼或刺痛感。

5. 保持这种伸展，直到刺痛的感觉消失，然后继续前后轻柔地按摩阴道。

6. 按摩过程中，在阴道里勾起你的拇指，并且缓慢地向前拉伸阴道组织，因为分娩时宝宝的头也会这样出来。

7. 最后，前后轻柔按摩拇指和食指之间的肌肉组织大约1分钟。

◆ 按摩注意事项

1. 在按摩的过程中不要用力按压尿道，否则会导致感染和发炎。

2. 按摩的时间不宜过长，也不要太用力，以免会阴部敏感的肌肤出现瘀伤和刺痛。

3. 按摩时，如果你的阴道过度敏感而引起子宫收缩，应立即停止。

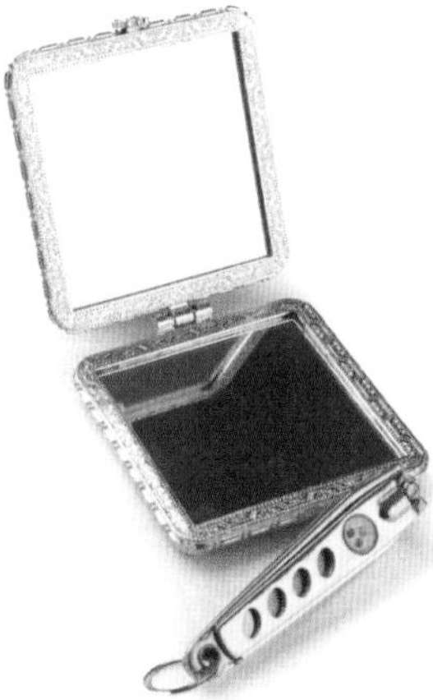

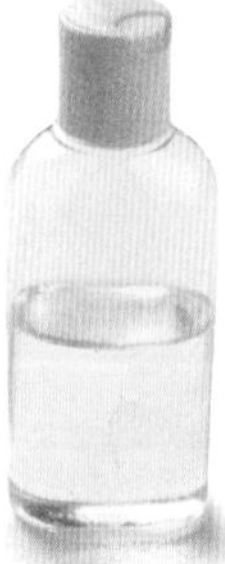

做会阴按摩前，
一定要修剪指甲。

一句话提醒

会阴按摩结合骨盆底肌肉锻炼和拉梅兹呼吸法共同进行练习，能够更好地提升肌肉弹性的锻炼效果。

第228天

（第33周第4天）

70%的孕妈都有痔疮烦恼

◆ 为何孕妈易患痔疮

怀孕后，你的盆腔内动脉血流量增多，静脉内的压力升高，血管弹性降低，又因增大的子宫压迫盆腔的血管，使腿部、外阴部及直肠等处的静脉血不能通畅地返回心脏，这就使直肠下段和肛门周围的静脉充血膨大而形成痔疮。另外，孕期胃肠道蠕动减慢而出现便秘、排便困难、腹内压力增高，也是促使痔疮发生的原因。

◆ 小痔疮引起大麻烦

痔疮发生后会经常反复出血，时间长了会导致贫血，出现头昏、气短、疲乏无力、精神不佳等症状，易造成胎宝宝发育迟缓、低体重，甚至早产或死亡。

内痔发展到一定程度可脱出肛门外，形成外痔。你在行走、咳嗽等腹压增加的情况下，痔块就会脱出，坐、行走、排便时都会疼痛难忍，给你带来精神和体力的双重负担。另外，自然分娩时用力屏气，腹压急剧上升，会导致痔疮水肿、外翻、脱出或嵌顿，会增加你的痛苦，甚至影响到整个产褥期和产假的身心健康。

◆ 预防是关键

1. 合理饮食：多喝水，尤其是蜂蜜水和淡盐水；多吃含膳食纤维丰富的蔬菜、水果；不吃辣椒、胡椒、生姜、大蒜、大葱等辛辣刺激的食物和调味品；排便困难时可多吃些芝麻、核桃等含丰富植物油脂的食物，以起到润肠的作用。

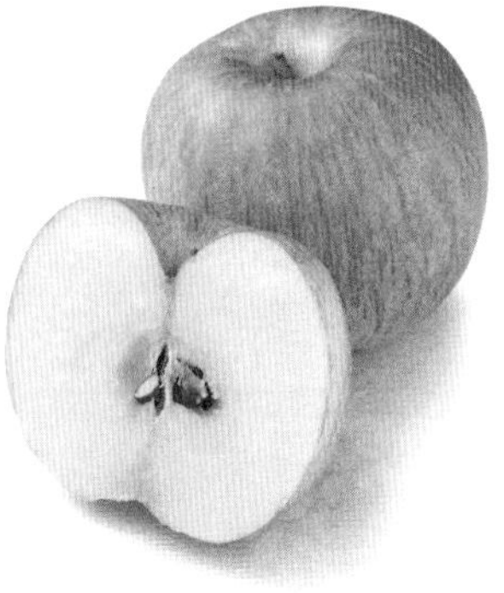

富含膳食纤维的水果可以帮助孕妈对抗痔疮。

2. 定时排便：不要久忍大便；每次蹲厕所的时间不要超过10分钟，以免引起肛管静脉扩张或曲张。

3. 提肛运动：并拢大腿，吸气时收缩肛门，呼气时放松肛门，可改善局部血液循环，减少痔静脉丛的淤血。每日早晚做2次，每次20~30次。

4. 按摩肛门：排便后清洗局部，用热毛巾按压肛门，顺时针和逆时针方向各按摩15次。

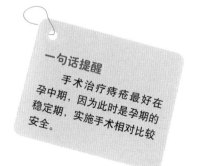

一句话提醒

手术治疗痔疮最好在孕中期，因为此时是孕期的稳定期，实施手术相对比较安全。

第229天

（第33周第5天）

准爸下厨：两道经典补钙美食

◆ 麻酱虾皮拌海带

原材料：海带100克，虾皮10克。

调味料：芝麻酱1大匙，盐适量。

做法：

1. 海带泡发，洗净，入沸水中煮熟。
2. 将煮熟的海带捞出，过凉水，切成丝。
3. 麻酱中加入适量盐，用温水调开搅匀。
4. 将虾皮撒在海带上，然后淋上麻酱拌匀即可。

海带、麻酱、虾皮都是典型的含钙量高的食材，虾皮的鲜、麻酱的香和海带的脆爽，一定让你回味无穷。

另外需要注意的是，海带并非越绿越好，正常的海带应该是深褐色，而颜色过于鲜艳的海带，很可能是用化学制剂浸泡漂染过的，这样的海带最好不要购买和食用。

◆ 鸭血豆腐汤

原材料：鸭血50克，豆腐100克，香菜叶适量。

调味料：淀粉、盐各适量，醋、胡椒粉各少许。

做法：

1. 锅中倒入适量的清水，用大火煮开。
2. 鸭血和豆腐洗净，切成丝，放入锅中炖煮。
3. 炖熟后加盐、醋、胡椒粉调味，用淀粉勾薄芡，最后撒上香菜叶即可。

豆腐是绝佳的补钙食材，配以补铁的鸭血，绝对可以列入你的营养食谱。另外，这道汤酸辣的口味不仅能调动你的食欲，还能很好地促进钙质的吸收。

鲜香脆爽的麻酱虾皮拌海带一定会让你胃口大开的。

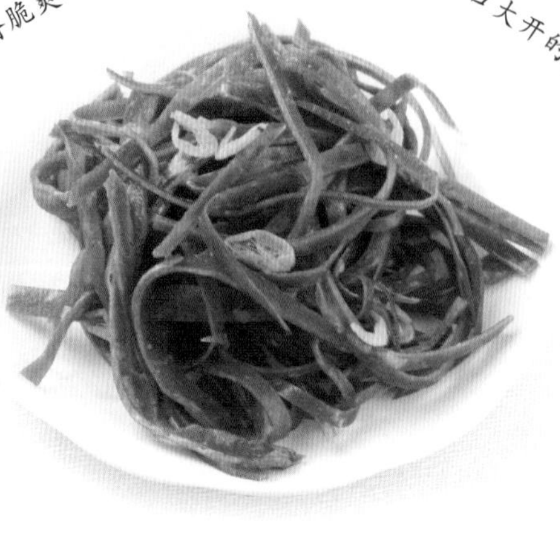

一句话提醒

钙质无法在体内贮存，多数都会随尿液排出体外，因此补钙不能一劳永逸，而要持之以恒。

第230天

（第33周第6天）

不要走入营养补充误区

由于传统观念和营养知识不足等多种原因，孕妈妈补充营养的过程中，常常会不经意地走入一些误区，导致不必要的麻烦。

◆ 以保健品代替正常饮食

为了加强营养，一些孕妈妈们每天要补充很多营养品，如综合维生素、钙片、铁剂，等等，营养品大都是强化某种营养素或改善某一种功能的产品，单纯使用无法替代普通膳食的营养均衡。

◆ 一人补充两人的营养

不少孕妈妈怀孕后，就努力开始增加食量，希望借此来满足胎儿的营养需要。其实，怀孕的孕妈妈即使进食量加倍，也不等于胎儿在孕妈妈的肚子里就可以吸收所有孕妈妈比以前多吃的那些食物的全部营养，孕妈妈多吃的那部分，很可能大都变成了自己身上的肥肉。胎儿的营养是否够，关键在于孕妈妈对食物的科学性选择，而不是靠盲目多吃来达到。

◆ 多吃菜，少吃饭

有的孕妈妈认为菜比米饭更有营养，就多吃菜少吃饭。这种观点是极其错误的，米饭、面等主食，是孕妈妈能量的主要来源，一个孕中、晚期的孕妈妈一天应食用400 ~ 500克的米面及其制品。

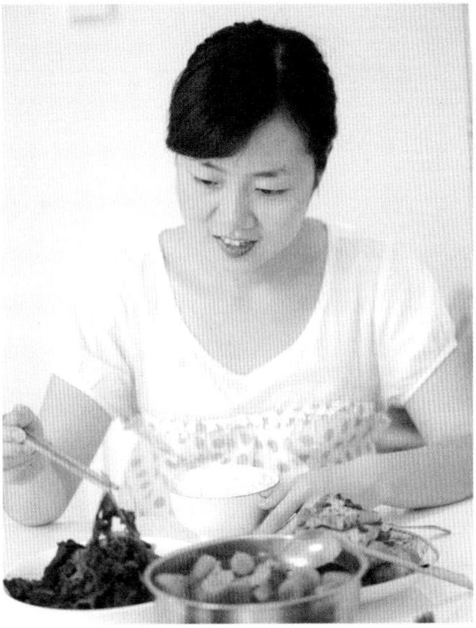

孕妈妈饮食均衡才能保持营养平衡、充足。

◆ 多喝骨头汤补钙

为了补钙，有的孕妈妈便按照老人的指点猛喝骨头汤。其实，喝骨头汤补钙的效果并不理想。骨头中的钙不容易溶解在汤中，也不容易被人体的肠胃吸收，而喝了过多骨头汤，反而可能因为油腻引起不适。

一句话提醒

这个时期你仍然容易感到腰酸背痛，可以轻柔地按摩疼痛部位或是用热水敷在疼痛部位，帮助减轻痛感。

第231天

（第 33 周第 7 天）

脐带绕颈没那么可怕

◆ 脐带绕颈是怎么回事

脐带绕颈是一种常见的脐带异常情况，发生概率为20%~25%，指脐带缠绕于胎宝宝的颈部。缠绕1周或2周的比较常见，3周及以上的少见。也有缠绕于躯干和四肢的，统称为脐带绕颈。

脐带绕颈的原因大致有3种：羊水过多，胎宝宝在子宫内的活动空间大；脐带过长或胎宝宝的体型较小；胎动过于频繁。

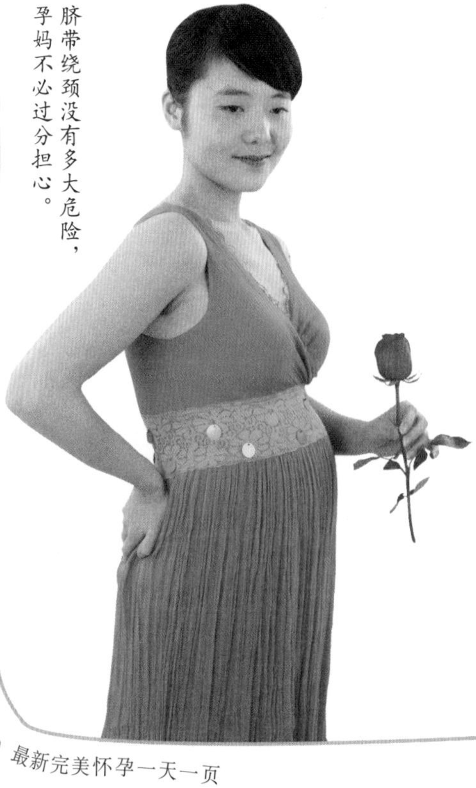

脐带绕颈没有多大危险，孕妈不必过分担心。

◆ 脐带绕颈会不会勒坏胎宝宝

当脐带缠绕较紧，胎宝宝感到不适时，他会向周围运动，寻找舒服的位置，主动摆脱窘境，左动右动就有可能自己绕出来。只有在缠绕圈数过多、过紧，胎宝宝自己无法挣脱的时候，才有可能引起宫内窘迫。另外，脐带富有弹性，只要不过分拉扯，不影响脐带的血流，就不会危及胎宝宝。

◆ 脐带绕颈能顺产吗

你不必依靠脐带绕颈这一单一指征就选择剖宫产，如果脐带绕颈不紧并有足够长度，胎心监护也很正常，是可以进行顺产的。只有在脐带绕颈过紧，脐带相对过短，胎头不下降或胎心明显异常时，才考虑是否需要手术。另外，在胎宝宝娩出时若发现脐带绕颈，医生会立即经头部或肩部将其解脱或剪断，所以你大可不必担心。

小知识：脐带

脐带一端连在胎宝宝的腹壁脐轮处，另一端连着孕妈子宫内的胎盘，担负着孕妈与胎宝宝之间营养传递、物质循环的重要责任。正是脐带血的循环，让胎宝宝得以获得母体中传递过来的氧气、营养物质，同时又带走了胎宝宝血液中的废弃物。

第232天

（第34周第1天）

肺部已经发育得很成熟了

◆ 看胎宝宝正在发生哪些变化

继续跟踪胎宝宝的发育情况，小宝贝现在头臀长约31厘米，体重约有2250克，真是一个让人爱不释手的小人儿。

皮下脂肪层正在填充皱缩的皮肤，这些脂肪层在宝宝出生后会帮助他保持体温。小宝贝圆滚滚的，干巴巴的小老头一去不复返了！

从现在起你要特别关注一下胎宝宝的位置，看他是不是老老实实地倒立在小房子里，因为只有这种姿势他才有可能顺利地通过你“路障丛生”的产道。正常情况下，胎宝宝现在会转为头位，即头朝下的姿势，完全倒立，头部进入你的骨盆，并紧压在你的子宫颈口。如果胎宝宝是臀位（即臀部向下）或是其他姿势的胎位不正，那你就要采取措施把他转过来了。

这个阶段胎宝宝的生命力已经很顽强了，即使是怕妈妈太累，不愿意再待在小房子里，提前“跑”出来，也能够成活，而且基本上也不会出现与早产相关的长期严重问题，所以你也不用像前阵子那样格外担心早产了。

本周要事提醒

1 现在开始可能会出现阵发性的子宫收缩，如果阴道突然有大量液体流出，应警惕胎膜早破，应立即叫救护车。

2 胎宝宝的发育基本完善，还需进一步成熟，应控制脂肪、淀粉、蛋白质的摄入，以防胎宝宝长得过大，给分娩带来困难。

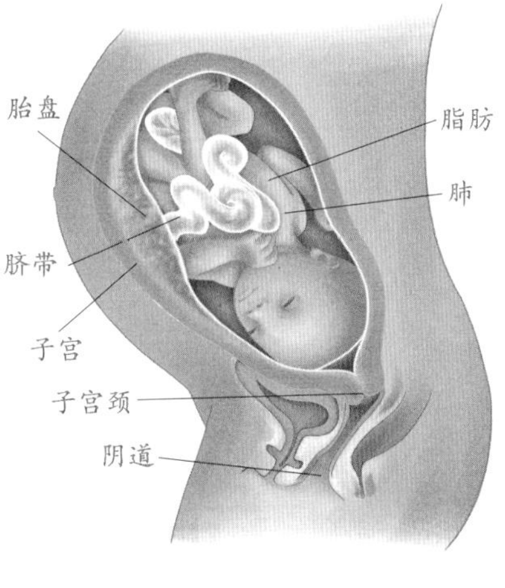

胎宝宝现在胖嘟嘟的，已经有新生儿的模样了。

第233天

（第34周第2天）

羊水过多、过少都不好

◆ 羊水的作用

1. 用于评估胎宝宝的健康状况和性别。

2. 平均分配子宫收缩压力，减少子宫收缩对胎宝宝的压迫。

3. 保护胎宝宝，使他能够在稳定的压力和温度下成长。

4. 预防外界病菌感染，即使已经感染，也可使其降低到最小程度。

5. 在生产时对产道有软化、扩张和润滑的作用，减少对母体的伤害。

◆ 羊水的正常量

正常妊娠时，羊水量随着孕周的增加而逐渐增多。孕12周时，羊水约有50毫升；到了孕20周，增加为500毫升左右；一般到孕38周时达到最大量1000毫升左右；足月时又减少到800毫升左右。另外，胎宝宝吞食羊水和排尿也能够调节羊水的量及成分。

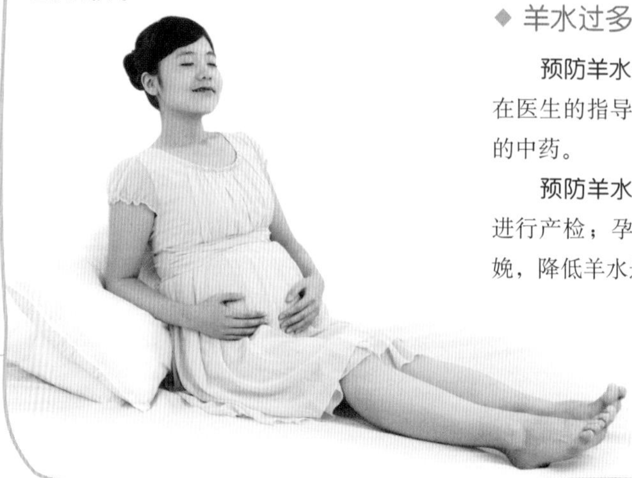

◆ 羊水过多

在妊娠的任何时期，羊水量如果超过2000毫升，则称为羊水过多。多胎妊娠、胎宝宝畸形、胎盘或脐带病变等情况下会出现羊水过多。羊水过多时易并发妊高征、早产、胎膜早破、胎位异常；破膜时易发生胎盘早剥与脐带脱垂；分娩时易合并产后出血。

◆ 羊水过少

孕晚期羊水总量如果少于300毫升，就属于羊水过少。胎宝宝畸形、宫内发育受限、过期妊娠或羊膜发生病变时容易出现羊水过少的情况。羊水过少时，羊水呈黏稠、混浊的深绿色，易发生胎位不正、胎宝宝畸形、肺发育不全甚至肢体短缺，胎宝宝宫内窘迫及新生儿窒息的发生率也较高。

◆ 羊水过多、过少如何预防

预防羊水过多：注意休息、低盐饮食；在医生的指导下服用健脾利水、温阳化气的中药。

预防羊水过少：做好产前筛查；定期进行产检；孕37周后至孕40周前计划分娩，降低羊水过少的发生率。

第234天

（第34周第3天）

警惕胎膜早破

◆ 胎膜早破的危害

1. 引发早产：羊水流出后，子宫就会变小，不断刺激子宫收缩，这时胎宝宝若不足月就会发生早产。

2. 引起胎宝宝宫内窘迫：如果脐带随着羊水流出而脱垂出来，就会引起胎宝宝宫内窘迫。

3. 导致滞产或胎宝宝缺氧：如果羊水流出过多，会刺激子宫发生不协调宫缩，影响产程的进展和胎盘的血液循环，导致滞产和胎宝宝宫内缺氧。

4. 诱发母婴感染：胎膜破裂容易引发宫内感染，诱发胎宝宝吸入性肺炎和孕妈产褥感染。

◆ 如何发现胎膜早破

你如果突然感到阴道内有液体流出，开始大量，继而少量或间断排出，当咳嗽、打喷嚏、负重时流量加大，这很有可能是破水了。但破口比较小、位置比较高，流量不多时，就比较难判断了。这时可以用pH试纸（药店和医院都可买到）蘸一下阴道流出的液体，如果试纸呈现蓝色，就可能是羊水，应尽快去医院就诊。

◆ 羊水早破时的紧急处理

1. 不要再来回走动，立刻平躺下来，在臀部下放置枕头，保持头低臀高的体位。

2. 在外阴垫上一片干净的卫生巾，保持外阴的清洁，千万不可再入浴。

3. 立即叫救护车或由家人送往医院待产。在赶往医院的途中也最好采取抬高臀部的平卧姿势。

◆ 羊水早破的预防

1. 坚持定期做产前检查。

2. 孕中晚期避免剧烈运动和过度劳累。

3. 孕晚期停止性生活，以免刺激子宫造成胎膜早破。

4. 多吃含铜、维生素C和胶原蛋白的食物，以增加胎膜的韧性。

5. 炎症是胎膜早破的主要原因之一，孕期如果发现阴道炎，应积极治疗。

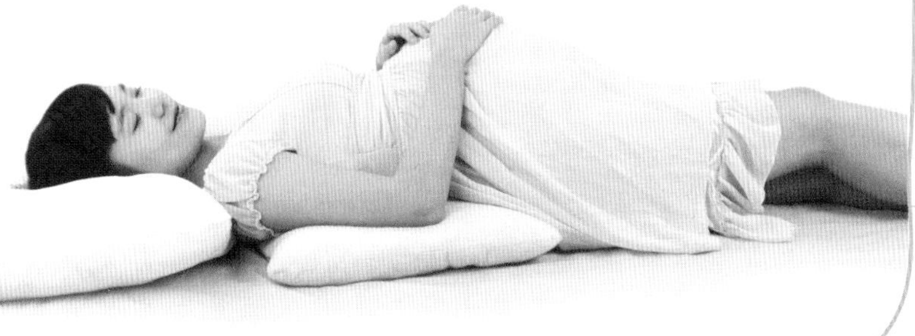

第235天

（第34周第4天）

准爸支招：帮孕妈摆脱致畸幻想

◆ 不在孕妈面前列举反面例子

孕妈的神经很脆弱，心思也很敏感，很容易将一些不好的想法往自己身上扯。如果总是在她面前不断地说一些反面的例子，比如从电视上或网上看到唐氏综合征患儿出生率很高，即使夫妻双方都健康，也有可能生出唐氏综合征患儿；或者某个朋友两口子身体都很棒，结果孩子生出来是脑瘫……像这类例子很容易对孕妈产生刺激，即使是无意间说出口的，孕妈也会很在意地记在心里。因此，准爸一定注意不要在孕妈面前提这种消极的事情，同时还要提醒其他家人和朋友也不要提。

◆ 不要纠结于医生的表现

有时候孕妈去做产检时，医生的表现会比较冷淡，对孕妈提出的问题没有做很详细、热心的回答或根本就没有回答。这时孕妈就有可能会胡乱猜疑：医生为什么要瞒着我？是不是胎宝宝有什么问题？这时准爸要对孕妈及时进行疏导，告诉她医生的工作量非常大，每天要接诊几十个甚至上百个病人。医生也是人，也会烦、会累，对你不太热情也是正常的。再说了，如果胎宝宝真的有问题，医生会不告诉你吗？这样来劝解孕妈，她就能想得开了。

◆ 多陪一下孕妈

准爸是孕妈最值得依赖的人，尤其是在这个特殊时期，更要多陪陪她。和她一起看看电影、给她讲个笑话……总之尽量减少让她独处的机会，转移她的注意力。另外，让她多看一些电视、书刊或现实中健康、活泼、可爱的儿童形象，对她树立积极的心态也有帮助。

一句话提醒

如果孕妈的致畸幻想比较严重，整日患得患失，就要警惕是不是患上产前抑郁症了。

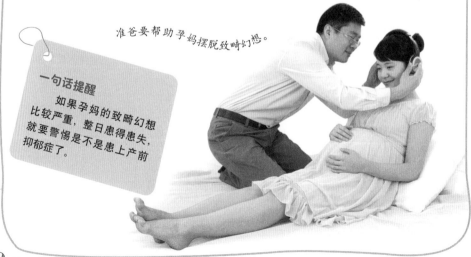

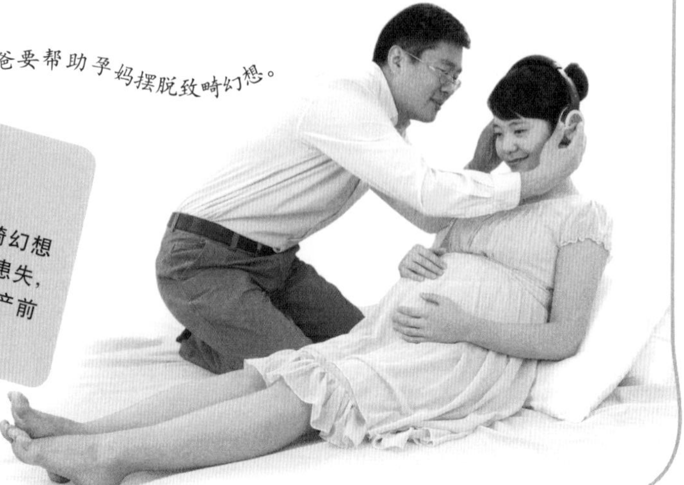

准爸要帮助孕妈摆脱致畸幻想。

第236天

（第34周第5天）

孕晚期睡眠不好怎么办

孕晚期，由于子宫压迫腹部，有些孕妈妈经常出现睡眠不好的症状，另外，临近分娩，孕妈妈难免有这样那样的一些担心和焦虑，从而影响到睡眠，孕妈妈一天至少需要保证8小时的睡眠，睡眠不好时该怎么办呢？

◆ 首先应该排除疾病的可能

如果焦虑不安很严重，可能患有产前抑郁症，这类孕妈妈常常出现呼吸困难、失眠的症状，尤其见于高龄或者知识水平比较高的知识女性，除了必要时看医生治疗外，放松心情也很重要，等胎儿入了盆，情况自然会好转很多。

如果是子宫压迫，中间伴有心急气短、呼吸困难有憋醒的情况应及时到医院诊治，有可能是心功能不好。

◆ 身体状况正常时怎么办

如果孕妈妈身体状况正常，白天可以多去散步分散注意力，临睡前不要看刺激性强的图书或电视节目，睡前半小时内要避免过分劳心或劳力的工作。即使明天要参加考试，也绝不带着思考中的难题上床。临睡前听听轻音乐，有助于睡眠。

最好能做到定时入睡，建立身体生物钟的正常节律。建议孕妈妈每天晚上保证在11点之前进入睡眠。

◆ 注意正确的睡姿

不正确的睡眠姿势也会降低睡眠的质量，最好的睡觉姿势是侧卧，左侧卧尤佳，这种姿势可以令更多的血液和养分送达胎盘处，并且保持腿和膝盖弯曲，可以在两腿之间垫一个枕头，避免仰睡或俯睡。

一句话提醒

恐惧失眠也会导致失眠，而且这种恐惧心理会使失眠的治疗更困难，孕妈妈不要把失眠看得太重，毕竟它只是一种症状。

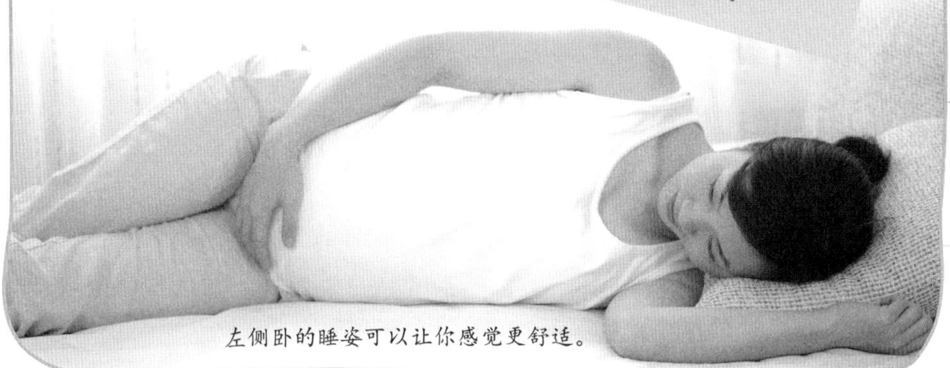

左侧卧的睡姿可以让你感觉更舒适。

1个月
第1周
第2周
第3周
第4周
2个月
第5周
第6周
第7周
第8周
3个月
第9周
第10周
第11周
第12周
4个月
第13周
第14周
第15周
第16周
5个月
第17周
第18周
第19周
第20周
6个月
第21周
第22周
第23周
第24周
7个月
第25周
第26周
第27周
第28周
8个月
第29周
第30周
第31周
第32周
9个月
第33周
▶第34周
第35周
第36周
10个月
第37周
第38周
第39周
第40周

第237天

（第34周第6天）

战胜对分娩的恐惧

◆ 掌握分娩知识

对分娩之所以会恐惧，大多是因为缺乏科学知识，凭主观胡乱臆想而造成的。当你的大脑中具备完备的知识时，恐惧感会统统消失。建议你多看一些有关分娩的书或视频，多学习一些相关的科学知识，消除恐惧的心理，相信你面对分娩的心态会变得平和许多。

◆ 做好分娩前的准备

提前选好准备分娩的医院，多去熟悉一下那里的环境，和医生或助产士交流，确定最适合自己的分娩方式，并根据情况让医生指导你应该为分娩做哪些准备，如进行呼吸法练习等。另外，还要多次检查待产包，看看有没有遗漏下什么等等。为这些事情而忙碌，也会让你忘记对分娩的恐惧。

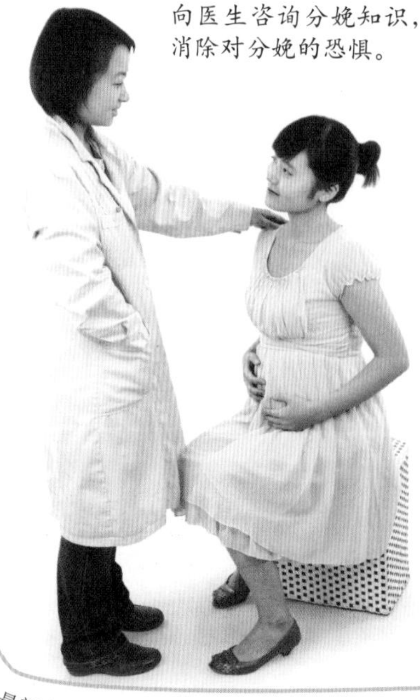

向医生咨询分娩知识，消除对分娩的恐惧。

◆ 相信自然赋予的能力

初次分娩的孕妈因为缺乏经验，往往容易相信别人对分娩的评论，如阵痛让人无法忍受、产程太长、生的时候特别困难等，这些都会加重你的心理负担。这时要保持冷静的头脑，相信自然分娩是大自然赋予女性的与生俱来的能力，没有什么可怕的，自己一定能够出色地完成。

◆ 正视分娩中的尴尬事

许多孕妈对分娩感到恐惧是因为分娩的过程中往往会发生一些令人尴尬的事情，比如在产床上放屁或大便。其实这是很正常的现象。如果你有大便意向的话，医生会很高兴，因为这预示着宝宝马上就要出生了，而且分娩过程会进行得很顺利。如果你能从这个角度出发，你就不会再感到害怕，反而会很高兴了。

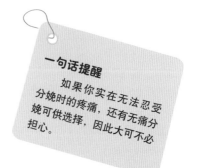

一句话提醒

如果你实在无法忍受分娩时的疼痛，还有无痛分娩可供选择，因此大可不必担心。

第238天

（第34周第7天）

该定下分娩的医院了

◆ 选择医院的类型

专科医院：指的是专门的妇幼保健医院。因为专业性比较强，所以各种相关的医疗设备比较先进和完善。医生的专业素质高，经验丰富，各项服务也比较细致、周全。

综合医院：一般成立时间比较长，医疗设施和人员比较充足，各科室的设置也很齐全。如果在分娩时出现意外情况，方便第一时间转诊。建议那些合并妊娠疾病、属于高危妊娠的孕妈选择。

◆ 打听医院的口碑

医生的水平以及医院的服务如何，凭主观判断和少数几个人的评价是很难确定的。这就需要你在平时多做一下信息收集工作，通过网上论坛或现实中其他生育过的妈妈的经验，来进行综合的评判和比较。

◆ 路程的远近

口碑再好的医院，如果离家太远，也会给分娩和产后住院期间家人的陪护带来很大不便。如果你突然出现临产征兆，而医院又离家太远，将会有很长一段时间都耽误在路上，假使再遇上交通堵塞等情况，万一发生意外，那么你将错失宝贵的抢救时间。

◆ 母婴分室还是母婴同室

在实行母婴分室的医院里，宝宝会被放在单独的新生儿室，那里干净又安静，也便于护士进行护理。另外，没有宝宝在一旁分散精力，你也可以在产后得到较好的休息。

如果是母婴同室，虽然有时你会休息不好，但是可以和宝宝保持亲密接触，还有利于乳汁的尽早分泌。

◆ 是否提倡母乳喂养

提倡母乳喂养的医院会极力鼓励你进行母乳喂养，这对宝宝是很好的。同时，她们还会及时给予你相关的指导，比如教你哺乳的方法和乳房按摩的方法等。

◆ 根据分娩方式决定

选择分娩的医院，还可以根据自己的分娩方式来决定。如果你的各项指标都符合顺产的条件，那就选择一家相对鼓励顺产的医院，因为这类医院中助产医生的经验和技术相对较好。如果你决定剖宫产，那最好选择一家相对擅长做剖宫产的医院。

一句话提醒

不是所有的医院都会提供一些分娩镇痛方法的，如果你想选择无痛分娩的话，最好提前打听好哪家医院能够提供这项服务。

第239天

（第35周第1天）

肾脏也发育完全了

◆ 看胎宝宝正在发生哪些变化

胎宝宝能够和你一直坚持到现在真是不容易，来鼓励一下吧。这个头臀长约32厘米，体重2500克左右的小宝贝已经不太可能在小房子里翻跟斗了。

这个时期的胎宝宝已经很丰满了，小胳膊小腿看起来肉乎乎的。血管接近于皮肤表面，使皮肤呈现出惹人喜爱的粉嘟嘟的颜色。手指的小“盾牌“——指甲长长了，有的可能会超过指尖。小耳朵已经足够灵敏了，你要继续每天说话给他听哦，可不要偷懒！

肾脏已经发育完全，持续不断地将喝下去的羊水再次排泄到小房子里的羊水中，他似乎很乐意做这种排便练习呢。解毒“功臣”——肝脏也能够代谢一些废物了。

现在，胎宝宝已经完成了大部分的身体“建设”，随着出生日期的临近，这场轰轰烈烈的发育竞赛马上就要落下帷幕了。不过，胎宝宝仍然意犹未尽，在接下来的几周内，他还要继续增加自己的体重呢。

本周要事提醒

1 此时你还应坚持计数胎动，如果胎动过少（每12小时少于20次预示胎宝宝可能缺氧，少于10次则表示胎宝宝有生命危险），则应及时到医院就诊。

2 离预产期越来越近了，应该提前给陪产、照顾月子的人分好工。如果想请月嫂，也要提前联系好。

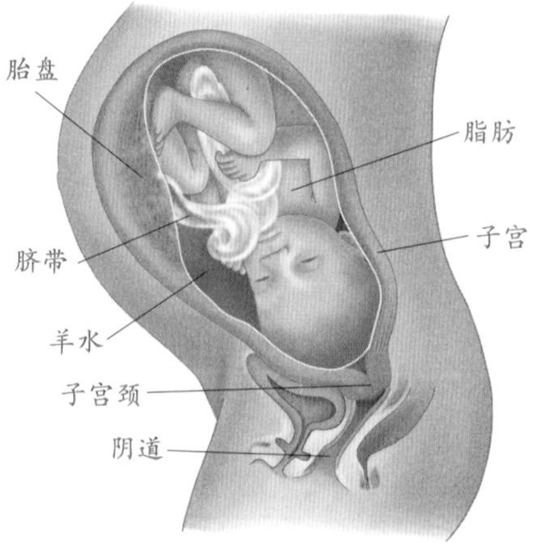

胎宝宝身体大部分已经发育完全，不过还要继续增加体重。

第240天

（第35周第2天）

推算腹中宝宝的体重

产前对胎宝宝的体重进行预测推算，不但可以从侧面反映出胎宝宝的生长发育情况，而且还能对孕期影响胎宝宝生长的一些生活习惯进行及时而正确的纠正，对于分娩时机和分娩方式的选择也具有非常重要的意义。

需要注意的是，预测体重与宝宝实际出生体重通常会有上下10%~15%的误差，因此结果仅供参考。

◆ 通过腹围和宫高推算宝宝体重

公式1：腹围（厘米）×子宫底高度（厘米）+200

公式2：腹围（厘米）×子宫底弧长度（厘米）×1.08

注：得出的结果单位为“克”。

◆ 通过B超参数推算宝宝体重

公式1：−5168.32+100.97×HC（头围）+110.86×AC（腹围）+143.09×FL（股骨长 +331.43×FTH（胎宝宝腿部皮下脂肪厚度）

公式2：−4973.72+260.69×HC（头围）

公式3：−2686.60+171.48×AC（腹围）

公式4：−2232.56+747.42×FL（股骨长）

公式5：−2513.51+1049.90×FTH（胎宝宝腿部皮下脂肪厚度）

注：上述公式中的单位均为“厘米”；得出的结果单位为“克”。

查看你的产检单，根据公式，你也可以自己算出宝宝的体重。

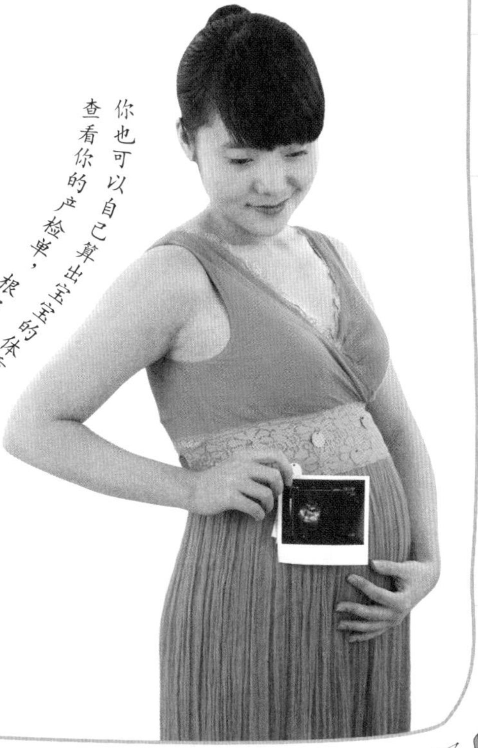

一句话提醒

怀孕24周之前测得的胎宝宝体重误差比较大，建议你在怀孕中、晚期再进行推算。

第241天

（第35周第3天）

得给刚出生的宝宝准备些什么

◆ 新生宝宝用品清单

名称	数量	用途	备注
奶瓶	2~3只	喂奶、喂水、喂药	
奶嘴	2~3个	轮流使用	最好选黄色橡胶质地的，比较柔软，适合新生宝宝，选择“SS”号
奶瓶刷、奶嘴刷	各1把	清洗奶瓶和奶嘴	可配奶瓶消毒液
围嘴	3~5条	防止弄脏、弄湿衣服	
奶粉	1袋	以备母乳不足之需	医院也会提供，但选择性较小
纸尿裤	1~2包	宝宝拉屎、撒尿用	新生儿用“NB”号
可换洗尿布	1包	和纸尿裤替换使用	可以用柔软的棉布自己裁剪几条
小被褥	1~2套	保暖	要质地柔软的棉布，可用棉花自制
湿纸巾、卫生纸	各1~2包	擦拭屁股	选择婴儿用的不带香味的
婴儿澡盆、浴巾、水温计	各1件	洗澡、擦干身体、测水温	浴巾应选全棉制品
洗浴护肤用品	1套	洗澡、洗头、护肤	选择婴儿专用或无泪配方的
衣服	5~8套	保暖或预防外出	贴身、保暖各准备几套，可选连体服或分身和尚服
鞋、帽、袜	各1~2件	避免受风着凉	质地要柔软，袜口要宽松

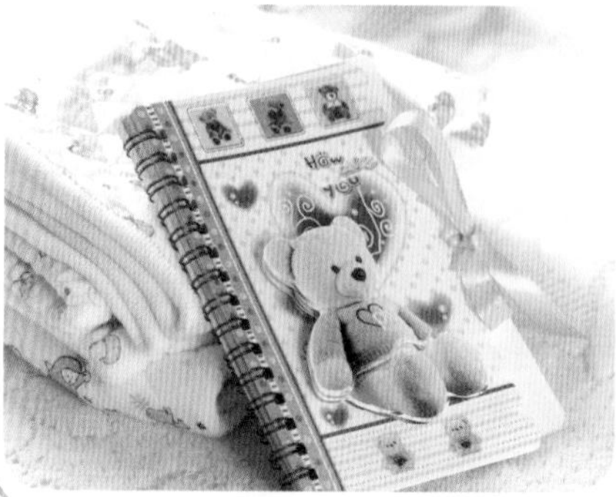

除了给新生儿准备衣服、鞋袜等生活必需品外，不妨多准备个日记本记录宝宝出生后的点滴。

一句话提醒

婴儿床、童车等宝宝不会用太久的大件物品，其实没有必要都买新的。可以将同事、朋友的宝宝不用的借来用，可以节省不小一笔开支呢！

第242天

（第35周第4天）

提前安排好月子里的繁杂事

◆ 确定在哪里坐月子

和家人提前商量好坐月子的地点，是在婆婆家，妈妈家，还是就在自己家里坐月子。决定之后就提前收拾出一间干净的房间，将月子里需要用到的物品都准备好，以免出院之后再临时布置，手忙脚乱。

◆ 请个月嫂

如果条件允许，你可以请个月嫂来照顾自己。月嫂往往是经过专门培训的，掌握的知识更专业，经验也比较丰富，能够比较从容地处理月子里的繁杂事，可以让你的月子过得更轻松一些。如果要请月嫂，在入院待产前就要联系好，通过正规的家政公司签订合同。另外，除了看重月嫂的技术外，人品好、有爱心是最关键的。最好能让月嫂提前来家里熟悉一下环境，并讲明要求及注意事项。

◆ 给家人分好工

提前给家人分好工，比如谁来照顾新妈妈和宝宝，谁来洗衣做饭，谁来采购等等，实行专人专项负责制。每个人都清楚自己的职责，到时候就不会出现混乱状态。

◆ 储备必需营养品

提前采购好新妈妈月子期间需要吃的一些食物，如红糖、红枣、小米、鸡蛋、挂面等，这样一出院就可以马上做来吃，省去了临时购买的麻烦。

提前储备好月子里的必需营养品。

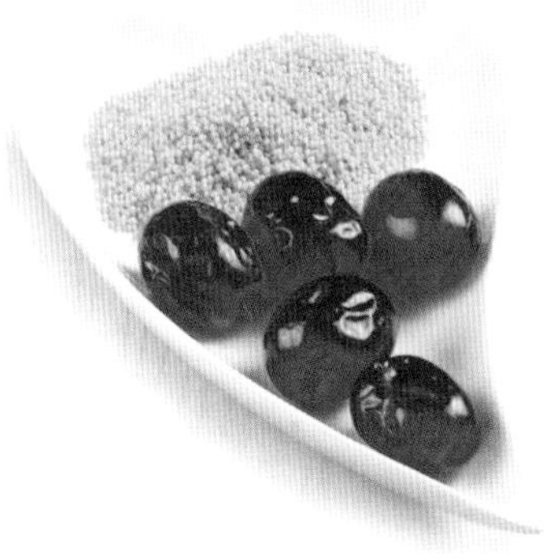

◆ 和亲友定好探望的时间

分娩后免不了会有亲友来探望，要提前定下并告知亲友方便的探望时间，一是便于提前做准备，二是避免在宝宝免疫力还不强时受到他人携带病菌的侵害。最好在宝宝满月后再接待亲友的探访。

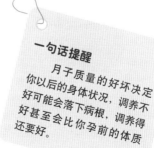

一句话提醒

月子质量的好坏决定你以后的身体状况，调养不好可能会落下病根，调养得好甚至会比你孕前的体质还要好。

第243天

（第35周第5天）

练习爬行有利于生产

接近分娩，你应该趁着还可以适当活动的机会多锻炼，争取让自己获得更多顺产的机会，与健身球锻炼有异曲同工之处的运动——爬行，同样也有助于孕妈妈生产。

◆ 孕妈妈练爬有利于自然生产

怀孕时，腹部的负重增加，连带盆骨向前倾，造成背肌压力及折腰弯度增加，加上髋底骨关节放松，拉紧了底骨的韧带，此外，体内激素改变也会导致盆骨及韧带放松，这令生产时容易引起痛楚。

产前练习爬行，不仅可以平衡脊骨、上身及新受力点的活动，使生产时受力位置不会集中在一处地方，而且可以平衡整体关节及韧带的松紧，使盆体功能变佳，有利于自然生产。

另外，适度的爬行可增强腹肌力量，预防难产，产后爬行则有利于子宫复位。

◆ 练爬需要注意的

1. 爬行时穿一些宽松、舒适的衣物。

2. 可以给你的膝盖戴上护膝。

3. 爬速宜慢，爬幅宜小，重复2~3次，间歇20~30秒。

一句话提醒

勤做产前及产后运动（也可是爬行以外的其他运动，比如散步等）可帮助孕妈妈减轻肚皮下坠力，减少腰背受压，其中产前运动可以平衡整体关节及韧带的松紧度，令生产时更容易。

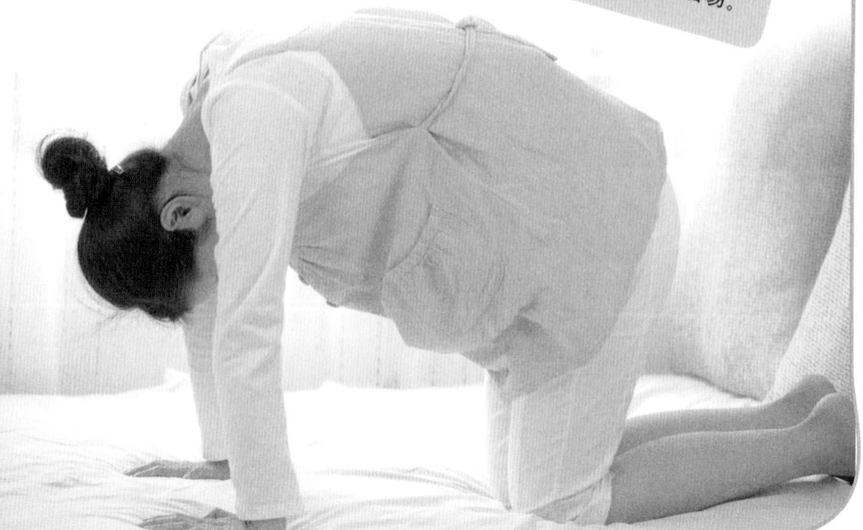

适度的爬行可以增强腹肌力量，预防难产。

第244天

（第35周第6天）

起床时，动作要缓慢平稳

◆ 不要着急起床

人从睡眠的状态醒来时，血压有一个从低到高的过程，如果猛然起床，会使大脑出现短暂性缺血，很容易发生晕厥。因此，你在起床时不要一睁开眼就马上着急起来，而要先在床上躺几分钟，清醒一下，等脑部供血充足之后再起身。

◆ 起床动作要缓慢

起床时，动作要尽量缓慢、平稳。不要直直地坐起身，更不要让腹部用力，而是要侧着身体，先用下边的手臂撑住床面，然后借助另一只手的力量将身体慢慢撑起。如果自己起身有困难，可以让老公帮忙将你扶起。

◆ 床边放置脚垫

因为肚子太大，你坐在床边时脚往往不容易够到地面，在下床时可能会由于重心不稳而摔倒。建议你在床边的地板上放置几块比较厚的硬垫子，在下床时用来搁脚。千万不要用小板凳，否则容易踩翻摔跤。

◆ 先坐在床上活动身体

经过一晚上的睡眠之后，你可能会有身体僵硬、腰酸背痛等现象出现。这时先不要着急下床，而是先坐在床上将身体各关节活动开，比如前后左右转动一下脖子，伸平手臂做一下扩胸运动（但千万不要做伸懒腰的动作）等，这也许会让你感到更舒服些。

一句话提醒

如果你在起床时经常有头晕的情况发生，就要到医院检查一下是否有贫血或低血压。

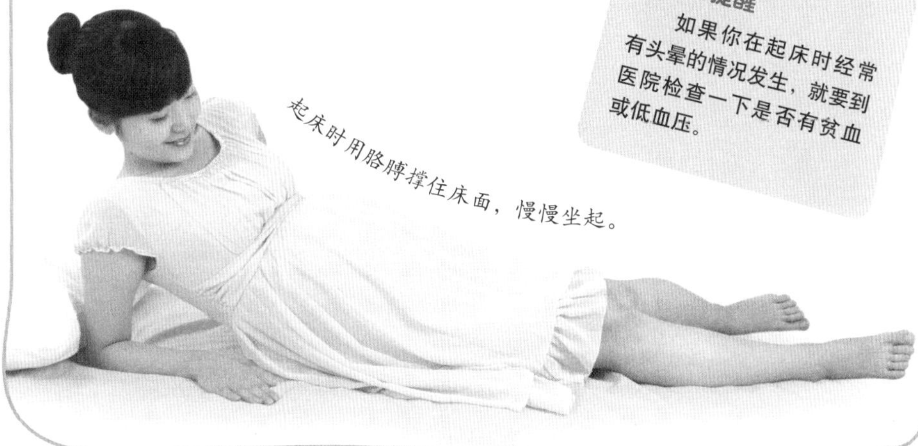

起床时用胳膊撑住床面，慢慢坐起。

第245天

（第35周第7天）

列出临产前的注意事项

临近入院待产的日子，看看以下这些事情你是否都已经安排好了，考虑得越详尽越周密越好。准爸爸也一定要帮着计划。

1. 是否将医院和医生的联系电话记录下来了。

2. 应该什么时候给医生打电话。

3. 医生和护士下班后如何能找到他们。

4. 是先给医生打电话还是直接去医院。

5. 家离医院有多远。

6. 乘坐什么交通工具去医院，多长时间能够到达。

7. 如果遇到交通拥堵，大约需多长时间到达医院。

8. 是否预先熟悉过从家到医院的路程。

9. 当一条路堵塞时，有没有其他的路可供选择。

10. 是否已经安排好人时刻守护在你身边。

11. 是否将家里的事情安排好，有没有请人帮忙看家、照顾宠物和料理家务。

12. 工作的事情是否安排好了，有没有告知上司和同事你的预产期。

当然，除了上述内容，你还有许多要注意的方面。有时候自己可能考虑不够周全，难免会漏掉一些重要事项或特别需要注意的，这时候你就需要和自己的父母、朋友、同事甚至是邻居多做沟通，从他们那里得到一些信息，毕竟人多力量大，每人想出一点，你就会得到一份更周密的保障。尤其是有过生产经验的人，她们的意见和建议对你来说参考价值非常大，如果你恰巧有刚生产过的亲戚或朋友，最好能够向她们咨询；如果没有，也可以通过网上论坛来和其他的妈妈交流，相信你会得到很多帮助。

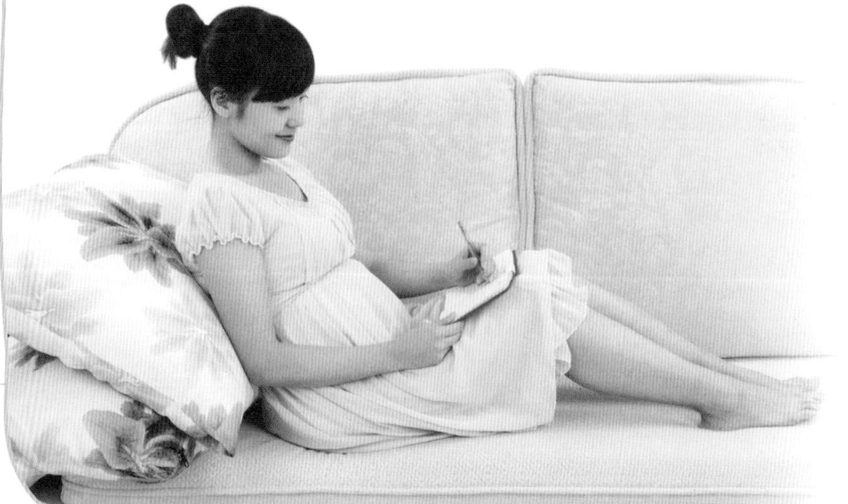

第246天

（第36周第1天）

皮肤上的胎脂开始脱落

◆ 看胎宝宝正在发生哪些变化

本周胎宝宝的个子没有什么明显变化，头臂长约33厘米，一直到出生也不会长高太多了。体重约2750克，而且还在以每天28克的速度继续增加，“饭量”可不小啊。

指甲没有停下生长的脚步，快要超过指尖了，看来它是想在发育竞赛中争第一了。覆盖于胎宝宝全身的绒毛和在羊水中保护胎宝宝皮肤的胎脂完成了各自的使命，开始脱落，陪伴了主人这么久，真是有些不舍得离开呢。这些脱落的物质会和其他分泌物一起被胎宝宝吞咽下去，它们将积聚在胎宝宝的肠道里，变成黑色的混合物——胎粪，成为宝宝出生后的第一团粪便。

这时，胎宝宝小房子的“墙壁”已经变得很薄了，当他活动时，有可能会顶到“墙壁”，手肘、小脚丫或头部就会清楚地在你的腹部突现出来，时不时地在这里或那里鼓起一个小包，提醒你不要忘记他的存在，很有意思。

到第37周末，胎宝宝就是足月儿了(在37~42周出生为足月儿，在37周前出生为早产儿，在42周后出生为过期产儿)，给他一个吻吧，奖励一下他的坚持。

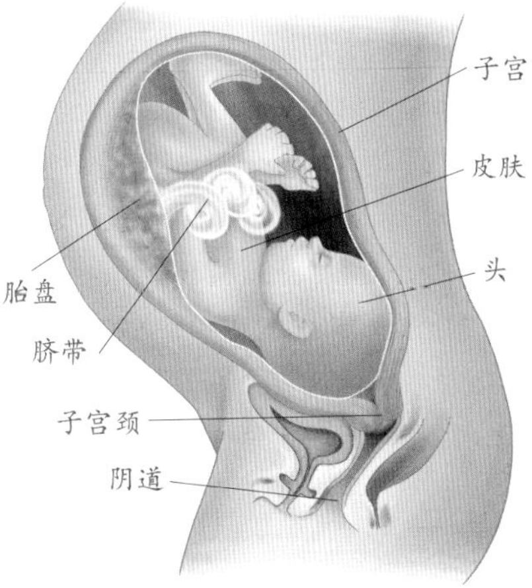

胎脂开始脱落，到本周末，胎宝宝就是足月儿了。

本周要事提醒

1 从本周开始，你需要每周做1次产检了。

2 日常生活的各方面都要小心，预防羊水早破。

3 进入分娩前的关键时期，在对胎宝宝的监测上仍然不能放松，坚持每日数胎动，将得出的数据记录在案，以便分娩时给医生做参考。

第247天

（第36周第2天）

补锌，让分娩更顺利

◆ 锌对孕妈的重要性

锌是人体必需的微量元素，它参与体内蛋白质、脂肪、糖、核酸等物质的合成，是人体新陈代谢中200余种酶的激活因子。如果你缺锌，会严重影响到胎宝宝大脑、内脏等重要器官的生长发育。另外，你的血锌水平与分娩方式的确定也密切相关。自然分娩时主要靠子宫的收缩，而能够促进子宫收缩的子宫平滑肌细胞内ATP酶的活性，取决于你体内的血锌水平。血锌浓度高，子宫收缩有力；血锌浓度低，则子宫收缩无力，使产程延长，增加你的痛苦和出血量。

因此，孕妈在孕期，尤其是产前要注意补充足量的锌，提高机体的免疫力，使体内有一定量的锌储备，有利于分娩和产后恢复。

◆ 如何判断自己是否缺锌

伸出双手看一下你的指甲，如果指甲上有白斑，就说明你已经缺锌了，白斑越多缺锌越严重。这当然只是一个比较粗略的判断方法，没有白斑也不能证明你不缺锌。如果你想要得到更确切的结果，那就到医院做个血锌化验。

◆ 产前补锌注意事项

1. 不要超过每日推荐补充量（16.5毫克）。体内锌含量过高会抑制机体对铜和铁的吸收，容易引起缺铁性贫血。

2. 缺锌不严重时提倡食补。多食用瘦肉、鱼类、蛋黄、苹果、葵花子等含锌丰富的食物。

3. 如需服用补锌产品，注意不要与牛奶同服，也不能空腹服用。

一句话提醒

分娩会极大地消耗体力，加上要进行哺乳，你应该继续补充各种微量元素，否则身体会吃不消。

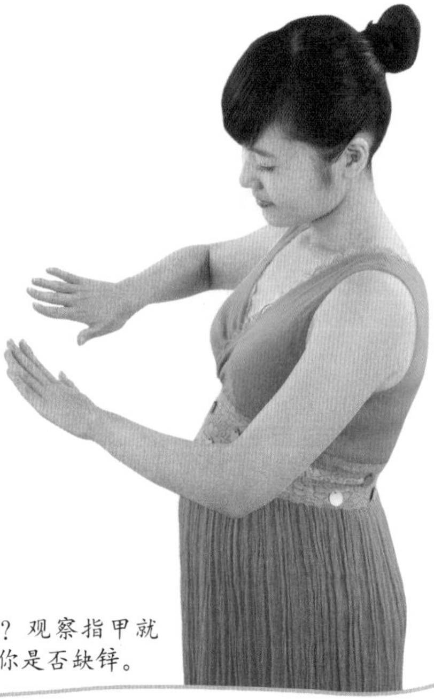

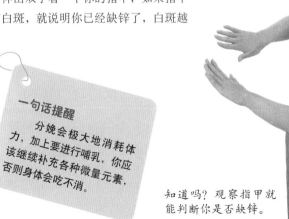

知道吗？观察指甲就能判断你是否缺锌。

第248天

（第36周第3天）

准爸支招：让紧张孕妈放松的小窍门

◆ 布置温馨的家居环境

眼睛所看到的总是能直接影响人的心情和行为，因此准爸要用孕妈喜爱的颜色或物品来装饰居室。比如，将窗帘和床单换成干净、柔美的粉红色，床头和沙发上堆满可爱的毛绒玩具，桌子上摆上一捧娇艳欲滴的鲜花，将灯光调得柔和、温暖，孕妈看到这种场景，会感觉很温馨，很甜蜜，自然就会放松下来。

◆ 播放轻松美妙的音乐

美好的音乐具有很好的治疗效果，能够缓解焦虑的情绪。准爸可以买几张模拟大自然声响的CD，经常播放给孕妈听。海浪拍打沙滩、微风拂过树叶、鸟儿快乐啼鸣……让孕妈感觉到像置身于大自然一样轻松、惬意。

◆ 制造孕妈偏爱的气味

某些气味具有令人放松和平静的气味，比如花草的香味。准爸可以利用一些香薰（不过若使用精油的话要稍加注意，可参考本书第74天相关内容）让家中的气味变得更好。另外，有些孕妈会偏爱一些特殊的味道，比如太阳晒过的棉被的味道，火柴燃烧的味道，甚至是准爸身上的汗味，虽然这些偏好有些奇怪，不过只要能让孕妈放轻松，准爸尽可以大胆地来制造。

◆ 放松身体肌肉的按摩

一些轻轻的按压能够起到放松肌肉的作用，可能会让孕妈的身体迅速放松下来。这就需要准爸多花一点时间来尝试不同类型的按摩方法，并找到能让孕妈感到最舒适的那一种。

需要特别注意的事，准爸在给孕妈按摩时一定要使用正确的手法，有些禁忌穴位注意不要碰到，具体注意事项可以参考本书第166天内容。

一句话提醒

怀孕不是孕妈一个人的事，需要准爸在生活起居上多加照顾，尤其是在孕妈出现心理问题时，准爸更要多关心。

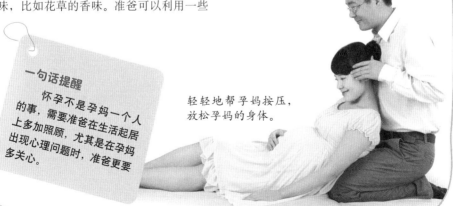

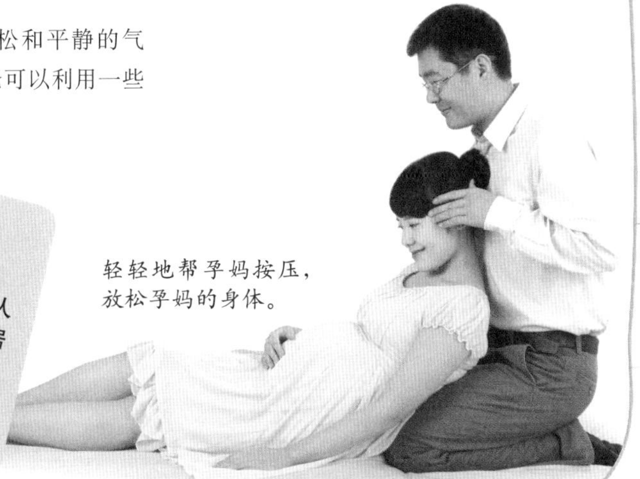

轻轻地帮孕妈按压，放松孕妈的身体。

第249天

（第36周第4天）

别忽视了准爸的产前焦虑

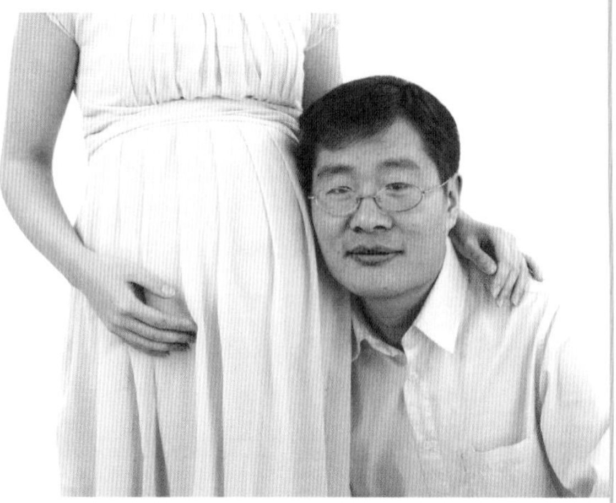

准爸也有可能患上产前焦虑症。

◆ 关注准爸的产前焦虑

产前焦虑不仅仅是你的专利，准爸也会得。因为准爸作为家庭的支柱，宝宝的到来将使他面临更大的压力，有些不良的情绪一旦处理不好，就会转化为焦虑。因此，你平时也要多关心一下准爸，及时发现他身体及情绪上的异常，阻止产前焦虑的侵袭。

◆ 准爸为何也有产前焦虑

1. 担心宝宝的降临会打扰甜蜜安逸的两人世界。

2. 你在孕期出现的各种不适让准爸感到紧张、无措。

3. 你情绪不好时觉得准爸做什么都不对，或将情绪都发泄给准爸时，准爸会觉得委屈。

4. 担心宝宝的降临会增加家庭的经济负担，或害怕不适应父亲的角色，因而对未来产生担忧。

◆ 准爸预防产前焦虑的方法

1. 多看看孕产类的书籍，了解相关的知识，让自己在照顾孕妈孕期生活时变得从容。

2. 正视孕妈怀孕的事实，想象一家三口其乐融融的画面，而不只是把宝宝的到来看成一种责任和压力。

3. 和已经做爸爸的同事或朋友交流，向他们请教经验，并得到支持、鼓励和安慰。

4. 更多地参与胎教，在出现胎动时用手摸摸孕妈的肚子，加深对胎宝宝的感情。

5. 坚持锻炼身体，健康的身心有助于增强信心，舒缓压力，克服焦虑。

6. 享受当下的生活，不要过分苛求自己，过分追求完美。

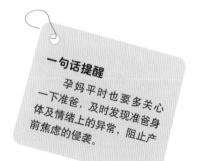

一句话提醒

孕妈平时也要多关心一下准爸，及时发现准爸身体及情绪上的异常，阻止产前焦虑的侵袭。

第250天

（第36周第5天）

顺产的4大条件，你具备吗

◆ 胎宝宝娩出的通道——产道

产道分为骨产道与软产道两部分，这两部分的状态共同决定着胎宝宝娩出的顺利与否。

这里主要说的是骨产道，即骨盆。它是一个形状不规则的椭圆形弯曲管道。骨盆的大小和形态必须符合产科对其规定的各项测量标准，胎宝宝才有可能顺利通过。如果你的骨盆异常(发育过小或受过外伤)，管道中的某些径线较短，胎宝宝通过时就会受阻而造成难产。

◆ 将胎宝宝逼出的力量——产力

临产时，只有经过充分的宫缩，才能迫使宫口扩张开全，以利于胎头的下降。当然，这个过程是很疼痛的，尤其对于初产的孕妈来说，短暂的疼痛很难完成上述过程，而持续的疼痛是很消耗体力的，这就需要你有足够的力气来承受长时间的疼痛。

◆ 胎宝宝自身的条件

胎位和胎宝宝的大小也是自然分娩中的重要因素。

正常的胎位应该是头朝下，面部紧贴于胸部，双手环抱于胸部，两腿向胸部弯曲，这种姿势有利于胎宝宝及时转动来适应产道的形态。如果胎位不正（屁股或腿在下，或横躺在子宫里），就很可能被卡住，影响娩出，所以除了头朝下的胎位，其他胎位都会进行剖宫产。

如果你的骨盆正常，一般通过3500克以下的胎宝宝是没有问题的，但当胎宝宝过大（超过4000克）或头部太大、太硬，不易被挤压时，通过产道就会有难度。

◆ 孕妈的精神状态

焦虑、紧张的情绪会消耗你的体力，使你对疼痛的敏感性增加。同时，精神状态的好坏直接影响大脑皮层神经中枢命令的传送，使产力过强或过弱，影响宝宝的下降及转动，使产程进展缓慢。胎宝宝在子宫内待的时间过长，容易造成缺氧、窒息，甚至死亡。

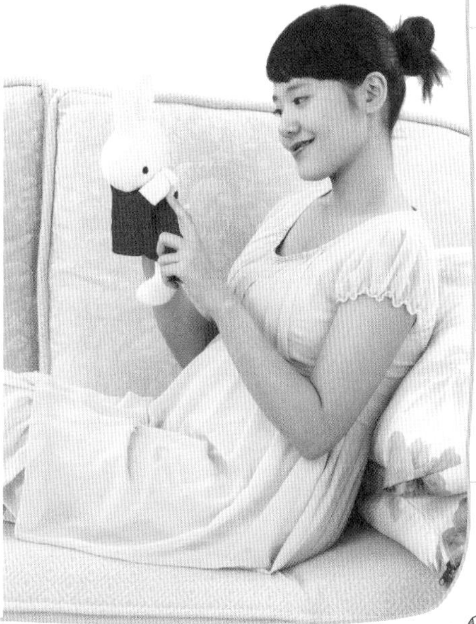

第251天

（第36周第6天）

最后一个月要避免性生活

◆ 孕8~9月谨慎性生活

这段时间是胎宝宝发育的最后关键阶段，不一定要绝对禁止性生活，但在过性生活时要非常非常小心。

此时胎宝宝生长迅速，子宫增大很明显，胎膜里的羊水量也日渐增多，张力也随之加大，在性生活中稍有不慎，就可能导致胎膜早破，致使羊水大量地流出，使胎宝宝的生活环境发生变化，活动受到限制，子宫壁紧裹于胎体，直接引起胎宝宝宫内缺氧，导致早产。即使在胎膜破裂后勉强保胎，也有可能引起宫腔内感染，使胎宝宝在未出生之前就饱受各种细菌的袭击，引起新生儿感染。轻者可以给婴儿后天的发育及智力带来不良影响，重者危及生命。

◆ 孕晚期性生活注意事项

1. 注意体位，最好采用准爸从背后抱住孕妈的后侧位。这样不会压迫孕妈的腹部，也可减少孕妈的运动量。

2. 控制频率和时间，动作要轻柔，避免给予机械性的强刺激，以免引起子宫强烈收缩。

◆ 孕10月严禁性生活

进入孕期的最后一个月，你的子宫已经变得很大，对外来的刺激非常敏感。尤其是孕36周以后，子宫口逐渐张开，随时会出现分娩征兆，如果这时进行性生活，很容易使胎膜发生破裂、羊水受到感染或子宫收缩而引起早产。因此，为了你和胎宝宝的安全，最后一个月一定要停止过性生活。

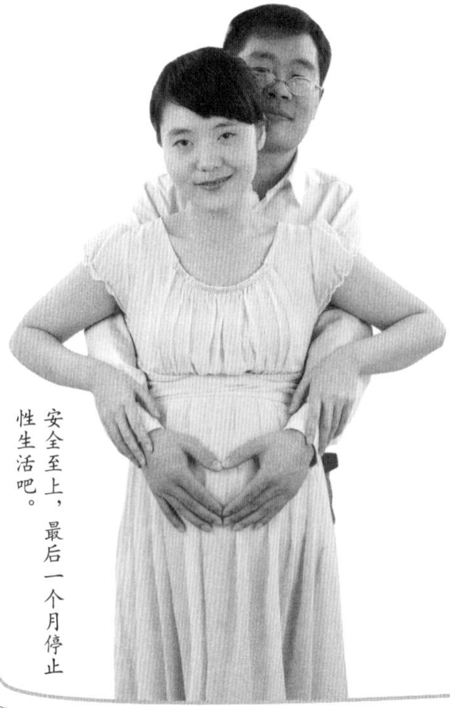

安全至上，最后一个月停止性生活吧。

一句话提醒

如果孕妈不愿意在孕晚期再过性生活，准爸千万不要勉强她，否则不愉快的心情很容易让她的思想走极端。

第252天

（第36周第7天）

异地分娩需要注意的事项

一般来说，产检医院就是分娩医院，但是有很多在外地打工的孕妈妈想回到老家去生产或者想回到自己父母所在的地方生产，这就涉及到了异地生产的问题，孕妈妈需要比在本地生产多留意一些事情。

◆ 要早些休产假

最少要提前1个月，因为异地生产需要大着肚子旅行，越晚在路上越不安全，而且这时候已经不被允许坐飞机了，所以旅行时间比较长，肚子太大了也很不方便。

◆ 找一家合适的医院

到了异地之后，首先要做的就是要找一家合适的医院。医院最好距离自己的住处近一些，然后将那些口碑好、技术好、可以做产检全部项目的专科医院作为首要考虑，妇幼保健站一般都比较适合。选定了医院以后就要去做在这家医院里的第一次产检了，产检时带上母婴健康手册，让产检医生能对自己的孕情有个全面了解，然后根据医生指示做相关的检查就可以了。

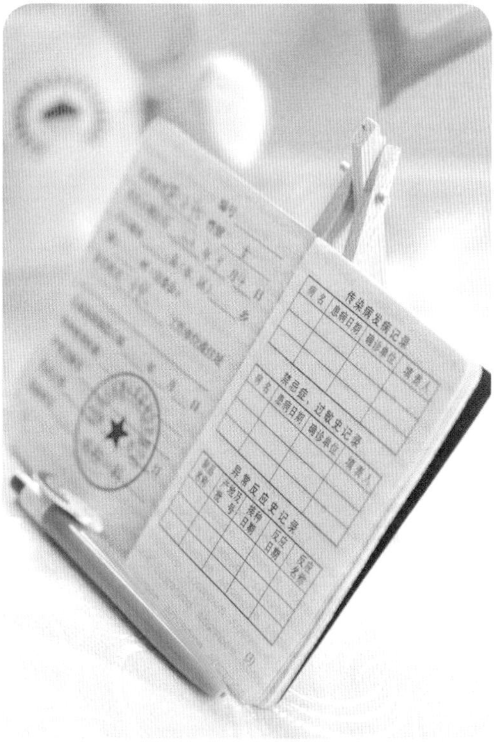

回异地分娩一定要记得带齐相关的证件、母婴健康手册等。

一句话提醒

异地分娩还涉及到一个生育保险报销的问题，不同地方有一些特别的规定，要在入保险的地方的社保局问清楚异地生产报销费用的相关规定，避免将来补材料麻烦。

1个月 第1周 第2周 第3周 第4周
2个月 第5周 第6周 第7周 第8周
3个月 第9周 第10周 第11周 第12周
4个月 第13周 第14周 第15周 第16周
5个月 第17周 第18周 第19周 第20周
6个月 第21周 第22周 第23周 第24周
7个月 第25周 第26周 第27周 第28周
8个月 第29周 第30周 第31周 第32周
9个月 第33周 第34周 第35周 第36周◀
10个月 第37周 第38周 第39周 第40周

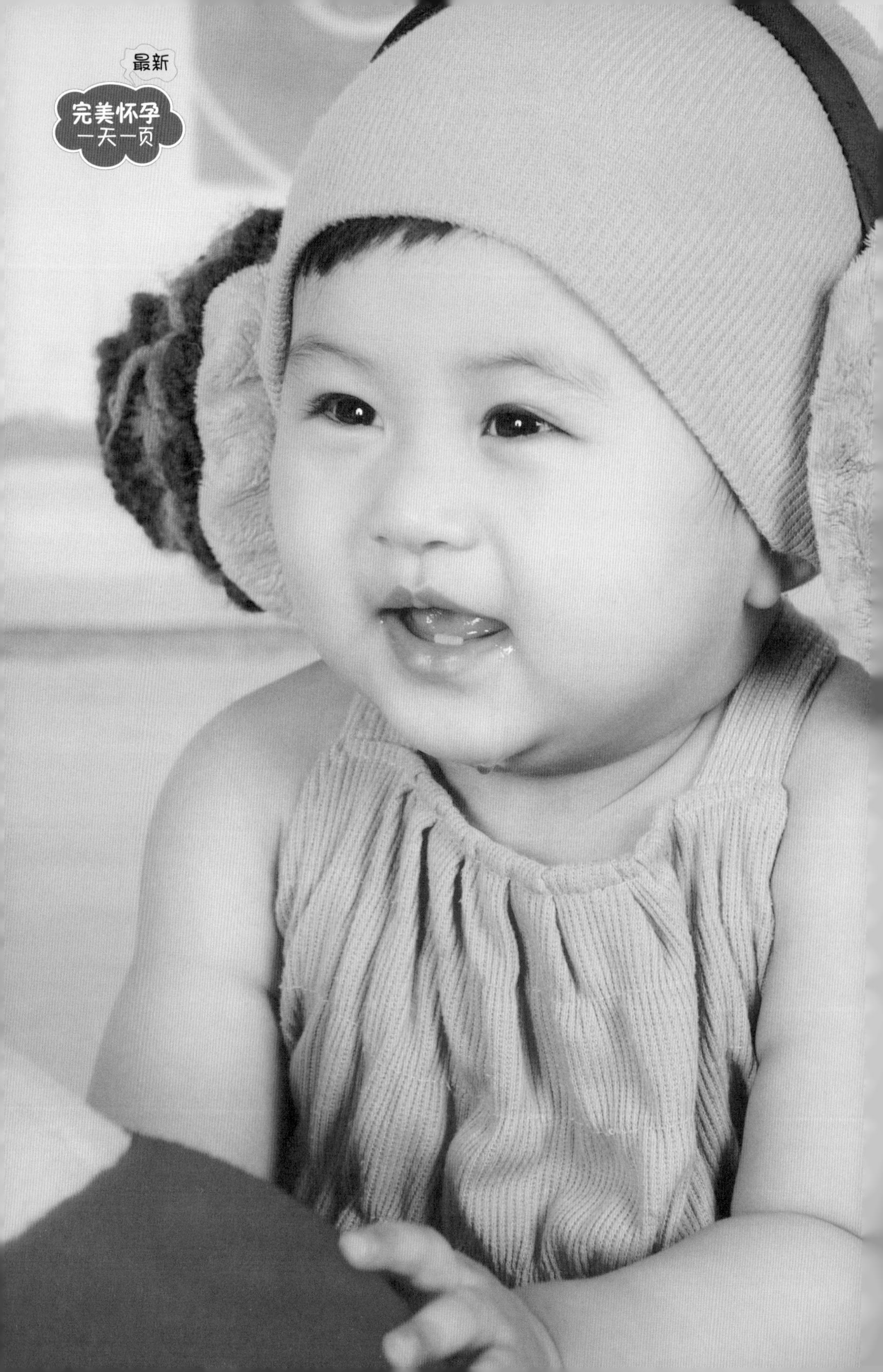

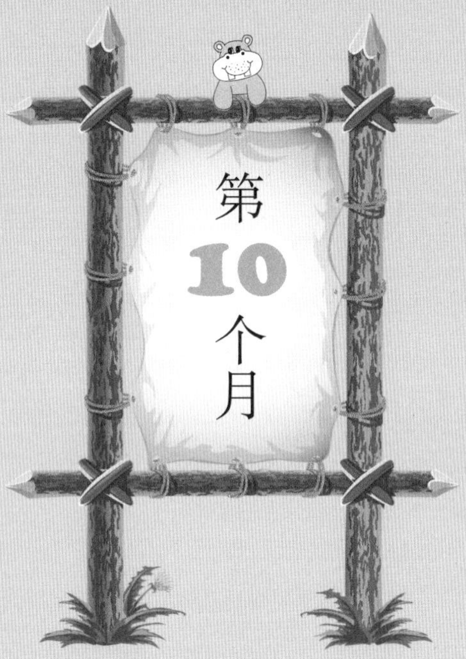

宝贝，咱们一起加油

10个月的孕程即将结束，马上就要和圆圆的“皮球”说再见了，你竟然会有一丝不舍。是啊，虽然与你的整个生命历程相比，10个月是短暂的，但它融入了不安、兴奋、担心、幸福、忧虑、欣慰、疼痛……如此丰富的情感体验，将成为你生命中挥之不去的美丽记忆。

属于你的“第二次生命”就要降临，无论前路是坎坷崎岖，还是平坦通达，你都要用自己的爱之泉用心浇灌这朵娇艳的“生命奇葩”，来完成从女孩到母亲的完美蜕变。

感谢大自然赋予你的权利吧，你会相信，能够感受孕育生命的过程，成为一个平凡的母亲，已然足够……

第253天

（第37周第1天）

庆祝，宝宝已是足月儿了

看胎宝宝正在发生哪些变化

分娩倒计时1个月，希望就在眼前了。胎宝宝头臀长约34厘米，体重3000克左右，已经是个足月儿了，可喜可贺！

皮肤还是有点薄，呈现出淡淡的红色。皮下脂肪真是尽职尽责，将皮肤撑得鼓鼓的，表面的褶皱已经消失，胎宝宝看起来又胖又圆，煞是可爱。头发又长又密，大约有3~4厘米长，他是想让妈妈为自己做一支胎毛笔留念呢。手、脚的肌肉变得发达，骨骼也变硬了，能够有力地抓握和踢腿。宝贝儿舒展筋骨时可要轻一些啊，不要打到妈妈，妈妈可是很怕疼呢。肠内聚积了大量的胎粪、墨绿色的细胞块，及肝、胰腺和胆囊产生的废物，这些废物会在宝宝出生后很快就排出了。

胎宝宝的头现在已经完全进入骨盆了，如果此时胎宝宝还不肯“倒立”，那胎位转正的机会就很小了。如果出现这样的情况，医生通常会建议你剖宫产。

至此，除了脂肪的增加，胎宝宝身体其他部位的生长会逐渐进入“休眠期”，为与你见面“养精蓄锐”了。

本周要事提醒

1 产检时做整个孕期的最后一次B超，估测胎宝宝的发育情况、羊水及胎盘状况。

2 进行乳房护理及按摩的工作，以软化乳房，使乳头和乳晕的皮肤强韧，保持乳腺通畅，为产后顺利哺乳做好准备。

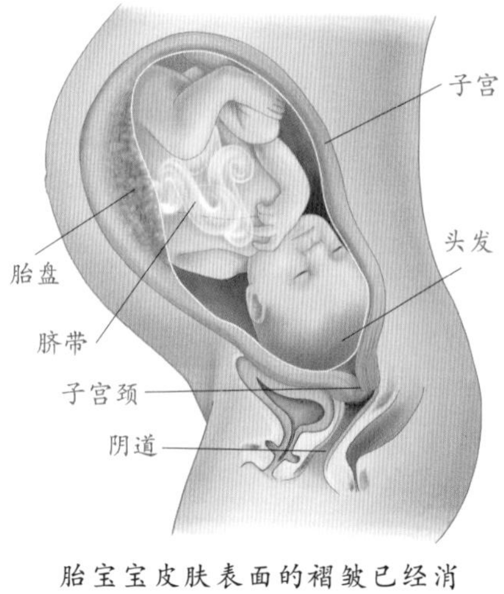

胎宝宝皮肤表面的褶皱已经消失，看起来又胖又圆，煞是可爱。

第254天

（第37周2天）

开始每周做一次胎心监护

什么是胎心监护

胎心监护是胎心胎动宫缩图的简称，是利用胎心率电子监护仪将胎心率曲线和宫缩率压力波形记录下来后供临床分析，用以正确评估胎宝宝宫内情况的重要检测手段。通过信号描记瞬间的胎心变化所形成的监护图形的曲线，可以了解胎动时、宫缩时胎心的反应，以推测胎宝宝宫内有无缺氧。

胎心监护怎么做

正常情况下，从怀孕37周开始就要每周到医院做一次胎心监护，如果有妊娠合并症或并发症，可提前到怀孕28~30周开始做。

在医院的胎心监护室里，医生会让你躺在检查床上，露出肚子。然后在你的肚子上绑两个探头，用以监测胎心和胎动。一个绑在下腹部，即子宫顶端的位置，是压力感受器，主要是为了了解有无宫缩及宫缩的强度；另一个放置在腹部对应胎宝宝胸部或背部的位置，进行胎心的测量。持续进行约20分钟的监测，如果胎心音每分钟在120~160次，或胎动20分钟3次以上，就说明胎宝宝基本正常，没有缺氧现象。

关于胎心监护你要知道的

1. 选择一天当中胎动最频繁的时间去做胎心监护，避免不必要的重复。

2. 做胎心监护前适当吃点东西，保持体力，以维持正常胎动。

3. 如果监护过程中胎宝宝变得不爱动了，那很有可能是睡着了，你可以轻拍腹部将他唤醒。

4. 如果一次胎心监护的结果不理想，可以适当延长时间，或者吸一下氧后再做一次。

5. 胎心监护只能监测胎宝宝某一时段胎心率是否正常，因此千万不要因为一次胎心监护正常就觉得万事大吉，自己在家里还要勤数胎动，对胎宝宝的日常状况做到心中有数。

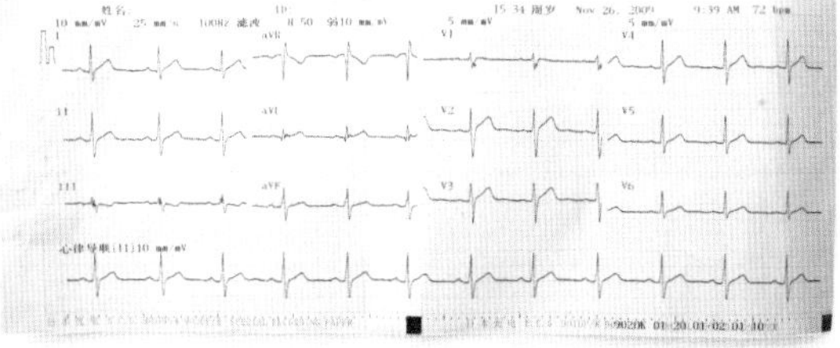

一句话提醒

胎心监护是利用超声波的原理对胎宝宝在子宫内的情况进行监测，对胎宝宝是没有伤害的，这一点你可以放心。

第255天

（第37周第3天）

自然分娩，好处多多

自然分娩对妈妈的好处

1. 胎宝宝准备出生时，腹部的阵痛会刺激你的垂体分泌一种叫催产素的激素，这种激素不但能促进产程的进展，还能促进你产后乳汁的分泌，甚至在促进母子感情中也起到一定的作用。

2. 自然分娩损伤小、出血少，产后会立刻觉得十分轻松，很快能下地活动，饮食、大小便等日常生活也很快能恢复正常，可以有充沛的精力照顾新生宝宝。而且住院时间短，产后最多3天就能出院，并能及早进行锻炼，有利于体形的恢复。

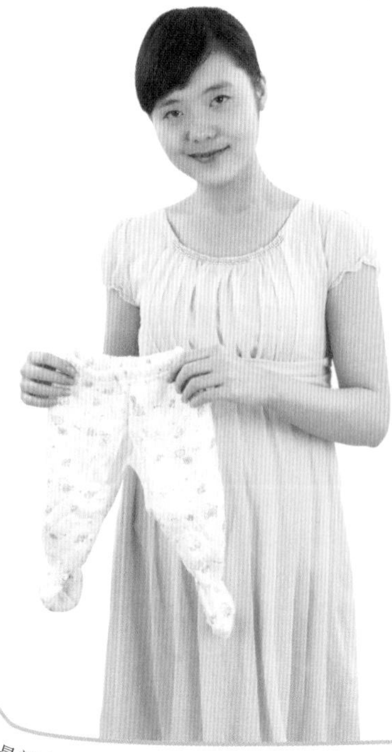

自然分娩对妈妈和宝宝都有很大好处。

自然分娩对宝宝的好处

1. 自然分娩时有规律的子宫收缩会促使胎宝宝肺部迅速产生一种叫做肺泡表面活性物质的磷脂，使宝宝出生后肺泡弹力足，容易扩张，能很快建立自主呼吸。同时，胎宝宝经产道的挤压，呼吸道里的黏液和水分都被挤压出来，可有效预防新生儿吸入性肺炎和新生儿湿肺的发生。

2. 经阴道自然分娩时，胎宝宝有一种类似于“获能”的过程，它能帮助宝宝从母体获得一种免疫球蛋白（IgG），出生后机体抵抗力增强，不易患传染性疾病。

3. 胎宝宝在经过产道时会主动参与一系列适应性的转动，这会增加他皮肤及末梢神经的敏感性，为日后身心协调发育打下良好的基础。另外，通过阴道分娩的胎宝宝，由于头部受到产道的挤压，对今后的大脑发育都有一定的好处。

一句话提醒

自然分娩时有仰卧、半坐、侧卧、站立、蹲等多种姿势可供选择，但还是要以你感觉舒适且能用得上力的姿势为准。

第256天

（第37周第4天）

无痛分娩，你了解了吗

无痛分娩如何镇痛

无痛分娩在医学上称为分娩镇痛，是利用药物麻醉及其他的方法来减少或解除产妇的痛苦，是既止痛又不影响产程进展的一种分娩方式。

我们一般所说的无痛分娩是指利用药物来达到镇痛效果。一种是椎管内阻滞镇痛，是当宫口开到3~4厘米时，麻醉医生在产妇的腰部将低浓度的局部麻醉药注入蛛网膜下腔或硬膜外腔。采用间断注药的方式来镇痛，镇痛可维持到分娩结束。另一种是笑气（一氧化二氮）镇痛。它是一种吸入性麻醉剂，在镇痛时按一定比例与氧气混合吸入，对呼吸、循环无明显抑制作用，对子宫、胎宝宝也无明显影响。吸入混合笑气后，数十秒便可产生镇痛作用，停止数分钟后作用消失。

无痛分娩的优势

1. 麻药浓度小，只相当于剖宫产的1/5，很安全。

2. 药管固定在腰部，你可以带着药管到处活动，不影响给药，很方便。

3. 整个无痛分娩过程在产房中即可进行，无需进手术室操作。

4. 因为是局部麻醉，你能够保持清醒的意识配合分娩，在没有痛苦的情况下全心感受新生命的诞生。

不是谁都适合无痛分娩

有下列情况之一的孕妈，不适合使用无痛分娩：

1. 产前出血。

2. 有心脏病或心脏功能不全。

3. 低血压或患有败血症、凝血功能障碍。

4. 背部皮肤感染、腰部感染，无法实施麻醉。

5. 腰部有外伤或患有脊柱畸形、神经系统疾病等。

6. 持续性宫缩乏力，静脉滴注催产素后仍无明显变化。

7. 胎位不正、前置胎盘、胎心不好、羊水异常、产道异常、胎宝宝宫内缺氧等。

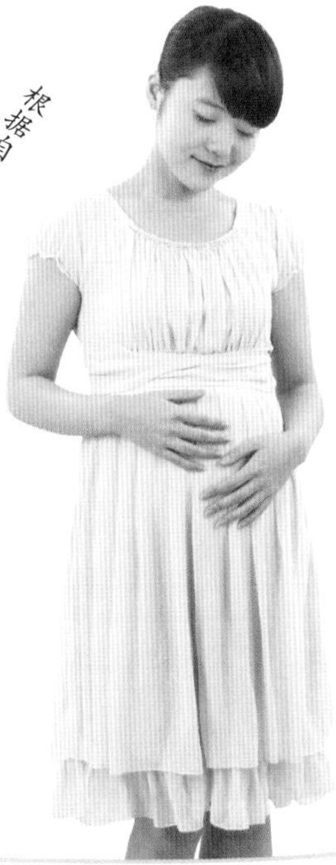

根据自己的情况决定是否进行无痛分娩。

第257天

（第37周第5天）

“秋后算账”——剖宫产之痛

剖宫产对妈妈的影响

1. 剖宫产的失血量要高于自然分娩。

2. 手术过程中可能有子宫损伤切除或其他内脏器官的损伤等情况，且术后容易引起伤口感染。

3. 术后恢复比较慢，容易出现盆腔内组织粘连、腹腔感染等情况，且泌尿生殖系统疾病和宫外孕的发生率也比较高。

4. 术后子宫会留下瘢痕，如果再次怀孕，很容易发生子宫破裂。

剖宫产对宝宝的影响

宝宝没有经过产道的挤压，不利于正常呼吸的建立，容易引发肺部疾病或呼吸窘迫综合征。

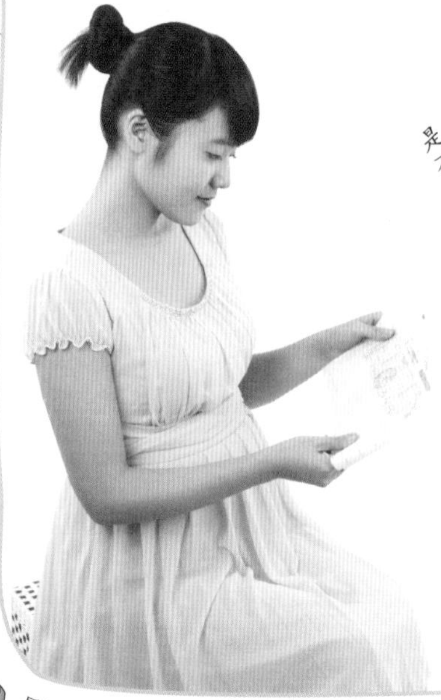

是否采取剖宫产，要慎重考虑。

你是否需要做剖宫产

有以下情况的建议做剖宫产。

1. 初产年龄大于35岁。

2. 产道异常，如骨盆狭窄、骨盆畸形、骨盆与胎头大小不相称等。

3. 重度妊娠合并症，如高血压、糖尿病、心脏病、慢性肾炎等。

4. 临产前宫缩无力，经使用催产素无效，或产前发生严重出血。

5. 产程迟滞（超过20个小时）或停止，胎宝宝从阴道娩出困难。

6. 胎宝宝过大、胎位不正或宫内窘迫、缺氧，经治疗无效的。

剖宫产：横切还是纵切

剖宫产的刀口有横切口和纵切口两种。两种切口各有优劣，纵切口有利于术中根据不同情况，迅速取出胎儿，但术后瘢痕较大，愈合也较慢；横切口对麻醉效果要求较高，但术后伤口小，恢复快。具体采用哪种切口，应由医生决定。

一句话提醒

剖宫产手术前8小时内不要进食，并做好自身清洁，保证充足的睡眠，训练床上排尿的习惯以防术后出现尿潴留。

第258天

（第37周第6天）

入院待产包里该准备些什么

待产包里的妈妈用品

名称	数量
开襟外套	1件
出院服装	1套
哺乳式文胸	2~3件
束腹带	1个
防溢乳垫	1盒
吸奶器	1个
卫生纸	若干
产妇卫生巾	1包
毛巾	2条
水盆	2个
牙具	1套
护肤品	1套
餐具	1套
营养品	若干

其他物品

1. **入院证件**：医保卡、母子健康手册。

2. **现金、银行卡**：两者都需要准备，并提前了解医院的支付方式。

3. **笔记本、笔**：记录阵痛、宫缩时间，或写待产日记。

4. **照相机或摄像机**：爸爸为妈妈、宝宝拍照、摄像留念，要确保电量充足。

待产包里的宝宝用品

名称	数量
包被	1条
婴儿衣服	1套
围嘴	2个
奶粉	1袋
奶瓶	1个
奶瓶消毒器	1套
纸尿裤	1包
湿纸巾	1包
护臀霜	1支

待产包的整理窍门

按使用时间放置：将物品按照入院、分娩、住院、出院的时间段，分别放置在不同的袋子里，然后再装入待产包，这样使用时就不需要大范围翻找了。

按物品功能放置：将衣服、洗漱用品等分别放置在不同的袋子里，查找起来很容易。

按贵重程度放置：将妈妈用品和宝宝用品放置在不同的小包里，然后再一起放入一个大包里，另外将贵重物品（上述清单中的“其他物品”）放在随身带的小包里。

第259天

（第37周第7天）

计划一下产假时间，完美交接工作

◆ 产假何时开始休

根据最新规定，正常情况下，产假都是98天。这也是不算短的一段时间了，所以一定要好好计划一下。

至于什么时候开始休产假，就要根据个人情况来定了。如果产检一切正常，那么你就可以工作到预产期前1周；如果身体不允许，那就提前1个月或者更早开始休产假，不过产后休息的时间就会相对短一些。另外也要看天气情况，如果是在夏天或冬天，天气太热、太冷，上下班不方便，那就可以早点休假。总之，休假开始时间可以由你自己灵活掌握。

◆ 如何更好地交接工作

如果你打算休产假了，那么至少要提前1个月开始准备交接工作。工作的交接大体可以分为以下3方面内容。

和上司谈话：这项工作很重要，它将关系到你休产假时的待遇和休完产假后的工作安排等问题。建议你选择在上司工作较不繁忙、心情较好时和他（她）谈。首先感谢他（她）对自己的栽培、照顾和理解，然后再谈具体安排，包括产假期间的工资、具体谁来接手自己的工作等问题。

交接工作：如果接手你工作的人是专门安排给你的，没有其他工作，那么你就可以让他（她）全心地跟在自己身边学习。先将整个工作流程展示给他（她），然后再分步骤、内容一项一项地传授。如果你要交接的对象还有其他工作，那你就将自己的工作中的重点内容及需要注意的事项、遇到问题时找谁及如何解决等一一列在纸上，力求清晰简明、一目了然。

和同事告别：3个月时间不能和同事见面，也算是小别了，所以告别工作一定要重视。如果有精力，你可以和同事小聚一餐或提前分发喜糖，为以后良好关系的继续做好铺垫，不至于因为休了一次产假就变得陌生和有距离感。

◆ 好好计划一下产假内容

刚开始休产假时，因为突然轻松下来，难免会有一种无所事事的茫然感，这时千万不要闲着，趁着分娩前好好地计划一下产假的内容，比如什么时候做最后一次产检，生产时都要准备些什么等，这些都关系到你的产假能否有条不紊地进行。

一句话提醒

休假时不要断了与单位的联系，可以偶尔跟上司或同事通通电话，了解单位的新动态，以便再回来上班时能尽快融入。

第260天

（第38周第1天）

头部完全入盆了

看胎宝宝正在发生哪些变化

临产的日子越来越近了，你会不会觉得很紧张呢？放轻松，不然胎宝宝也会很紧张的。胎宝宝头臀长约35厘米左右，体重约3200克。他现在变得很安静，很少出现剧烈的胎动，因为他知道自己将要做什么，所以在为降生储存体力呢。

随着一层细细的绒毛和白色胎脂的陆续“下岗”，皮肤开始变得光滑，胎宝宝就要“脱胎换骨”了。

本周是值得纪念的一周，因为胎宝宝的呼吸系统、消化系统和泌尿系统已经全部发育成熟，即使“走”出小房子，它们也能够正常工作了。大脑已经开始有条不紊地指挥着各组织器官的工作，并会在出生后继续成长为一个出色的“指挥官”。

胎宝宝的大脑袋处在身体的“领衔”位置，头围几乎与双肩和臀围相等，骄傲地左摇右摆，因为出生时最先见到妈妈的可是它哦。现在它已经完全入盆，被周围的骨架保护着，等待着“披荆斩棘”那一天的到来。没有大脑袋来抢位置，小胳膊、小腿和小屁屁终于获得了“解放”，有更多的空间来玩耍了。

本周要事提醒

1 停止工作，好好休息，安心在家待产。

2 注意观察分娩征兆，因为宝宝可能随时都会出生，但也不要整日被此事困扰。

3 如果你需要一位导乐助产士或进行无痛分娩，提前跟医院联系、协调。

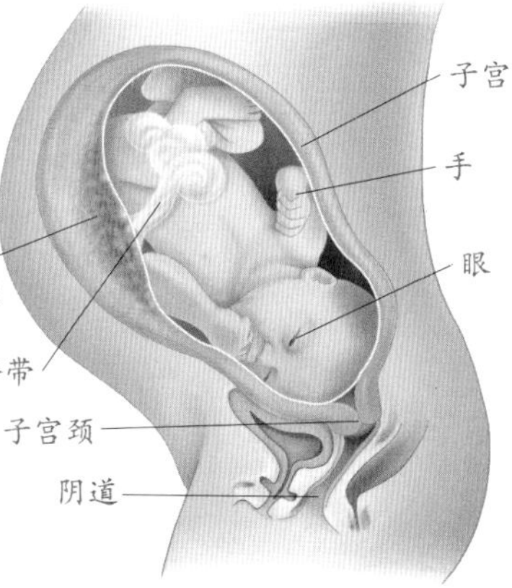

胎宝宝的头部已经完全入盆，被周围的骨架保护着，等待着出生日的到来。

第261天

（第38周第2天）

怎样决定自己的分娩方式

生产方式，你有权自己选

《母婴保健法》中有一条明确指出：孕妇有选择分娩方式的权利。所以，你想要用什么方式来分娩就自己来决定吧。不过，这一定要建立在你的自身条件允许你进行自由选择的前提下。

在选择分娩方式前，医生会对你做详细的全身检查和产科检查，看胎位是否正常，估计分娩时胎宝宝的大小，测量骨盆大小是否正常等。如果一切正常，你就可以自由选择分娩方式，自然分娩、无痛分娩、剖宫产都可以。不过，如果你的身体条件允许，医生还是会建议你自然分娩，这对你和宝宝都有好处。如果检查结果有问题，医生会建议你采取剖宫产。当然，如果医院毫无理由地要求你做剖宫产，你也有权利拒绝。

你有没有勇气尝试在家中分娩

医院的环境会使你感到紧张，肾上腺素升高，从而抑制了在生产过程中正常起作用的激素，而且在医院里很多因素会干扰到你，使得产程延长，疼痛增加。这种情况下，你可以选择在家中分娩。选择在家生产的孕妈需要有自信，而且身体状况稳定。

如果你决定在家生孩子的话，必须提前联系好一位资历深，并能为你提供保障的助产士，他（她）应当带来必要的现代医疗设备。如果你有慢性病，或胎位不正、双胞胎、多胞胎，都不适合在家中分娩，而应该选择在医院生产。

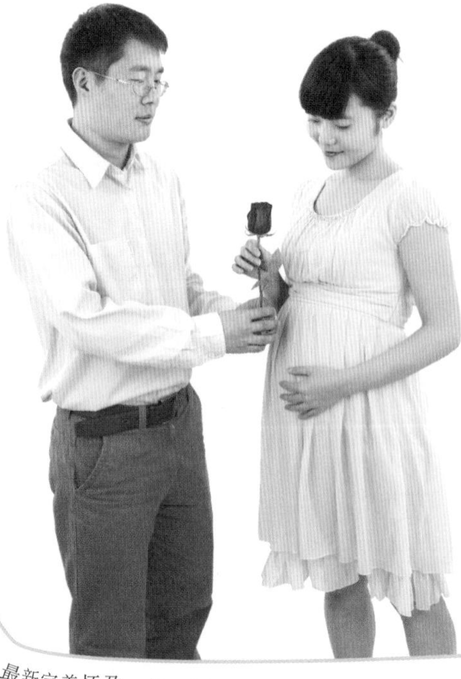

勇敢面对即将到来的重要时刻吧，准爸和胎宝都在陪着你。

一句话提醒

与平卧式分娩姿势相比，蹲或坐的体位更容易使骨盆撑开，产程也会缩短2~3小时。

第262天

（第38周第3天）

高危孕妈妈应尽早入院待产

高危孕妈妈在子宫收缩、胎宝宝娩出的整个生产过程中，一直都处于极度紧张的精神状态中，机体状态变化多端，病情极容易恶化，万一发生不幸，可能会母子双亡，而有医生在旁处理，危险就会降低很多。

需要提早入院的情况

患有高血压病、心脏病、肾炎、糖尿病、妊娠高血压的孕妈妈，骨盆狭窄、前置胎盘、胎盘早剥的孕妈妈，以及初产年龄大于35岁、体重小于45千克或大于85千克、有过不良生产史的比如发生过死胎、死产、新生儿死亡的孕妈妈，都属于高危妊娠，另外胎儿宫内发育迟缓、巨大儿、胎位不正、脐带绕颈、过期妊娠等，如果产检中都无法消除或减轻症状，要听从医生安排，尽早住院。有时候虽然病情得到控制，症状减轻或消失，但医生仍然会建议提前住院，这种情况也要听从安排。

每周做一次宫内监测

高危孕妈妈每周都要监测一次，医生会依照孕妈妈的情况评估是否需要做胎儿监护。正常情况下，监测20分钟，20分钟内出现3次以上胎动，说明胎宝宝“反应性好”。每次胎儿监测的时候，时间可以随情况而定，如果10分钟之内监测到了3次以上胎动，做10分钟即可，如果碰上胎宝宝睡觉，就要等到胎宝宝睡醒后再做，这样就要做40分钟的监测了。

一句话提醒

此时如果胎位不正，医生通常会建议你采取剖宫产，你要相信医生和科学，不必太担心。

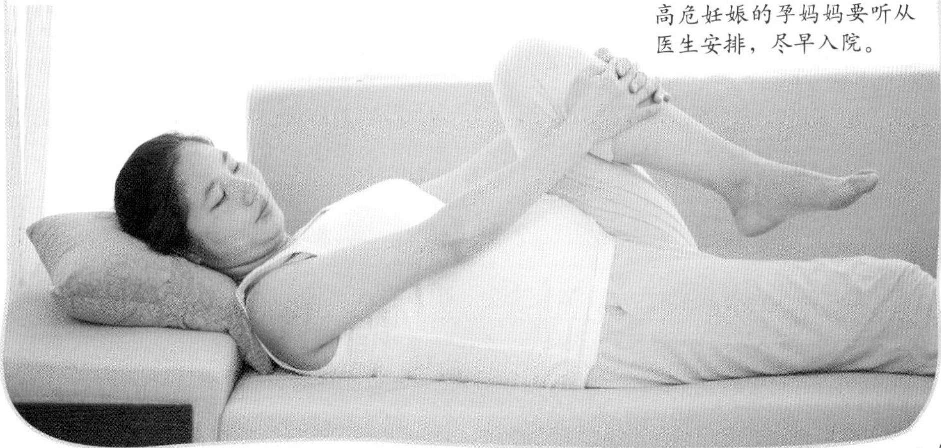

高危妊娠的孕妈妈要听从医生安排，尽早入院。

1个月 第1周 第2周 第3周 第4周
2个月 第5周 第6周 第7周 第8周
3个月 第9周 第10周 第11周 第12周
4个月 第13周 第14周 第15周 第16周
5个月 第17周 第18周 第19周 第20周
6个月 第21周 第22周 第23周 第24周
7个月 第25周 第26周 第27周 第28周
8个月 第29周 第30周 第31周 第32周
9个月 第33周 第34周 第35周 第36周
10个月 第37周 ▶第38周 第39周 第40周

第263天

（第38周第4天）

要不要为宝宝保存脐带血

◆ 脐带血的用途

脐带血是胎宝宝娩出、脐带结扎并离断后残留在胎盘和脐带中的血液，通常是废弃不用的。但近些年的研究发现，脐带血中含有可以重建人体造血和免疫系统的造血干细胞，可用于造血干细胞移植，治疗多种疾病，如血液系统恶性肿瘤（如白血病、多发性骨髓瘤、淋巴瘤等）、血红蛋白病（如海洋性贫血）、骨髓造血功能衰竭（如再生障碍性贫血）、先天性免疫缺陷疾患等。

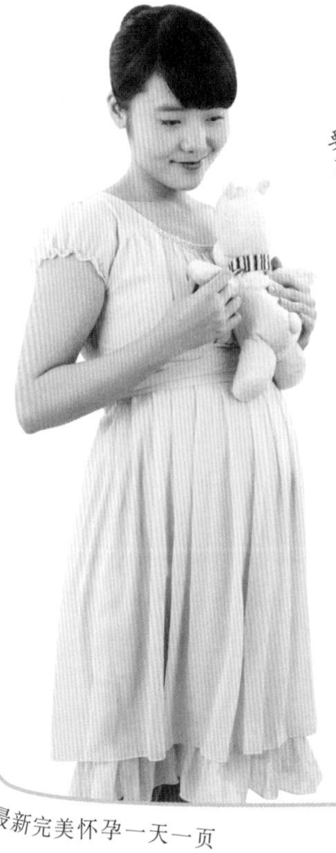

和准爸一起事先商定要不要为宝宝保存脐带血。

◆ 脐带血存储人可享受哪些待遇

1. 存储人在保存期间对自体保存的脐血有完全支配、处置权。

2. 脐带血库负责保证脐带血自体保存期间的质量。在存储人患病需进行脐带血移植时，如因脐带血库过错造成脐带血的损坏而不能使用，脐带血库将返还储户所支付全部费用的2倍，同时负责提供一份配型基本相合的脐带血。

3. 存储人在18岁前因意外伤害或疾病住院治疗的，保险公司对于指定的医疗机构所支出的、符合当地社会医疗保险主管部门规定报销的医疗费用，超过人民币200元以上部分，按70%~90%给付住院医疗保险金，最高限额为10万元。

◆ 脐带血存储流程

1. 和脐带血库签署一份保管协议，交纳脐带血采集费、检验费、冷冻费和保管费。

2. 孕妈在住院后第一时间通知脐带血库，并告知所在医院、预产期及床位号，留下联系电话。

3. 采集脐带血后36小时内，脐带血入库。脐带血在入库前会进行乙型肝炎、丙型肝炎、巨细胞病毒、梅毒螺旋体、艾滋病病毒以及细菌、霉菌的检验，如果存在以上问题，一般情况下将不予保存，并退还所有已交费用。

第264天

（第38周第5天）

你需要一位导乐吗

导乐是什么

导乐是希腊语“Doula”的音译，原意为“女性照顾女性”。是在你分娩的全过程中，都由一位富有爱心、态度和蔼、善解人意、精通妇产科知识的女性始终陪伴在你身边，这位陪伴女性即为导乐。

导乐式分娩的优势

导乐在整个产程中会给你以持续的心理、生理及感情上的支持，帮助你渡过生产难关。一般情况下，导乐都由经过专业培训，且经验丰富的老助产士或妇产科医生担任，她们都有过生育经历，并且有爱心、耐心和责任心，善于与人沟通交流，具有临危不乱的能力。

导乐会了解你的心理状态，向你介绍分娩知识，及时告诉你分娩进行到哪一步了，让你心中有数，看到希望。她还会回答你和家属提出的各种问题，并对你进行生活护理（包括喂饭、擦汗等）。在生产过程中，她会指导你在宫缩阵痛时如何深呼吸，或帮你按摩子宫、腰骶部等，来缓解你的疼痛感。

如何预约导乐

先了解好你的分娩医院是否提供导乐式分娩这项服务，然后再进行预约。最好能够提前向医院预约，越早越好，以便医院有充足的时间来安排。提供这项服务的医院都会有各导乐的介绍，你可以自行选择。约好后医院会安排你们见面，你可以跟你的导乐进行交流，以便生产时沟通更顺畅。

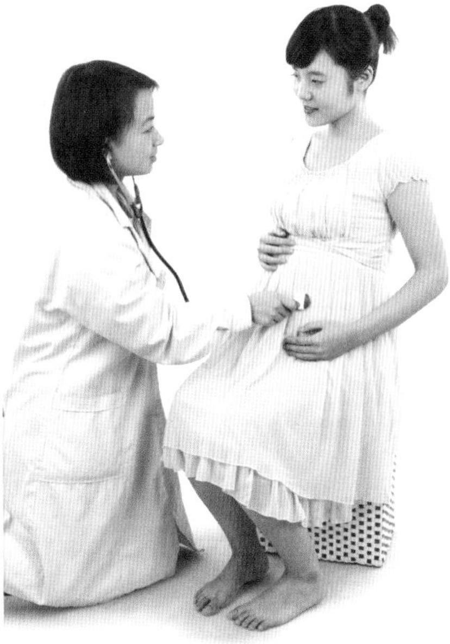

一位优秀的导乐能够给你很多指导和帮助。

一句话提醒

导乐服务的费用根据医院的不同而不同，不过一般都是几百元钱，不会很贵。

第265天

（第38周第6天）

准爸支招：做助产放松法，帮孕妈减压

脖子放松法

孕妈仰卧在床上，准爸在孕妈的头顶处用双手轻轻托起孕妈的脖子，然后再慢慢放下，反复进行数次。

肩部放松法

孕妈站立，两脚平行与肩同宽，肩部尽量向上耸起，然后再缓缓落下，反复做数十次。

背部放松法

孕妈坐在床上，准爸在孕妈的身后，双手重叠放在孕妈的背部，按照从上到下、从左到右的顺序轻轻按揉孕妈的背部。

手腕放松法

孕妈采取舒服的坐姿，准爸在一旁用左手轻轻握住孕妈一只手的手腕，右手捏住孕妈的腕关节上下反复活动。几分钟后用同样的方法活动孕妈的另一只手。

大腿放松法

孕妈仰卧在床上，准爸用一只手握住孕妈一条腿的膝盖，另一只手握住脚踝处，然后按照膝盖关节运动的方向将孕妈的腿反复屈曲、伸直。几分钟后用同样的方法活动孕妈的另一条腿。

脚踝放松法

孕妈采取舒服的坐姿，右腿向前伸直，准爸在一旁用右手轻轻握住孕妈的脚踝，用左手轻轻地握住脚趾并前后运动。几分钟后用同样的方法活动孕妈的另一只脚，注意要保持孕妈的肌肉放松。

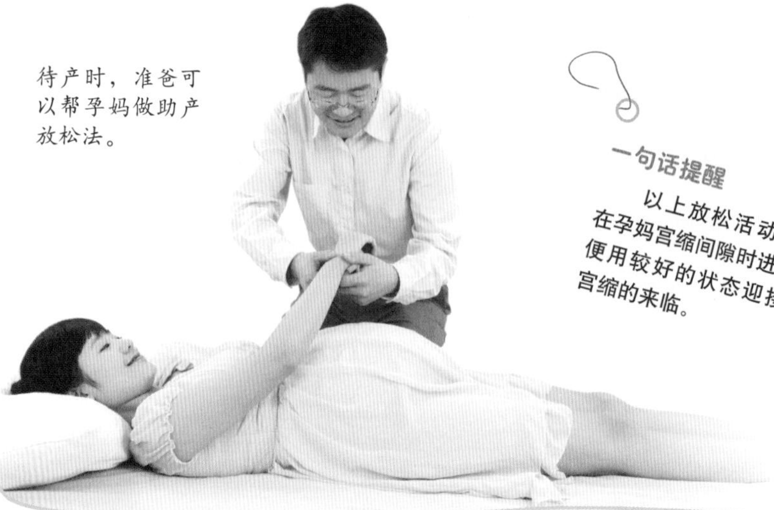

待产时，准爸可以帮孕妈做助产放松法。

一句话提醒

以上放松活动要选择在孕妈宫缩间隙时进行，以便用较好的状态迎接下次宫缩的来临。

第266天

（第38周第7天）

预先了解分娩的三大产程

疼痛的第一产程，坚持就是胜利

第一产程是指子宫口开始扩张，直到宫口开全。这是整个过程中经历时间最长的一个产程，初产妇需8~14小时，经产妇需6~8小时。所以当你出现规律宫缩时，完全不用担心是否会及时到达医院。

第一产程开始后，子宫颈会变软，子宫口缓缓张开，羊水和黏液会起到润滑作用，帮助胎宝宝通过产道。然后子宫自动开始收缩，加大子宫内的压力，挤压子宫口，使子宫颈扩大，帮助胎宝宝往下滑。阵痛出现，子宫口开始张开，开到1厘米左右后会停止一段时间，然后以每次2~3厘米的速度缓缓张开，直到开到10厘米时，就准备进入第二产程。

关键的第二产程，与医生密切配合

第二产程是从子宫口开全到胎宝宝娩出的一段时间。初产妇约需1~2个小时，经产妇在1个小时以内，有的仅数分钟。

子宫口开始张开时，羊水破裂，此时你会感觉有股温暖的液体从阴道流出。此时宫缩时间会越来越长、频率越来越快。阵痛时会有排便的感觉，这时你要密切配合医生的口令，进行呼吸和用力，直到胎宝宝娩出。

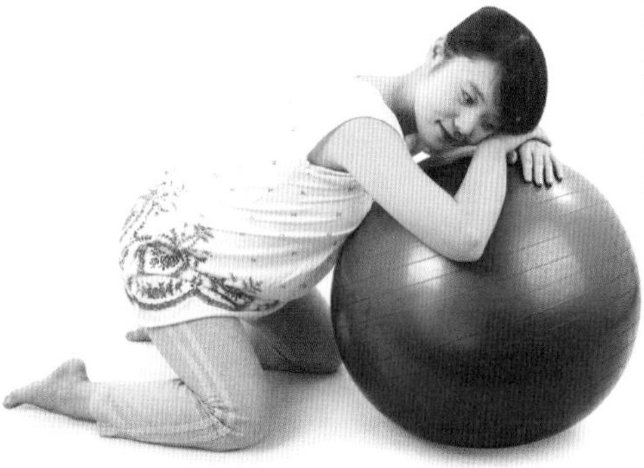

疼痛的时候，可以在医生指导下用健身球放松并缓解疼痛。

收尾的第三产程，终于轻松了

第三产程指从胎宝宝娩出到胎盘娩出，大约需要5~15分钟，一般不超过30分钟。

胎宝宝娩出后，宫缩会有短暂停歇，你会一下子感到轻松许多。大约相隔10分钟左右，又会出现宫缩，将胎盘及羊膜排出。这时，整个分娩过程就宣告结束了。

一句话提醒

分娩后，新妈妈和新宝宝都要留在产房观察2小时，如果没有异常，就可以回病房休息了。

第267天

（第39周第1天）

宝宝随时都会来“报到”

看胎宝宝正在发生哪些变化

本周胎宝宝的体重已经有3200~3500克了，和新生宝宝已经没什么区别了，肉乎乎的，可爱极了。一般情况下，小男孩会比小女孩略重一些。

脂肪依然保持着旺盛的“精力”，以每天14克左右的速度在继续增加。皮肤的颜色也由于脂肪的充实开始从粉红色变成白色或蓝红色。颅骨还没有完全固化，在分娩时它会被挤压，从而变形或被拉长，以便更顺利地通过你的产道。

绝大多数器官都成功地完成了自己的“使命”，只有肺还没有最后“定型”，它要等到宝宝出生后几个小时内才能建立起正常的呼吸模式，在“实战”中检验自己。接下来的一段时间，血液和羊水里最重要的物质——抗体会源源不断地输送给胎宝宝，它能够为胎宝宝提供免疫力来对抗许多疾病，可以算作是一个小小的“保护神”了。

一切准备就绪，宝宝随时都会来向你“报到”，你做好准备了吗？

本周要事提醒

1 此时不要再出远门了，更不要单独外出，因为临产征兆随时都会出现。

2 合理补充营养，并保持适量的运动，这样才能保证你在分娩时有足够的产力来应付宫缩的疼痛。

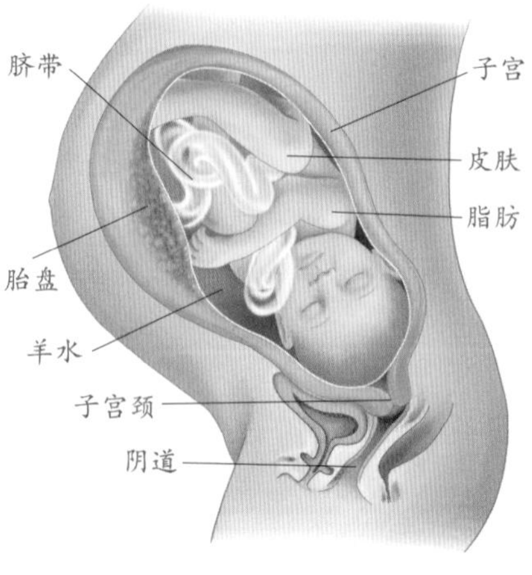

一切都准备就绪了，宝宝随时会来“报到”。

第268天

（第39周第2天）

帮助缓解产痛的姿势

子宫开始宫缩后，一阵阵腹痛便会侵袭着你，使你难以忍受，采取一些恰当的姿势，可以帮助你缓解产痛，顺利度过分娩：

1. 在子宫收缩时分开脚站立，将自己的身体背靠在陪护者的怀里，头部靠在其肩上，双手托住下腹部；陪护者的双手环绕住孕妈妈的腹部，在鼓励的同时，不断地与其身体一起晃动或一起走动。

2. 在子宫收缩间歇时分开脚站立，双臂环抱住陪护者的颈部，头部靠在其肩头，身体斜靠在其身上；陪护者支撑着孕妈妈的身体，双手环绕住孕妈妈的腰部，对孕妈妈的背部下方进行轻柔地按摩。

3. 在床上或地板上放几个松软的垫子，跪趴在垫子上。陪护者在床的一边，用双手不断地抚摩孕妈妈的后背，可以减轻产痛引起的腰背疼痛，使孕妈妈感到舒适一些，特别是胎儿的面部朝向孕妈妈腹部时。

4. 找一把舒适柔软的坐椅，面向椅背而坐，胸腹部靠在有柔软靠垫的椅背上，头部放松地搭在其上；陪护者在孕妈妈身后，一条腿跪蹲下去，并不断地用手按压孕妈妈的腰部，这样可以使孕妈妈缓解腰部的疼痛。

5. 陪护者坐在床上或椅子上，孕妈妈趴伏在其大腿上，双手环绕着抱着陪护者的腰臀部，使其托着自己的身体，给予一些支持；陪护者轻柔地上下抚摩孕妈妈的腰背部。

6. 如果需要的话，在子宫收缩间歇孕妈妈可以采取直坐的姿势坐在床上，后背贴在有靠垫或枕头的床背上，双腿屈起，双手放松放在膝头上。这样，可以使孕妈妈的腹部及腰部得到一些放松，还可以将胎儿的头向子宫颈推进，让宫缩更为有效。

7. 在从第一产程向第二产程进入时，孕妈妈可以在床上采取蹲坐的姿势，准爸爸及其他陪护者分别站在床的两旁，孕妈妈把自己的双臂搭靠在爸爸及其他陪护者的颈肩上，这种由别人支撑的趴跪姿势，可以使孕妈妈感到舒服一些，而且胎儿的重力还可以促进骨盆扩张。

一句话提醒

宝宝的预产期是在这个月，但这并不代表宝宝出生的准确时间，事实上只有不到四分之一的宝宝会遵守这个约定如期降临，一般宝宝都可能比预产期早或是晚。

1个月 第1周 第2周 第3周 第4周
2个月 第5周 第6周 第7周 第8周
3个月 第9周 第10周 第11周 第12周
4个月 第13周 第14周 第15周 第16周
5个月 第17周 第18周 第19周 第20周
6个月 第21周 第22周 第23周 第24周
7个月 第25周 第26周 第27周 第28周
8个月 第29周 第30周 第31周 第32周
9个月 第33周 第34周 第35周 第36周
10个月 第37周 第38周 第39周◀ 第40周

第269天

（第39周第3天）

掌握临产三大征兆，做到心中有数

◈ 见红

见红是分娩即将开始的一个可靠征兆，通常是粉红色或褐色的黏稠液体从阴道流出，或只是阴道分泌物中有血丝。见红通常出现在分娩前24~48小时内，这时子宫颈口开始活动，使子宫颈口附近的胎膜与该处的子宫壁分离，毛细血管破裂的少量血液与宫颈管内的黏液相混而排出。

如果是淡淡的血丝，量不多，可留在家里观察，避免剧烈运动即可；如果流出鲜血，超过生理期的出血量，或者伴有腹痛的感觉，则需要马上入院就诊。见红的个体差异很大，很多人见红后几天甚至1周后才分娩，所以关键在于见红后要观察它的性状、颜色、流量等再做判断。

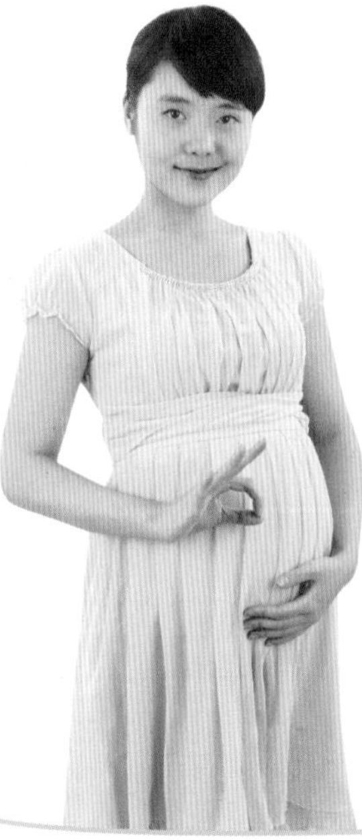

对临产的征兆做到心中有数才能『临危不乱』。

◈ 阵痛

临近分娩时，子宫会开始收缩，把胎宝宝往产道方向挤压，这时会感觉到阵痛。

如果感觉到阵痛并伴有宫缩，先不要着急进医院，可以记录一下阵痛和宫缩的间隔时间，如果不规律或有规律但间隔很长，说明离分娩还有一段时间，可以在家休息，等阵痛达到10分钟1次时再入院待产。

◈ 破水

破水就是包裹着胎宝宝的羊膜腔自然破裂，羊水流出，你会感觉到一股温热的液体持续从阴道流出。破水一般发生在阵痛之后，如果发生在阵痛前，就是早期破水，早期破水可能会引起细菌感染或是脐带脱垂。

破水之后，不管在什么场合，你都必须立刻平躺下来，然后立即打电话叫救护车。在去医院的途中，也必须保持平卧的姿势。

一句话提醒

破水后如果6~12个小时内没有分娩迹象，为防止细菌感染，医生会使用催产素来帮助你进入产程，开始实施分娩。

第270~271天

（第39周第4~5天）

容易被忽略的临产征兆

胎头下降感

临近分娩前，你也许会感到上腹部比以前舒服，食量增加了，呼吸也轻快许多，尤其是会有一种胎宝宝要掉下来的感觉，这是胎头进入骨盆入口时宫底下降的缘故。

分泌物增多

分娩前数日或在即将分娩时，阴道的分泌物明显增多。这是因为在临产时子宫颈管会软化，分泌出白色的水样分泌物，以便胎宝宝能够顺利通过产道。

总是有便意

胎头下降到骨盆，压迫膀胱，下腹常常有胀满感，造成你排尿次数增多，时间间隔变短，有时还有可能会感到排尿困难。

腰酸腹胀

为了促进胎头下降，子宫会频繁收缩，你可能会因此而感到腰酸和腹胀，也有可能会觉得肚子发硬。

胎动减少

胎头下降到骨盆里，胎宝宝的身体相对固定下来，活动也受到限制，因此胎动和以前相比会大大减少。

一句话提醒

出现上述情况时，你不要慌张，因为这离分娩还有一段时间，你可以在家做好准备，等到破水后再去医院。

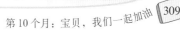

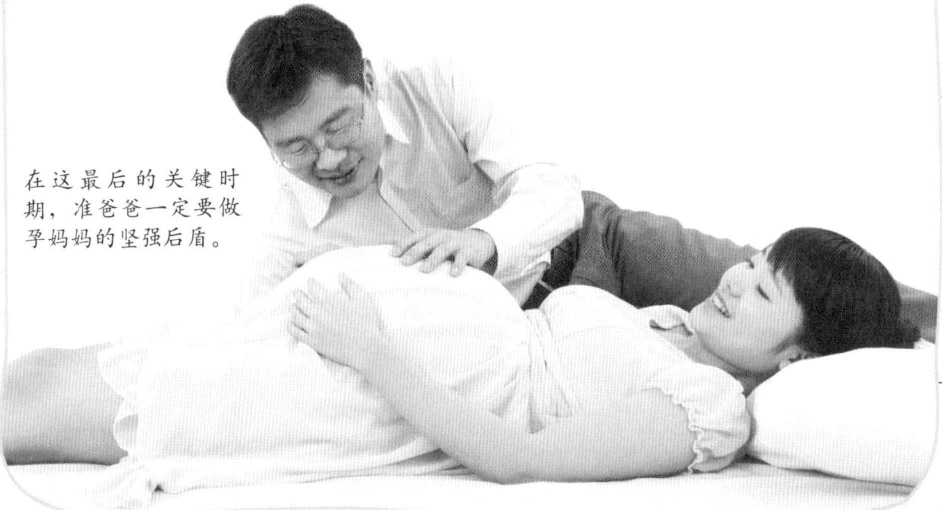

在这最后的关键时期，准爸爸一定要做孕妈妈的坚强后盾。

第272~273天

（第39周第6~7天）

进入产房，分娩倒计时

1个月 第1周 第2周 第3周 第4周
2个月 第5周 第6周 第7周 第8周
3个月 第9周 第10周 第11周 第12周
4个月 第13周 第14周 第15周 第16周
5个月 第17周 第18周 第19周 第20周
6个月 第21周 第22周 第23周 第24周
7个月 第25周 第26周 第27周 第28周
8个月 第29周 第30周 第31周 第32周
9个月 第33周 第34周 第35周 第36周
10个月 第37周 第38周 ▶第39周 第40周

◆ 进入产房要带什么

巧克力：进入产房后，宝宝不会马上出生，所以这个时候还要带点巧克力，用来增加产力。

水：阵痛会使你流很多汗，所以要带点热水进去，抓住机会喝一点，以免发生脱水现象。

卫生纸：生产时会流出大量的血液，加上羊水什么的，这时候就需要用卫生纸来擦拭。

包被：用来包裹新生宝宝。

◆ 进入产房要做什么

进入产房后，医生会询问你的感觉，然后检查胎位，之后是检查子宫，确认宫口张开了多少，然后做胎心监护，以了解此时胎宝宝在宫内的情况。如果没有异常，就可以上产床了。

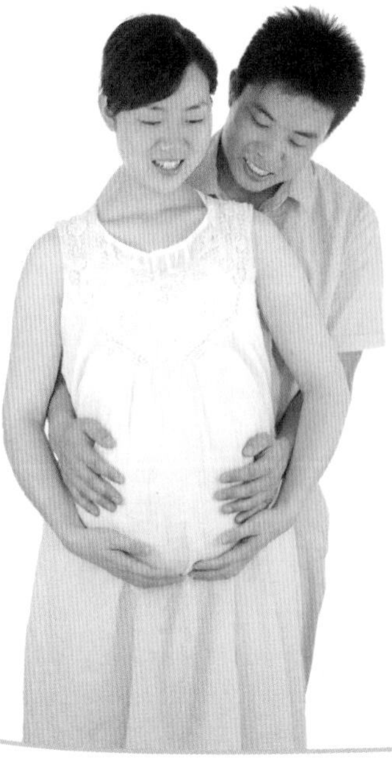

医生或助产士准备好之后，分娩就会正式开始。这时候你要将注意力集中于产道，收紧下颌，看着自己的肚脐，尽量分开双膝，身体不要向后仰。脚掌稳稳地踩在脚踏板上，脚后跟用力。紧紧抓住产床的把手，像摇船桨一样，朝自己这边提。背部不要离开产床，只有紧紧地贴住，才能使得上劲。在宫缩的间隙立刻用哈气法换气，然后深呼吸，等宫缩来临时向下用力，并配合医生的指示，直到将宝宝娩出。

◆ 产房里的三大忌

1. **忌说泄气话**：如果有家属进入产房陪产，一定不要说泄气话，而是要鼓励孕妈，否则会使她慌乱、紧张，失去信心。

2. **忌秩序混乱**：如果一堆亲属前呼后拥，吵吵嚷嚷，手机铃声此起彼伏，必然不能使孕妈集中精力生产。所以要遵守秩序，保持安静，为孕妈创造良好的分娩环境。

3. **忌不配合医生**：临产的恐惧容易使孕妈对周围的事物产生抵触情绪，如果不充分信任医生并很好地配合，很有可能增加难产的概率。

第274天

（第40周第1天）

吃点高热量食物，增加产力

待产时少吃多餐

待产的过程中既要注意不能过于饥渴，也不能暴饮暴食。吃得少没有力气承受频繁的宫缩，吃得太多又会加重胃肠道的负担，引起消化不良、腹胀、呕吐等。要少吃多餐，这样才能一直保持着较好的体力。

分产程吃食物

第一产程：由于这段时间比较长，你的睡眠、休息、饮食等又会受到接踵而至的阵痛的影响，所以为了保证有足够的精力来完成接下来的分娩过程，你需要尽量进食。因为宫缩的干扰及睡眠的不足，你的胃肠道分泌消化液的能力降低，蠕动功能也减弱，胃排空时间变长，胃内极易积存食物，所以最好不要吃不易消化的油腻食物或含蛋白质较多的食物，应以半流质或软烂的食物为主，如挂面、粥、面包、蛋糕等。

第二产程：这一阶段由于子宫收缩频繁，疼痛加剧，体力消耗增加，应尽量在宫缩间隙摄入一些能够迅速补充体力的高热量食物，如巧克力、香蕉、藕粉、果汁、牛奶、红糖水等，以帮助胎宝宝顺利娩出。

增加产力小偏方

原材料：优质羊肉350克，红枣100克，红糖100克，黄芪15~20克，当归15~20克。

做法：

1. 将羊肉切成小块；红枣洗净。

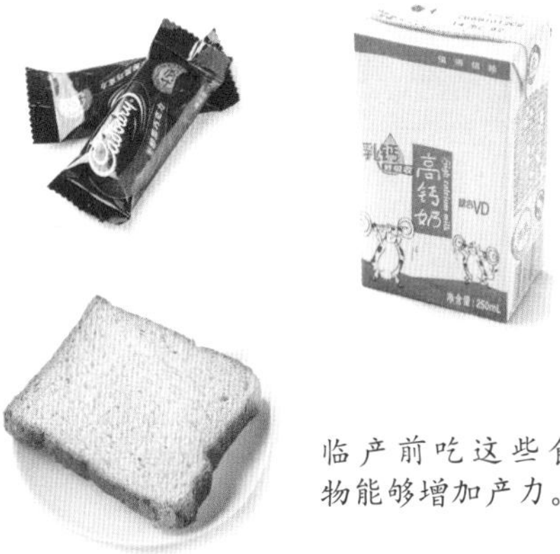

临产前吃这些食物能够增加产力。

2. 将羊肉、红枣、黄芪、当归一同放入锅内，加入1000毫升清水，大火烧开后转至小火炖煮。

3. 煮至只剩下500毫升时将汤汁倒出，调入红糖，分成2剂。

服用方法：临产前3天开始早晚各服用1剂。

功效：安神、快速缓解疲劳、增加体力，有利于顺利分娩，对预防产后恶露不尽也有一定的作用。

一句话提醒

临产时，你若发生恶心、呕吐、进食量少等情况，应及时告知医生，根据具体情况注射葡萄糖等以补充能量和电解质。

第275天

（第40周第2天）

发生急产或过了预产期还没有发动怎么办

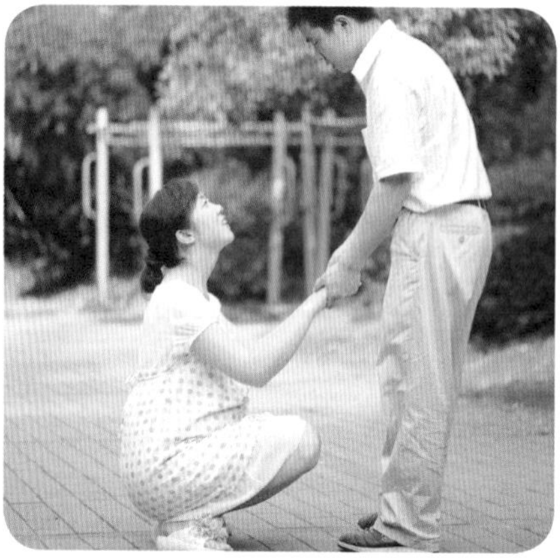

如果预产期到了，而胎宝宝却依然身居“宫”中没有动静，这难免让你有些担忧，该怎么做呢？假如发生急产，怎样处理可以降低危害呢？

预产期还没有发动怎么办

事实上，只有极少数的准妈妈可以在预产期这一天自然分娩，大多数准妈妈都可能提前或者推后几天生产，一般在满37周后，和超过预产期两周内分娩，都是正常的。

你需要照常去做产前检查，医生会核查你的预产期，然后观察胎宝宝是否健康，羊水和胎盘是否正常，有没有引产的必要，假如一切都很好，子宫颈也为分娩做好了准备，你可以耐心等待临产征兆出现。

这时，你可以进行一些促进分娩的活动，增加运动量，比如延长散步时间、多上下几次楼梯都有较好效果。另外也可以刺激乳房，促进催产素分泌。每天用软布热敷乳房，并轻轻交替按摩两侧乳房，每侧15分钟，每天做3次，就能取得较理想的效果。

如果检查后，医生认为需要引产，会和你讨论，如果你决定接受引产，医生会告知你来医院手术的日期。

在和医生讨论后，如果你还不能确定要不要接受引产，可以请医生再给你1~2天时间考虑一下，放松身心，储备体力，了解分娩的更多信息。不要忘了按时产检，如果你有犹豫或担心，不要勉强自己，听从医生的建议。

急产

在非医疗场所发生急产来不及去医院时，孕妈妈及家人要谨记以下几点：

1. 叮嘱孕妈妈不要用力屏气，要张口呼吸。

2. 因地制宜准备接生用具，包括干净的布、用打火机烧过消毒的剪刀、酒精等。

3. 胎儿头部露出时，用双手托住头部，注意千万不能硬拉或扭动。当肩部露出时，用两手托着头和身体，慢慢地向外提出。等待胎盘自然娩出。

4. 胎儿出生后，做好保暖工作，并用干净柔软的布擦净婴儿口鼻内的羊水。不要剪断脐带，将胎盘放在高于宝宝或与宝宝高度相同的地方，然后尽快将孕妈妈和宝宝送往医院。

第276天

（第40周第3天）

准爸陪产：减轻产痛有一套

使用按摩器

去医院待产时可以带上一个家用的日常保健按摩器，通过按压背部及腰部来达到舒缓疼痛的效果。另外还可以将一个硬式的网球放在孕妈的背部和床铺之间，以滚动的方式来刺激腰部，也能够有效地缓解产痛。

坐坐健身球

当阵痛来临时，让孕妈坐在弹力健身球上，利用健身球的弹性上下晃动身体，可以帮助孕妈放松躯干和会阴，而且几乎不用费什么力气，轻松减轻孕妈的不适感。

放点音乐

好的音乐总是有镇定神经的效果。准爸可以在MP3里收录一些最能唤起孕妈愉快情绪的音乐，乐曲风格以节奏轻快、均匀为宜。在孕妈听音乐的同时，可以为她按摩四肢、腰部、腹部，以加强镇痛效果。

不断调整呼吸

宫缩开始了，这个时候，孕妈平时学习的拉梅兹呼吸法就派上用场了。但是因为阵痛的不断来袭，使孕妈感到慌乱无措，无法集中注意力。这时准爸要在一旁不断地鼓励孕妈，时刻提醒她按照拉梅兹呼吸法的步骤来不断调整呼吸。

用温水沐浴

用温水持续不断地冲洗或沐浴，水的温暖和冲击力可以起到温柔的按摩作用，有助于放松身体肌肉，使宫缩时腹部不至于那么疼痛。

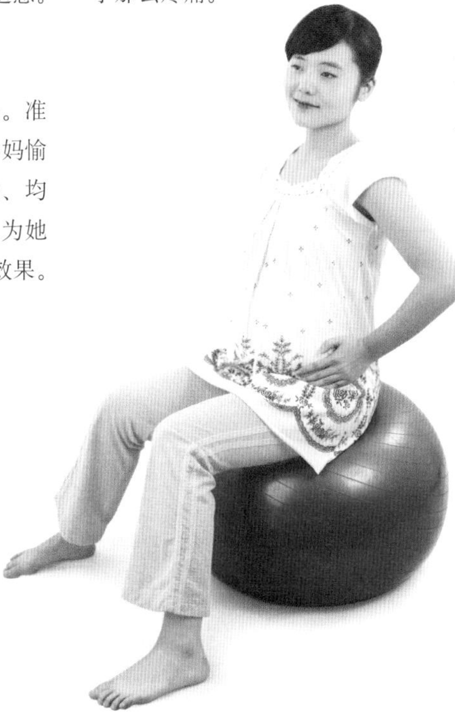

坐坐健身球也可以减轻阵痛。

一句话提醒

陪产时准爸要表现得沉稳、有耐心，且能够和医护人员很好地沟通，这样才能对孕妈的自信心起到积极的推动作用。

第277~278天

（第40周第4~5天）

父爱流淌：亲自为宝宝剪脐带

让准爸剪脐带的意义

准爸通过亲自为宝宝剪脐带，能够更真切地感受到新妈妈在整个孕育和分娩过程中所付出的辛苦和努力，以及生命的来之不易，今后会更具有责任感，更爱自己的妻子和孩子，对促进家庭和睦和社会和谐都有非常积极的意义。

让准爸剪脐带是否安全

准爸在进入产房之前的消毒程序跟医生一样严格，所有的步骤都是在专业护理人员的指导下进行的，而且正式剪脐带之前还会经过预演。在剪脐带前，医生会保留好脐带的长度，准爸只需要在医生的指导下用医院提供的消毒无菌器械剪断脐带即可，不会带给宝宝带来任何伤害和感染。

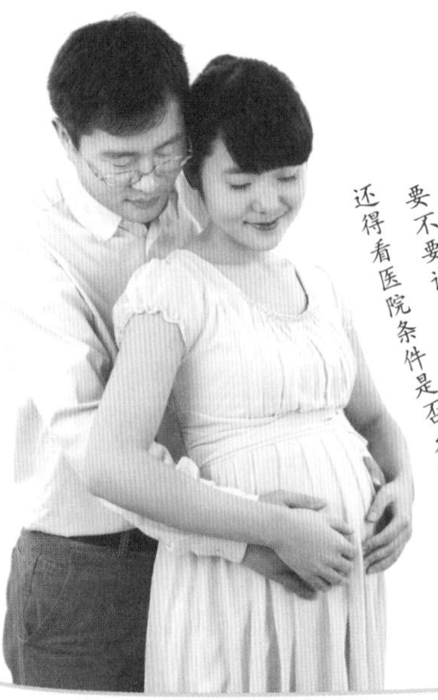

要不要让爸爸进产房、剪脐带，还得看医院条件是否允许。

医学新观点：延迟断脐带

目前的接生方式都是在宝宝娩出之后立刻剪断脐带，中断胎盘向宝宝的血液供应。但最新研究显示，如果产后断脐带的时间能延缓2~3分钟，通过脐带可给宝宝增加50~100毫升血液，使宝宝体内的血红蛋白和铁增加，减少出生后发生贫血的概率。另外，脐带血中还含有丰富的干细胞、抗肿瘤T细胞及一些抗氧化物质，对新生宝宝也有一定的好处。

不过延迟断脐带并非适合所有的新生宝宝，因为它有可能导致新生宝宝红细胞增多症，或因血容量增加而加重心脏负担。

剪掉的脐带如何处理

剪掉的脐带是与随后娩出的胎盘相连的，一般医院会事先征求你的意见，问你要不要胎盘。如果要，你可以自行带走；如果不要，医院会拿走集中处理。

一句话提醒

不是所有的医院都允许准爸为宝宝剪脐带，如果准爸想要体验，就要提前打听好哪家医院能够提供这项服务。

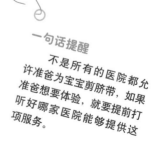

第279~280天

（第40周第6~7天）

护理新生宝宝的重要步骤

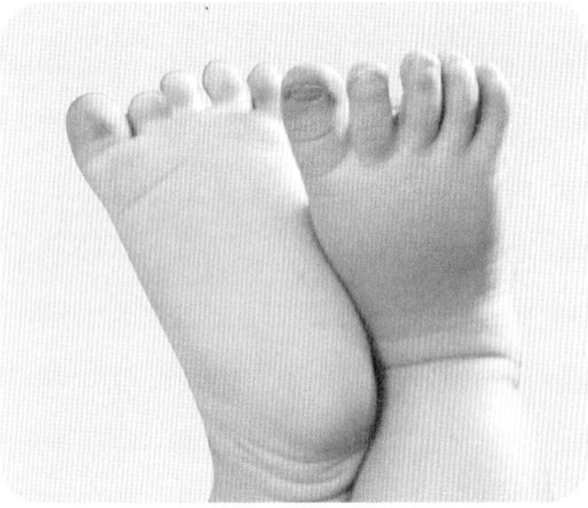

清理气道

自然分娩时，宝宝的肺部在经过产道时受到压迫，母体内积存的异物持续进入宝宝的口腔和鼻腔内。宝宝娩出后，医生或护士会在第一时间将细细的软管插入宝宝的口腔和鼻腔内吸出羊水，还会清理宝宝喉咙和支气管内的异物，以免异物堵塞气道，引起窒息。

剪短脐带

将宝宝出生时被剪开的脐带重新剪短，留下3~4厘米的头，然后用塑料夹子夹住脐带的末端。剪短脐带方便脐带脱落前对其进行护理和消毒。

脐部是细菌侵入宝宝体内的重要门户，因此新妈妈在出院后自行对宝宝进行护理时，要注意在给宝宝穿衣或洗澡时不要碰伤宝宝的脐带。每天数次用棉签蘸75%的酒精为宝宝脐部消毒，然后用干净的纱布覆盖住脐带。在纱布被弄湿时要及时更换，以免滋生细菌。

清洁身体

在进行过上述一系列处理后，宝宝开始正常的呼吸，这时医护人员会给宝宝洗澡，清除身上的胎脂和血迹等污物。

新妈妈自己在家给宝宝洗澡时，要保持室温在24℃左右，水温约37℃~38℃，然后用干净的毛巾为宝宝擦洗。

眼部消毒

在给宝宝洗完澡后，医护人员会清理宝宝眼睑之间的异物，并滴入眼药水，这是因为宝宝在通过产道时容易被产道内含有病菌的分泌物污染眼睛，滴眼药水可以杀灭这些细菌和病毒，预防新生儿眼病。

戴手镯

为宝宝戴上写有妈妈姓名，宝宝出生时间、身长、体重等信息的手镯作为标记，以免混淆。

按脚印

在纸上盖上宝宝的脚印，主要是留作纪念。你也可以在宝宝百天时再为宝宝盖一次脚印或手印，那时宝宝手脚长得比较大，手也不会攥得那么紧，做出来的效果比较好。

附录

整个孕期需要做几次产检

原则上，整个孕期大概需要做14次产检，对于上班的孕妈来说，可能会稍微辛苦一些。为了不和工作时间发生冲突，你可以和医生协调每次产检的时间安排。以下表格便于你和自己的产检计划进行对照，内容可以灵活掌握，但不要遗漏“唐氏筛查”、“排畸”等重点检查项目。

产检次数	产检时间	产检项目
第1次产检	孕6~10周	1. 确认妊娠、了解病史及妊娠史；2. 例行检查：测量体重、身高、血压等；3. 实验室检查：血常规、筛查地中海型贫血、血型、Rh血型、梅毒、尿常规、肝功、肾功等检查；4. 超声波检查：确认怀孕周数及是否有宫外孕等情况
第2次产检	孕12周	例行检查，听胎心，查白带
第3次产检	孕16周	1. 例行检查；2. 产科检查：测量宫高、腹围、胎方位、骨盆等情况；3. 实验室检查：在14~20周进行唐氏筛查
第4次产检	孕20周	1. 例行检查；2. 产科检查；3. 超声波检查：对胎宝宝的生长发育情况进行评估
第5次产检	孕24周	1. 例行检查；2. 产科检查；3. 实验室检查：在24~28周之间进行妊娠糖尿病筛查
第6次产检	孕28周	1. 例行检查；2. 产科检查；3. 观察水肿：是否有手脚水肿现象
第7次产检	孕30周	1. 例行检查；2. 产科检查；3. 观察水肿；4. 实验室检查：梅毒病毒、风疹、乙肝检测；5. 超声波检查：筛查胎宝宝表面畸形、心脏发育情况、各脏器发育情况
第8次产检	孕32周	1. 例行检查；2. 产科检查；3. 观察水肿
第9次产检	孕34周	1. 例行检查；2. 产科检查；3. 观察水肿；4. 骨盆检查
第10次产检	孕36周	1. 例行检查；2. 产科检查；3. 观察水肿

产检次数	产检时间	产检项目
第 11 次产检	孕 37 周	1. 例行检查；2. 产科检查；3. 实验室检查：复查血尿常规、肝功、肾功等项目；4. 观察水肿；5. 估测胎宝宝大小及观察发育情况、羊水、胎盘情况
第 12 次产检	孕 38 周	1. 例行检查；2. 产科检查；3. 观察水肿
第 13 次产检	孕 39 周	1. 例行检查；2. 产科检查；3. 观察水肿
第 14 次产检	孕 40 周	1. 例行检查；2. 产科检查；3. 观察水肿；4. 安排分娩相关事宜

自然分娩后 3 天的注意事项

自然分娩后的 3 天一般是在医院里度过的，以便观察是否有异常情况。如果一切正常，3 天后就可以出院了。在医院的这几天里，对自然分娩的新妈妈的护理应该注意以下几点：

1 充分休息：分娩时新妈妈的体力消耗很大，不时地看护婴儿更容易疲劳。这时应该让新妈妈得到充足的睡眠，能睡多久就睡多久，为恢复体力和哺乳做准备。

2 注意卧床姿势：产后子宫内的血液、脱落的组织及黏膜液混在一起经阴道流出称为恶露，产后 3~7 天最多，如果总是仰卧，恶露不易排出，而且易出现子宫后倾，引发腰痛、白带增多。因此睡姿应取侧卧位或俯卧位。

3 及早开奶：分娩后半小时就可以让宝宝吮吸乳头，尽早建立起催乳和排乳反射，促进乳汁分泌，为宝宝提供珍贵的初乳。产后第一天新妈妈可以根据宝宝的需求和胀奶的情况每 1~3 小时哺乳一次。这时身体还较虚弱，可以采用侧卧位给宝宝喂奶。

4 及时排尿：分娩后因为体力严重消耗，再加上会阴部切口疼痛，新妈妈可能感觉不到尿意，因此有无尿意都应在分娩后 2 小时内排尿，以免长时间憋尿引发排尿困难。

5 及早下床：如果没有异常情况，在产后 8 小时左右新妈妈就可以下地行走；会阴撕裂严重或做会阴侧切的，在 12 小时后也可以开始下地，有助于身体恢复。

6 保持清洁：勤换内衣内裤和床单，大小便后特别是哺乳前要洗净双手。注意对会阴的护理，每天用温开水或 1∶5000 的高锰酸钾水溶液或 1∶2000 溴扎铵清洗会阴。

7 饮食营养：产后几天的饮食宜清淡有营养易消化，如鸡蛋、牛奶、面条等，并多吃蔬菜、水果以防便秘。

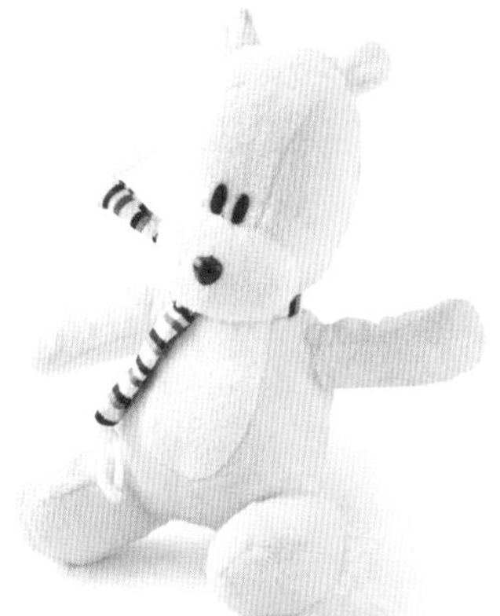

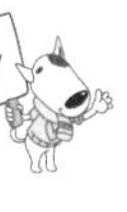

剖宫产术后的注意事项

剖宫产不能像自然分娩那样很快就能恢复正常生活，术后一般要在医院住5~7天，主要是观察刀口的恢复情况。注意事项大致如下：

1 术后麻药作用消失后，孕妈会感到伤口疼痛，而平卧对子宫收缩疼痛最敏感，因此要采取侧卧位，将被子或毛毯垫在身后，使身体和床呈20°~30°角，以减轻身体移动时对伤口的震动或牵拉痛。

2 多做翻身动作，促进麻痹的肠肌蠕动功能及早恢复，使肠道内的气体尽快排出。如果腹胀严重，可在术后12小时泡一些番泻叶水喝。气体排出之前不能吃产气较多的食物，如鸡蛋、牛奶等，可以喝一些米汤、细软的面条汤。

3 产后要及时排便，否则容易造成尿潴留或便秘。如果排尿有困难，可请医护人员插导尿管进行导尿。

4 一般在术后第2天，拔掉排尿管之后，即可下床在床边活动，以预防肠粘连，并利于恶露的排除。如有发热等不适症状，应停止活动，待恢复后，遵循医生的安排可进行活动。

5 术后100天，如果阴道不再出血，经医生检查伤口愈合情况良好，可以恢复性生活。但一定要采取严格的避孕措施，以免再次怀孕。

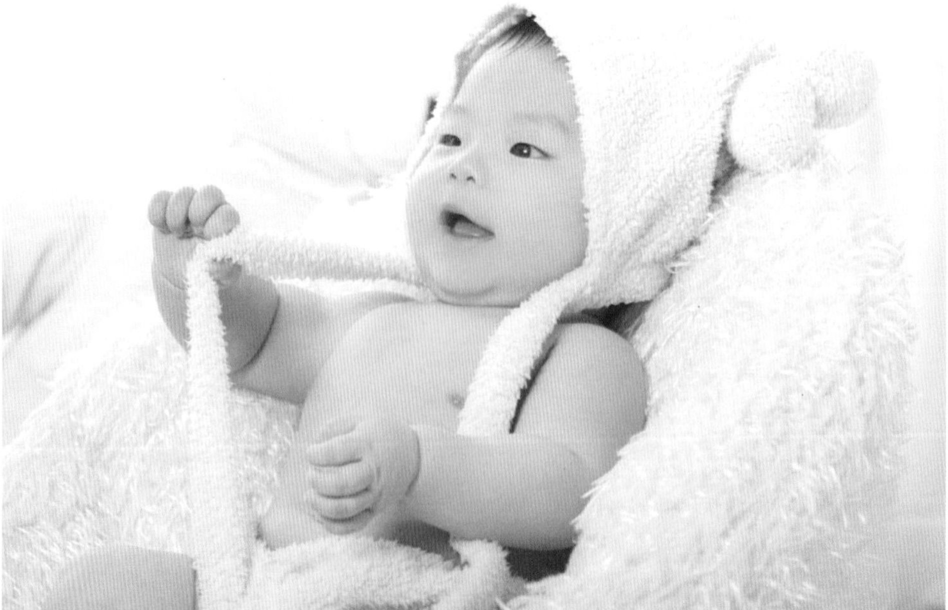

新妈妈产后护理八大原则

充分休息

产后的前几天要多卧床休息，在宝宝睡着时或不需要喂奶时抓紧时间睡觉，以恢复分娩时消耗的大量体力。

适度活动

体力恢复得差不多之后就要尽量下床走动走动，对于恶露的排出、筋骨及身体的恢复很有帮助。但不要外出，活动时间也不宜过长，1~2 小时即可。

注意保暖

室温保持在 25℃左右，穿着长袖、长裤、袜子，不要对着风口吹，以免着凉。但也不必紧闭门窗、暖褥厚被，尤其是在夏天，很容易中暑。

保持清洁

头发、身体，尤其是阴部要经常清洗，以保持清洁，避免细菌感染。洗头、洗澡时一定要注意保暖，洗完后要充分擦干。

调整饮食

月子里的饮食以温补为主，最好请医生或营养师根据个人的体质做专门的调配。

母乳喂养

坚持母乳喂养对新妈妈和宝宝来说都是好事。哺乳可以促进子宫的复原并减少产后出血，还有利于体形恢复。母乳含有丰富的营养，是新生宝宝最好的食物。

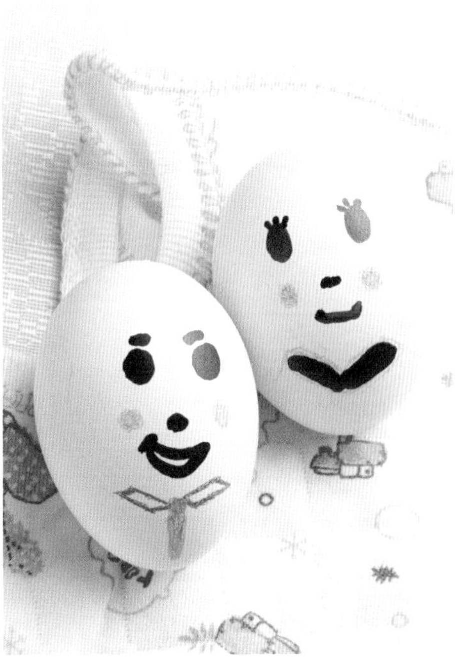

注意避孕

产后 6 周去医院复查身体恢复状况时，医生会根据你的身体状况，对产后何时恢复性生活给予建议。注意，产后同房一定要采取有效的避孕方式，防止怀孕。

产后检查

按照医生的指示定期做产后检查，观察身体恢复状况和有无产后疾病。

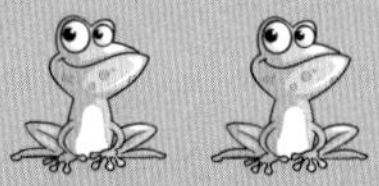